难病奇方系列丛书（第二辑）

五苓散

总主编　巩昌镇　马晓北

编著　姚明江　何昌生

中国医药科技出版社

图书在版编目（CIP）数据

五苓散/姚明江，何昌生编著. —北京：中国医药科技出版社，2009.1

（难病奇方系列丛书. 第2辑/巩昌镇，马晓北总编）

ISBN 978 - 7 - 5067 - 3964 - 1

Ⅰ. 五... Ⅱ. ①姚... ②何... Ⅲ. 五苓散—研究 Ⅳ. R286

中国版本图书馆 CIP 数据核字（2008）第 170655 号

美术编辑 陈君杞
责任校对 张学军
版式设计 程 明

出版 中国医药科技出版社
地址 北京市海淀区文慧园北路甲 22 号
邮编 100082
电话 责编：010-62278797 发行：010-62227427
网址 www.cmstp.com
规格 958×650mm 1/16
印张 23
字数 335 千字
版次 2009 年 1 月第 1 版
印次 2021 年 5 月第 3 次印刷
印刷 北京市密东印刷有限公司
经销 全国各地新华书店
书号 ISBN 978-7-5067-3964-1
定价 **69. 00 元**
本社图书如存在印装质量问题请与本社联系调换

内容提要

　　本书分为上、中、下三篇。上篇理论研究介绍了五苓散的来源、组成、功效与主治及其衍生方,以及历代医家对五苓散的论述;中篇临床研究介绍了五苓散在内、外、妇、儿等各科疾病中的临床运用;下篇实验研究介绍了五苓散的制剂及药理等实验研究成果。全书内容丰富,侧重于临床,适合于广大中医、中药专业临床及科研工作人员阅读参考。

防风通圣散　　　佘远遥　迟慧彦

中医急症三宝　　赵　浩　巩昌靖

云南白药　　　　国　华　吴华芹

小青龙汤　　　　赵方田　国　华

玉屏风散　　　　金哲峰　王　聪

八珍汤　　　　　郭小玉　吴欣芳

五苓散　　　　　姚明江　何昌生

生脉散　　　　　赵方田　吴华芹

总策划　吴建华　孔　立

《难病奇方系列丛书》第二辑

前　言

　　中医经典方剂是历代临床大师经过临床实践总结出来的有效处方，是中国传统医药中的精华极品，是中医理法方药的最高代表，历来在临床实践与理论研究中占据着显著的位置。这些千古锤炼的名方用药适宜，配伍严谨，主次分明，恰合病情，是理法方药系统性的典型代表。这些经典方剂入口蠲疴，效如桴鼓，经久不衰，深受历代医家之青睐。中医临床的深入发展扩大了经典方剂的应用范围。医学科学的巨大进步加深了经典方剂的现代研究。当今全球范围内的"中医热"也为中医经典方剂的应用与研究带来了前所未有的发展机会。这些研究与应用更进一步提高了经典方剂的临床治疗效果，再现了经典方剂的无限生命力。

　　有鉴于此，为了推动经典方剂的进一步挖掘与发展，启迪中医临床工作者的思路，造福于人类，在山东中医药大学与美国中医学院共同编写并成功发行了《难病奇方系列丛书》第一辑之后，中国中医科学院又与美国中医学院联手组织编写了《难病奇方系列丛书》第二辑。丛书第一辑精选了10个经典方剂，包括《六味地黄丸》、《补中益气汤》、《血府逐瘀汤》、《桃红四物汤》、《金匮肾气丸》、《桂枝汤》、《归脾汤》、《阳和汤》、《银翘散》、《逍遥散》。丛书第二辑包含了11个经典方剂，包括《参苓白术散》、《补阳还五汤》、《防风通圣散》、《龙胆泻肝汤》、《小青龙汤》、《八珍汤》、《玉屏风散》、《生脉散》、《五苓散》、《中医急症三宝》、《云南白药》。这套丛书广泛收集并系统总结了中医学术与临床杂志上刊登的以及中医临床专著中载录的经典方剂的实验研究结果与临床应用经验。每一（类）经典方剂皆自成一册，内容包括该方的组成、用法、功效、适应证、应用范围、组方原理及特点、古今医家论述、临床研究与临床应用以及现代药理研究。临床研究部分重点介绍研究者对该方的系统性的临床观察。临床应用部分则收集了大量临床医家的临证医案与经验总结。现代药理研究部分着重论述了该方治疗各系统疾病的作用机制。

这套丛书在编写过程中，参考了众多文献，所有参考文献皆附录于章节之后，值此出版之际，《难病奇方系列丛书》编委会谨向各位作者深表谢意。

巩昌镇 博士

2008 年夏

目录

目录

目录

目
录

目录

目录

下篇　实验研究

目
录

上 篇

理论研究

第一章

概　述

一、五苓散的来源

五苓散来源于东汉末年张仲景所著《伤寒杂病论》。功效利水渗湿，温阳化气。本方在《伤寒论》中，原治太阳表邪未解，内传太阳之腑，以致膀胱气化不利，遂成太阳经腑同病之蓄水证。其症以小便不利为主，同时伴有头痛身热，口渴欲饮。用五苓散利水渗湿，化气解表，使水行气化，表邪得解，脾气健运，则蓄水留饮诸症自除。

五苓散在《伤寒杂病论》中凡九见。《伤寒论》：第71条"太阳病，发汗后，大汗出，胃中干，烦躁不得眠，欲得饮水者，少少与饮之，令胃气和则愈。若脉浮，小便不利，微热消渴者，五苓散主之"；第73条"伤寒汗出而渴者，五苓散主之；不渴者，茯苓甘草汤主之"；第74条"中风发热，六七日不解而烦，有表里证，渴欲饮水，水入即吐者，名曰水逆，五苓散主之"；第156条"本以下之，故心下痞，与泻心汤；痞不解，其人渴而口燥，烦，小便不利者，五苓散主之"；第385条"霍乱，头痛发热，身疼痛，热多欲饮水者，五苓散主之；寒多不用水者，理中丸主之"；

《金匮要略》：《痰饮咳嗽病脉证并治第十二》第31条"假令瘦人脐下有悸，吐涎沫而癫眩，此水也，五苓散主之"；《消渴小便不利淋病脉证并治第十三》第4条"脉浮，小便不利，微热消渴者，宜利小便发汗，五苓散主之"；第5条"渴欲饮水，水入即吐者，名曰水逆，五苓散主之"；《黄疸病脉证并治第十五》第18条"黄疸病，茵陈五苓散主之"。

二、五苓散的组成与用法

五苓散是一首利水之剂，其药物组成为猪苓（十八铢，去皮）、泽泻（一两六铢）、白术（十八铢）、茯苓（十八铢）、桂枝（半两，去皮）。用法为捣为散，以白饮和服方寸匕，日三服。多饮暖水，汗出愈。如法将息。

三、五苓散的功效与主治

（一）五苓散各组成中药功效与主治

1. 茯苓

【性味归经】 甘、淡，平。归心、脾、肾经。

【功效】 利水渗湿，健脾安神。

【运用】 ①用于各种水肿。本品甘补淡渗，性平和缓，无寒热之偏，故可用于寒热虚实各种水肿。若表邪不解，随经入腑之膀胱蓄水证，或水肿，小便不利，多与猪苓、白术、泽泻等用；若水热互结，阴虚水肿，小便不利，可与滑石、阿胶、泽泻同用；若脾肾阳虚水肿，可与附子、生姜同用，如真武汤。

②用于脾虚诸症。能健脾补中，常与人参、白术、甘草等用；若脾虚停饮，多与桂枝同用；若脾虚泄泻可与山药、白术、薏苡仁同用，如参苓白术散。

【用法用量】 煎服，10~15g。

《本经》：主胸胁逆气，忧恚惊邪恐悸，心下结痛，寒热，烦满，咳逆，口焦舌干，利小便，久服安魂，养神，不饥，延年。

《本草经集注》：味甘，平，无毒。止消渴唾，大腹淋沥，膈中痰水，水肿淋结，开胸腑，调脏气，伐肾邪，长阴，益气力，保神守中。久服安魂魄，养神，不饥，延年。一名茯菟。其有抱根者，名茯神。茯神，味甘，平。主辟不祥，治风眩、风虚，五劳、七伤，口干，止惊悸，多恚怒，善忘，开心益智，安魂魄，养精神。生太山山谷大松下。二月、八月采，阴干。

《本草衍义》：此物行水之功多，益心脾不可阙也。

《本草纲目》：茯苓，《史记·龟策传》作伏灵。盖松之神灵之气，伏结而成，故谓之伏灵、伏神也。《仙经》言：伏灵大如拳者，佩之令百鬼消灭，则神灵之气，亦可征矣。俗作苓者，传写之讹尔。下有伏灵，上有菟丝，故又名伏兔。或云"其形如兔，故名"，亦通；后人治心悸必用茯神，故洁古张氏于风眩心虚，非茯神不能除，然茯苓未尝不治心病也。

茯苓含茯苓聚糖、茯苓酸、脂肪、卵磷脂、胆碱、蛋白质等，茯苓具利尿作用，能增加尿中钾、钠等电解质的排出，此外，还有镇静和降血糖作用。

2. 猪苓

【性味归经】　甘、淡，平。归肾、膀胱经。

【功效】　利水渗湿。

【运用】　用于水肿，小便不利，泄泻，淋证等。本品甘补淡渗，利水渗湿作用较茯苓强，凡水湿滞留均可应用，若脾虚水肿，小便不利等，多与茯苓、白术、泽泻同用；若水湿泄泻可与苍术、厚朴等同用，如胃苓汤；阴虚有热小便不利，淋证等，多与滑石、阿胶同用，如猪苓汤。

【用法用量】　煎服，5～10g。

【使用注意】　无水湿者忌用。

《神农本草经》：主痎疟，解毒蛊注不祥，利水道。久服，轻身、耐老。一名猳猪尿。生山谷。

《本草经集注》：味甘、苦，平，无毒。生衡山山谷，及济阴冤胸。二月、八月采，阴干。

《本草衍义》：猪苓引水之功多，久服必损肾气，昏人目。

《本草纲目》：开腠理，治淋肿脚气，白浊带下，妊娠子淋胎肿，小便不利。并谓开腠理利小便与茯苓同功，但入补药不如茯苓也。

猪苓主要含麦角甾醇、粗蛋白、多糖等。其水煎剂有较强利尿作用。其利尿机制主要是抑制肾小管对水及电解质，特别是钾、钠的重吸收所致，猪苓多糖还有一定的抗肿瘤、防止肝炎的作用。

3. 白术

【性味归经】　苦、甘，温。归脾、胃经。

【功效】　补气健脾，燥湿利水，止汗，安胎。

【运用】　用于脾虚水停，而为痰饮、水肿、小便不利。白术可补气健脾，又能燥湿利水，故用之宜。治痰饮，常配桂枝、茯苓等，以温脾化饮；治水肿，常配茯苓、泽泻等，以健脾利湿。

【用法用量】　煎服，10～15g。燥湿健脾宜生用，补气健脾宜炒用，健脾止泻宜炒焦用。

《神农本草经》：术，味苦，温。主风寒湿痹、死肌、痉、疸。止汗，除热，消食，作煎饵。久服，轻身、延年、不饥。一名山蓟（《艺文类聚》引作山筋），生山谷。

《本草经集注》：主大风在身面，风眩头痛，目泪出，消痰水，逐皮间风水结肿，除心下急满，及霍乱、吐下不止，利腰脐间血，益津液，暖胃，消谷，嗜食。作煎饵。一名山蓟，一名山姜，一名山连。生郑山山谷、汉中、南郑。二月、三月、八月、九月采根，曝干。

《本草汇言》：白术，乃扶植脾胃，散湿除痹，消食除痞之要药，脾虚不健，术能补之；胃虚不纳，术能助之。

白术含挥发油，油中主要成分为苍术酮，白术内酯 A、B 及糖类等，有强壮、利尿、降血糖、抗血凝作用，并有保护肝脏、防止四氯化碳所致肝糖原减少的作用。

4. 泽泻

【性味归经】　甘、淡，寒。归肾、膀胱经。

【功效】　利水渗湿，泄热。

【运用】　用于水肿，小便不利，泄泻，淋证及痰饮等。本品甘补淡渗、利水渗湿作用较茯苓强且性寒能泄肾与膀胱热，下焦湿热者尤宜，多与薏苡仁、猪苓等同用。治水湿痰饮眩晕多与茯苓、白术同用，如泽泻汤。

【用法用量】 煎服，5～10g。

《神农本草经》：味甘，寒。主风寒湿痹，乳难。消水，养五脏，益气力，肥健。久服，耳目聪明，不饥、延、轻身，面生光，能行水上。一名水泻，一名芒芋，一名鹄泻。生池泽。

《日华子本草》：主头眩，耳虚鸣。

《本草新编》：泽泻，味甘、酸、微咸，气寒，沉而降，阴中微阳，无毒。入太阳、少阳足经，能入肾。长于利水，去阴汗，利小便如神，除湿去渴之仙丹也。

《本草纲目》：渗湿热，行痰饮，止呕吐，泻痢，疝痛，脚气。仲景地黄丸，用茯苓泽泻者，乃取其泻膀胱之邪气，非引接也。

泽泻主要含三萜类化合物、挥发油、生物碱等。有显著的利尿作用。能增加尿量、尿素等的排泄，对肾炎患者利尿作用更明显。有降压、降血糖作用。还有抗脂肪肝作用。对金黄色葡萄球菌、肺炎双球菌、结核杆菌有抑制作用。

5. 桂枝

【性味归经】 辛、甘，温。归心、肺、膀胱经。

【功效】 发汗解肌，温通经脉，助阳化气。

【运用】 用于痰饮蓄水证。本品甘温能助阳化气以行水，除痰饮之邪。如脾阳不运，痰饮眩悸者，常与白术、茯苓同用，如苓桂术甘汤；若膀胱气化不行，水肿小便不利者，每与猪苓、泽泻等同用，如五苓散。

【用法用量】 煎服，3～10g。

【使用注意】 本品辛温助热，容易伤阴动血，凡外感热病，阴虚火热，血热妄行等证，均当慎用，孕妇及月经过多者慎用。

《珍珠囊》：主伤风头痛，开腠理，解表发汗，去皮肤风湿。

《本经疏证》：其用之道有六：曰和营，曰通阳，曰利水，曰下气，曰行水，曰补中。

《新修本草》：主治冲逆也，旁治奔豚头痛、发热恶风、汗出身痛。

《证类本草》：桂枝，轻，解肌，调营卫，辛甘而温，气薄升浮。

入太阴肺、太阳膀胱经。温经通脉，发汗解肌（能利肺气。经曰：辛甘发散为阳）。治伤风头痛（无汗能发），中风自汗（有汗能止。中，犹伤也，古文通用，自汗属阳虚。桂枝为君，芍药、甘草为佐。加姜、枣名桂枝汤，能和营实表），调和营卫，使邪从汗出，而汗自止。亦治手足痛风、胁风（痛风有风痰、风湿、湿痰、瘀血、气虚、血虚之异。桂枝用作引经。胁风属肝，桂能平肝。

《本草经集注》：辛温无毒。体轻而上行。浮而升阳也。入足太阳经。（即取木桂之最薄者。去其粗皮是也）主治伤风头痛。开腠理。解表止烦发汗。去皮肤风湿。泄奔豚。散下焦蓄血。利肺气。疗痛风。横行手臂。

本品含挥发油，其主要成分为桂皮醛等，桂枝煎剂有降温解热作用，对金黄色葡萄球菌、白色葡萄球菌、伤寒杆菌、常见致病皮肤真菌、流感病毒均有抑制作用。桂皮油、桂皮醛对结核杆菌有抑制作用，桂皮油有健胃、缓解胃肠痉挛及利尿强心等作用。桂皮醛有镇痛镇静抗惊厥作用。

（二）五苓散成方功效与主治

【功效】 温阳化气，利水渗湿。①《古今名医方论》引程郊倩：开结利水，化气回津。②《慈禧光绪医方选议》：健脾祛湿，化气利水。

【主治】 外有表证，内停水湿，头痛发热，烦渴欲饮，或水入即吐，小便不利；水湿内停的水肿，泄泻，小便不利，以及霍乱，头痛，发热，身疼痛，热多欲饮水者；痰饮，脐下动悸，吐涎沫而头眩或短气而咳者。

《伤寒论》：太阳病，发汗后，脉浮，小便不利，微热，消渴者；中风发热，六七日不解而烦，有表里证，渴欲饮水，水入则吐者；霍乱头痛发热，身疼痛，热多欲饮水者。

《金匮要略》：瘦人脐下有悸，吐涎沫而癫眩。

《宣明论》：瘟疫，瘴疟烦渴。

《外科经验方》：下部湿热疮毒，小便赤少。

《医方集解》：通治诸湿腹满、水饮水肿，呕逆泄泻；水寒射肺，或喘或咳；中暑烦渴，身热头痛；膀胱积热，便秘而渴；霍乱吐泻，湿疟，身痛身重。

四、五苓散中君药的确定

关于方中的君药，众说不一。成无己、许宏等认为以茯苓为君，汪昂则以二苓为君，吴谦等主张以泽泻为君。从本方主治分析，水饮内蓄，当以渗泄为主，方中泽泻用量独重，为一两六铢，利水作用较强，而茯苓、猪苓均为十八铢，故以泽泻为君之说，比较恰当。[2]

五、五苓散的临床应用

五苓散是一首温阳利水渗湿的方剂，出自张仲景《伤寒杂病论》，由茯苓、猪苓、泽泻、桂枝、白术组成。原治太阳表邪未解，内传太阳之腑，以致膀胱气化不利，遂成太阳经腑同病之蓄水证，现在则广泛应用于内科诸疾。随着近年对利水渗湿方剂研究的深入，本方对疾病的治疗开辟了许多新的领域，已用于治疗外科、妇科、儿科、骨科、皮肤科、神经科、眼科、耳鼻喉科、男科等临床各科疾病，并取得了较好效果。

（1）用于水湿停聚所致的内科病症，如肾积水、尿潴留、肾病综合征、急性肾小球肾炎、慢性肾小球肾炎、特发性水肿、肝硬化腹水、胸腔积液、慢性腹泻、慢性胃炎、胃中停水、心包炎、心力衰竭、高血压病、肺源性心脏病、慢性支气管炎、支气管哮喘等。凡由于水湿内停所致者，都可用五苓散加减治疗。湿重者，可加滑石；黄疸者，加茵陈、黄芩；热较甚者，加栀子；小便不利较甚者，加车前子；脾虚甚者，加薏苡仁。

（2）用于神经科疾病，如急性脑出血、三叉神经痛、癫痫、排尿性晕厥、顽固性头痛、植物神经功能紊乱等。用于急性脑出血，可用本方加活血祛瘀的中药或合用活血祛瘀的方剂，前者如桃仁、红花、水蛭、丹参；后者如补阳还五汤。用于癫痫，可用本方加半夏、胆南星、郁金等。

（3）用于儿科疾病，如新生儿黄疸、小儿秋季腹泻、小儿遗尿、小儿尿崩症、新生儿寒冷损伤综合征、小儿湿疹、小儿神经性尿频、小儿急性肾炎等属于水湿内停者。治疗新生儿黄疸，可用本方加茵陈、虎杖退黄；治疗小儿秋季腹泻，可用本方加葛根、厚朴、藿香除湿散满以解表；治疗小儿湿疹，可用本方加地肤子、白鲜皮祛湿止痒。

（4）用于眼科疾病，如中心性浆液性脉络膜视网膜病变、玻璃体混浊、视网膜静脉堵塞、眼内障疾病、视网膜剥离、玻璃体积血、视网膜静脉阻塞、老年性黄斑变性等。中医温阳利水渗湿的治法给眼科疑难病的治疗开辟了一条重要途径。五苓散可有效地促进水肿渗出的吸收，使视力得以提高，尤其在防止复发方面有明显作用。

（5）外科及骨伤科疾病，如泌尿系结石、泌尿系感染、肛肠疾病术后尿潴留、创伤性皮下积液、骨折后肢体肿胀、膝关节滑膜炎等，用本方治疗亦取得了理想的效果。如骨折后肢体肿胀，祖国医学认为脾主肌肉、四肢。《正体类要》亦指出："肢体损于外，则气血伤于内，营卫有所不贯，脏腑由之不和。"肢体创伤尤其是手术损伤后，脾胃不和，脾之运化受阻，脾失健运而不能运化水谷精微反聚为湿，泛于肌肤，亦成肿胀。此即《丹溪心法》所云："水肿，因脾虚不能制水，水渍妄行。"治当标本兼顾，健脾利水，活血祛瘀行气为法。故用五苓散加减，适合伤后肢体肿胀的治疗。

此外，本方应用范围正在进一步扩大，已广泛用于其他耳鼻喉科疾病、男科疾病、肿瘤科疾病、感染性疾病以及各种疑难杂症的治疗，已成为临床各科治疗水湿内停病证的一首经典处方。

六、五苓散的衍生方

1. 茵陈五苓散
【方源】《金匮要略》。
【组成】 茯苓、猪苓、泽泻、白术、桂枝、茵陈。
【主治】 湿热黄疸，湿重于热，见小便不利者。

2. 琥珀茯苓汤
【方源】《卫生宝鉴》。
【组成】 茯苓、猪苓、泽泻、白术、桂枝、琥珀、滑石、炙甘草。
【主治】 湿热内蕴，小便频数，脐腹胀痛，腰脚沉重。

3. 加味五苓散

【方源】《古今医统》。

【组成】茯苓、猪苓、泽泻、白术、茵陈、栀子、黄连。

【主治】湿热郁滞为疸，烦渴引饮，小便不利。

4. 桂苓甘露饮（又名桂苓甘露散，桂苓白术散）

【方源】《宣明论方》。

【组成】茯苓、猪苓、泽泻、白术、肉桂、滑石、石膏、寒水石、炙甘草。

【主治】中暑受湿，头痛发热，烦渴引饮，小便不利。

5. 附子五苓散

【方源】《朱氏集验医方》。

【组成】茯苓、猪苓、泽泻、白术、桂枝、附子。

【主治】寒湿中阻，胃气上逆之翻胃吐食。

6. 苍桂五苓散

【方源】《医方集解·利湿之剂》。

【组成】茯苓、猪苓、泽泻、白术、桂枝、苍术。

【主治】寒湿证。

7. 柴葛五苓散

【方源】《瘟疫明辨》。

【组成】茯苓、猪苓、泽泻、白术、桂枝、柴胡、葛根。

【主治】时疫兼痢而见少阳、阳明证者。

8. 柴苓汤

【方源】《杂病源流犀烛》。

【组成】五苓散合小柴胡汤。

【主治】阳明疟。

9. 茴楝五苓散

【方源】《医宗金鉴》。

【组成】茯苓、猪苓、泽泻、白术、桂枝、小茴香、川楝子。

【主治】膀胱疝，小便不利等。

10. 春泽汤

【方源】《奇效良方》。

【组成】 茯苓、猪苓、泽泻、白术、桂枝、人参、麦冬、柴胡。

【主治】 伏暑发热，烦渴引饮，小便不利。

11. 辰砂五苓散

【方源】 《和剂局方》。

【组成】 赤茯苓、猪苓、泽泻、白术、肉桂、辰砂。

【主治】 伤寒表里未解，头痛发热，心胸郁闷，神志昏沉，狂言谵语，如见神鬼。

12. 胃苓汤

【方源】 《丹溪心法》。

【组成】 五苓散合平胃散。

【主治】 伤湿停食，脘腹胀闷，小便短少。

第二章

历代医家对五苓散的论述

成无己：苓，令也，号令之令矣。通行津液，克伐肾邪，专为号令者，苓之功也。五苓之中，茯苓为主，故曰五苓散。茯苓味甘平，猪苓味甘平，甘虽甘也，终归甘淡。《内经》曰：淡味渗泄为阳。利大便曰攻下，利小便曰渗泄。水饮内蓄，须当渗泄之，必以甘淡为主，是以茯苓为君，猪苓为臣。白术味甘温，脾恶湿，水饮内蓄，则脾气不治，益脾胜湿，必以甘为助，故以白术为佐。泽泻味咸寒，《内经》曰：咸味下泄为阴，泄饮导溺，必以咸为助，故以泽泻为使。桂味辛热，肾恶燥，水蓄不行，则肾气燥，《内经》曰，肾恶燥，急食辛以润之，散湿润燥，故以桂枝为使。多饮暖水，令汗出愈者，以辛散水气外泄，是以汗润而解也。（《伤寒明理论》）

许宏：发汗后，烦渴饮水，脉洪大者，属白虎汤；发汗后，烦渴饮水，内热实，脉沉实者，属承气汤；今此发汗后，烦渴欲饮水，脉浮，或有表，小便不利者，属五苓散主之。五苓散乃汗后第一解表药也，此以方中云覆取微汗是也。故用茯苓为君，猪苓为臣，二者之甘淡，以渗泄水饮内蓄，而解烦渴也。以泽泻为使，咸味泄肾气，不令生消渴也；桂枝为使，外能散不尽之表，内能解有余之结，温肾而利小便也。白术为佐，以其能燥脾土而逐水湿也。故此五味之剂，皆能逐水而祛湿。是曰五苓散。以其苓者令也，通行津液，克伐肾邪，号令之主也。(《金镜内台方议》)

吴昆：水道为热所秘，故令小便不利；小便不利，则不能运化津液，故令渴；水无当于五味，故用淡以治水。茯苓、猪苓、泽泻、白术，虽有或润或燥之殊，然其为淡则一也，故均足以利水。桂枝辛热，辛热则能化气。经曰：膀胱者，州都之官，津液藏焉，气化则能出矣。此用桂之意也。桂有化气之功，故并称曰五苓。浊阴既出下窍，则清阳自出上窍，又热随溺而泄，则渴不治可以自除。虽然，小便不利亦有因汗、下之后内亡津液而致者，不可强以五苓散利之，强利之则重亡津液，益亏其阴，故曰大下之后复发汗，小便不利者，亡津液故也，勿治之，得小便利必自愈。师又曰：太阳随经之邪，直达膀胱，小便不利，其人如狂者，此太阳之邪不传他经，自入其腑也。五苓散主之，亦是使阳邪由溺而泄耳。(《医方考》)

张璐：此两解表里之药，故云复取微汗。茯苓、猪苓味淡，所以渗水涤饮；用泽泻味咸，所以泄肾止渴也；白术味甘，所以燥脾逐湿也；桂枝味辛，所以散邪和营也。欲兼温表，必用桂枝，专用利水，则宜用肉桂，妙用全在乎此。若以其辛热而去之，则何能疏肝伐肾，通津利水乎？(《伤寒缵论》)

赵羽皇：人身之水有二，一为真水，一为客水。真水者，即天乙之所主；客水者，即食饮之所溢。故真水惟欲其升，客水惟欲其降。若真水不升，则水火不交而为消渴；客水不降，则水土相混而为肿满。(此杂症五苓论。)五苓散一方，为行膀胱之水而设，亦为逐内外水饮之首剂也。(五苓与真武汤对看，五苓行客水之有余，真武护真水之不足，皆所以行水也。不可不知。)盖水液虽注于下焦，而三焦俱有所统，故肺金之治节有权，脾土之转输不息，肾关之开合得宜，则溲溺方能按时而出。若肺气不行，则高源化绝，中州不运，则阴水泛流，坎脏无阳，则层冰内结，水终不能自行。不明其本，而但理其标，可乎？方用白术以培土，土旺而阴水有制也；茯苓以益金，金清而通调水道也；桂味辛热，且达下焦，味辛则能化气，性热专主流通，州都温暖，寒水自行；再以泽泻、猪苓之淡渗者佐之，禹功可奏矣。先哲有曰：水之得以安流者，土为之堤防也；得以长流者，火为之蒸动也。无水则火不附，无火则水不行。旨哉言乎！（《古今名医方论》）

柯琴：凡中风伤寒，结热在里，热伤气分，必烦渴饮水。治之有二法：表症已罢而脉洪大，是热邪在阳明之半表里，用白虎加人参，清火以益气；表症未罢，而脉仍浮数，是寒邪在太阳之半表里，用五苓散，饮暖水利水而发汗。此因表邪不解，心下之水气亦不散，既不能为溺，更不能生津，故渴。及与之水，非上焦不受，即下焦不通，所以名为水逆。水者肾所司也。泽泻味咸入肾，而培水之本；猪苓黑色入肾，以利水之用；白术味甘归脾，制水之逆流；茯苓色白入肺，清水之源委，而水气顺矣。然表里之邪，谅不因水利而顿解。故必少加桂枝，多服暖水，使水精四布，上滋心肺，外达皮毛，溱溱汗出，表里之烦热两除也。白饮和服，亦啜稀粥之微义，又复方之轻剂矣。本方非能治消渴也，注者不审消渴之理，及水逆之性，称为化气回津之剂。夫四苓之燥，桂枝之热，何所恃而津回？岂知消渴与水逆不同，消字中便见饮水多能消则不逆矣。本论云：饮水多者，小便利必心下悸，是水蓄上焦为逆；小便少者，必苦里急，是水蓄下焦为逆也。又云：渴欲饮水者，以五苓散救之。可知用五苓原是治水，不是治渴，用以散所饮之水，而非治烦渴、消渴之水也。且本方重在内烦外热，用桂枝是逐水以除烦，不是热因热用；是少发汗以解表，不是助四苓以利水。其用四苓是行积水留垢，不是疏通水道。后人不明此理，概以治水道不通。夫热淫于内者，心下已无水气，则无水可利，无汗可发，更进燥烈之品，津液重亡，其能堪耶？（《伤寒来苏集·伤寒附翼》）

罗东逸：伤寒之用五苓，允为太阳寒邪犯本，热在膀胱，故以五苓利水泻热。然用桂枝者，所以宣邪而仍治太阳也。杂症之用五苓者，特以膀胱之虚，寒水为壅，兹必肉桂之厚以君之，而虚寒之气始得运行宣泄。二症之用稍异，不可不辨。加茵陈为茵陈五苓散，治酒积黄瘅。盖土虚则受湿，湿热乘脾，黄色乃见。茵陈专理湿热，发黄者所必用也；佐以五苓，旺中州，利膀胱；桂为向导，直达热所，无不克矣。（《古今名医方论》）

汪昂：此足太阳药也。太阳之热，传入膀胱之腑，故口渴而便不通。经曰：淡味渗泄为阳，二苓甘淡，入肺而通膀胱，为君（水无当于五味，故淡能利水。茯苓走气分，猪苓走血分，然必上行于肺，而后能下降入膀胱也）；咸味涌泄为阴，泽泻甘咸，入肾、膀胱，同利水道，为臣；益土所以制水，故以白术苦温健脾去湿，为佐；膀胱者，津液藏焉，气化则能出矣，故以肉桂辛热为使，热因热用，引入膀胱以化其气，使湿热之邪，皆从小水而出也。（《医方集解》）

吴谦等：是方也，乃太阳邪热入腑，水气不化，膀胱表里药也。一治水逆，水入即吐；一治消渴，水入即消。夫膀胱者，津液之府，气化则能出矣。邪热入之，若水盛则水壅不化而水蓄于上，膀胱之气化不行，致小便不利也。若热盛则水为热耗，而水消于上，膀胱之津液告竭，致小便不利也，水入吐者，是水盛于热也；水入消者，是热盛于水也。二证皆小便不利，故均得而主之。然小便利者不可用，恐重伤津液也。由此可知五苓散非治水热之专剂，乃治水热小便不利之主方也。君泽泻之咸寒，咸走水府，寒胜热邪。佐二苓之淡渗，通调水道，下输膀胱，并泻水热也。用白术之燥湿，健脾助土，为之堤防以治水也。用桂之辛温，宣通阳气，蒸化三焦以治水也。泽泻得二苓下降，利水之功倍，小便利而水不蓄矣。白术须桂上升，通阳之效捷，气腾津化渴自止也。若发热表不解，以桂易桂枝，服后多服暖水，令汗出愈，是此方不止治停水小便不利之里，而犹解停水发热之表也。加人参名春泽汤，其意专在助气化以生津。加茵陈名茵陈五苓散，治湿热发黄，表里不实，小便不利者，无不克也。（《医宗金鉴·删补名医方论》）

沈金鳌：业师孙庆曾先生尝谓余曰：胀肿门，惟水病难治，其人必真火衰微，不能化生脾土，故水无所摄，泛溢于肌肉间，法惟助脾扶火，足以概之。而助脾扶火之剂，最妙是五苓散。肉桂以益火，火暖则水流；白术以补土，土实则水自障，茯苓、猪苓、泽泻以引水，则水自渗泄而可不为患。每见先生治人水病，无不用五苓散加减，无不应手而愈，如响应者。（《杂病源流犀烛》）

沈实夫：此治小便不利之主方，乃治三焦水道，而非太阳药也。《素问·经脉别论》曰："饮入于胃，游溢精气，上输于脾，脾气散精，上归于肺，通调水道，下输膀胱，水精四布，五经并行。"此方用桂以助命门之火，是釜底加薪，而后胃中之精气上腾；再用白术健脾，以转输于肺；而后用二苓泽泻，运水道之升已而降。其先升后降之法，与《内经》之旨，滴滴归源，复与太阳何涉？《伤寒论》治小便不利，"汗出而渴者，五苓散主之，不渴者，茯苓甘草汤主之。"盖渴为阳气不足，水不上升也，不升则不降，故用肉桂以升之，二苓、泽泻以降之，而用白术一味，以为中枢。乃注者莫不以渴为热入膀胱，津液被劫所致，如果热入，而复用桂、术，以温液耗津，又二苓、泽泻以渗之，是热之又热，耗之又耗，速之毙矣。且不渴者，反不用五苓，而用茯苓甘草汤，可知不渴则无需桂、术之蒸腾津液，而桂、术之非治太阳，而治三焦，更不待言矣。有小便不通而以桂枝易桂者，此必命门之火未衰，而外有太阳表症，因邪伤太阳，传入三焦，故表邪未解，而三焦之水道不利，即《伤寒论》所谓"中风发热，六七日不解而烦，有表里证，渴欲饮水，水入则吐者，名曰水逆，五苓散主之"是也。表症为太阳不足，故用桂枝以宣阳气，通津液于周身，即《经》文"水精四布，五经并行"之旨，非用之以通水道下出也。里症为三焦之气化不宣，故用二苓之泻，以通三焦之闭塞，非开膀胱之溺窍也。夫下焦之气化不宣，则腹膨而小便不利，水蓄膀胱，此乃水蓄于膀胱之外，不能化入膀胱，故用五苓以化之。亦有用桂枝而效者，因卫出下焦，助太阳气化以运之，非为太阳腑内之水蓄也。如三焦既将水气运化入于膀胱而不出，此真太阳府内痹而不宣，即胞痹症也。《素问·痹论》曰："胞痹者，少腹膀胱按之内痛，若沃以汤，涩于小便，上为清涕。"水在膀胱之内，是膀胱胀满而非腹胀，故按之内痛；若沃以汤，其溺孔之道痹而不通，故涩于小便；膀胱痹气随太阳经脉之行以从巅入脑，故上为清涕。此真太阳本府水结膀胱之内，而非腹中膨胀之小便不利也。总之、水入膀胱之内，方属太阳，若水在膀胱之外，腹膨满而小水不利者，此脏腑之外，躯壳之内，三焦主之。虞大民曰：三焦者，指腔子而言也。故治腹满肿胀之症，设使一味利水，则三焦之气更不能施化，而膀胱津液为之下竭，非仲景五苓之意也。（《吴医汇讲》）

章楠：此方在伤寒门，为兼治太阳经腑之病，应用桂枝。故论曰：中风发热，六七日不解而烦，有表里证。可知当用桂枝以行表，故又言汗出愈，不然二苓、泽泻下泄之力胜，焉能使其行表出汗乎？若无表证，宜用肉桂，则其化气行水之功更胜也。盖是方无论用桂、用枝，皆为宣化三焦之法，即非太阳之主方，何也？以三焦司一身表里升降之气，内自脾胃，外达肌肤，必由三焦转输，故三焦气和，则内外通利，二便自调。然其升降之机，又在脾之健运。故此方用术健脾，以桂通阳，阳气运化，水道出焉，属膀胱，而膀胱为三焦之下游也。又曰：气化则能出焉。谓三焦之气宣化，而膀胱之水方能出也。仲景又用此方治霍乱。霍乱，脾胃病也，因三焦气阻不得升降，而致吐利交作，则其非太阳主方，理可见矣。若治霍乱，当用肉桂为宜。（《医门棒喝·伤寒论本旨》）

王士雄：仲圣于霍乱，分列热多寒多之治，皆为伤寒转为霍乱而设。故二多字最宜玩味，所云：热多者，谓表热多于里寒也；寒多者，里寒多于表热也。岂可以热多二字，遂谓此方可治热霍乱哉。沈果之云：其用桂者，宣阳气，通津液于周身，非用之以通水道下出也。用泻、术、二苓，以通三焦之闭塞，非开膀胱之溺窍也。如果热入而渴，复用桂、术以温液耗津，又加苓、泽以渗之，是热之又热，耗之又耗，速之毙矣。余谓观此，则多饮暖水，汗出愈之义益明。故霍乱无阳气郁遏身热之表证，无三焦闭塞气化不宣之里证，而欲饮水者，切勿误解热多为热证，而妄援圣训，浪投此药也。（《随息居重订霍乱论》）

费伯雄：湿为地之气，其中人也缓，其入人也深，其为病也不可以疾而已。坐卧卑湿，汗渍雨淋，此湿之自外来者也；多食浓腻，过嗜茶酒，此湿之自内生者也。治湿必先理脾，脾土健运，始能渗湿，此定法也。又须分利，使浊阴从下而出，亦定法也。五苓散，仲景本为脉浮、小便不利、微热、消渴、表里有病者而设。方中宜用桂枝，不可用肉桂。后人遂通治诸湿、腹满、水饮、水肿、呕逆、泄泻、水寒射肺或喘或咳、中暑烦渴、身热头痛、膀胱热、便秘而渴、霍乱吐泻、痰饮湿症、身痛身重等症。总之治寒湿则宜用肉桂，不宜用桂枝。若重阴生阳，积湿化热，便当加清利之药，并桂枝亦不可用矣。至加减之附方，各有宜称，亦当细细参之。（《医方论》）

程郊倩：标邪传入膀胱，是为犯本。其人必渴，必小便不利，宜可消水矣。（此伤寒五苓论）乃一症以水入则拒而吐，一症以水入则消，何居？膀胱为津液之腑，热入而蓄邪水，致小便不利也。是则水气挟热而上升，必至格水，此渴欲饮水，水入则吐也。用五苓者，取其开结利水也，水泉不致留结，邪热从小便出矣。若热微消渴，是则热入膀胱，而燥其津液，乃成消渴。此膀胱无邪水之蓄，亦用五苓者，以化气回津也，使膀胱之气腾化，故渴亦止而病愈。（《古今名医方论》）

王晋三：苓，臣药也。二苓相辅，则五者之中，可为君药矣，故曰五苓。猪苓、泽泻相须，藉泽泻之咸以润下，茯苓、白术相须，藉白术之燥以升精。脾精升则湿热散，而小便利，即东垣欲降先升之理也。然欲小便利者，又难越膀胱一腑，故以肉桂热因热用，内通阳道，使太阳里水引而竭之，当知是汤专治留着之水，渗于肌肉而为肿满。若水肿与足太阴无涉者，又非对证之方。（《绛雪园古方选注》）

吕震：此治太阳表病不解，邪陷入府。凡渴而小便不利者宜之，亦两解表里之法也。以其有表证，故用桂枝主表而化气。以其有里证，故用苓泽主里而利水。水不下趋，势必上泛，故用白术奠安太阴，以土制水。此方不宜汤而宜散，以散能逗留中焦，通调水道。更借多服暖水之力，使水精四布。上输下注，热解津回，则小便利而渴自止矣。按渴欲饮水，有类白虎加人参证。何以彼宜白虎，此宜五苓。盖白虎主治阳明经热，五苓主清太阳府热。白虎证脉洪大，是表证已解。五苓证脉浮数，表证未解，以此为辨。诸家皆以导湿滋干，释五苓之取义。但以桂枝之辛温，苓泽之渗泄，即白术亦主燥脾。与生津润燥之义，全不相涉，而渴证宜之何也。盖此证由经入府，水蓄于下。不能输津于上。故治渴必先治水，且散服而多饮暖水，自有输精散布之功。（《伤寒寻源》）

李士材：太阳汗后，胃干，烦躁不眠，欲饮水者，少少与之。脉浮，小便不利而渴，宜用此方。太阳经也，膀胱腑也。膀胱者，溺之室也。五苓散者，利溺药也。膀胱者，津液之府，故东垣以渴为膀胱经本病。然则治渴者，当泻膀胱之热。泻膀胱之热者，利小便而已矣。淡味渗泄为阳，内蓄水饮，须渗泄之。故以三苓泽泻为主。脾土

强旺，则水饮不敢停留。故以白术为佐。水蓄则肾燥，经曰。肾苦燥急食辛以润之。故用桂为向导之使。(《伤寒括要》)

　　冯兆张：此足太阳药也。太阳之热，传入膀胱，故口渴而便不通。《经》曰：淡味渗泄为阳，故用二苓甘淡入肺，而通膀胱为君。水无当于五味，故淡能利水，茯苓走气分，猪苓走血分，然必上行入肺而后能下降入膀胱也。咸味涌泄为阴，泽泻甘咸入肾，同利水道为臣。益土所以制水，故以白术苦温，健脾去湿为佐。然膀胱虽藏津液，必由气化而始能出，故用肉桂辛热为使。热因热用，引入膀胱，以化其气，使湿热之气，皆从小便而出也。若汗下之后，内亡津液而便不利者，不可用之，恐重亡津液而益亏其阴也。然治秘之道有三：一曰肺燥不能化气，故用二苓泽泻之甘淡，以泻肺而降气。一曰脾湿不能升精渗浊，故用白术之苦温以燥脾而升精。一曰膀胱无阳不能化气，故用肉桂之辛热，以温膀胱而化阴，使水道通利，则上可以止渴，中可以去湿，下可以泻邪热也。然五苓利水，何以复能止渴生津？盖湿热壅于中焦则气不得施化，故津竭而小便不通也。用五苓以利去湿热则浊降清升，而脾能为胃行其津液、故津回而渴止矣。(《冯氏锦囊秘录》)[1]

参考文献

[1] 李飞. 中国历代方论精选. 南京：江苏科学技术出版社，1998：596~603

中 篇

临床研究

内科病证

第一节　呼吸系统疾病

一、慢性肺源性心脏病

肺源性心脏病（简称肺心病）是指由支气管－肺组织，胸廓或肺动脉系统病变所致肺血管阻力增加，产生肺动脉高压等多种因素的心脏病。临床上常反复发作，缠绵不愈，并成逐渐加重的特点。根据起病缓急和病程长短，可分为急性和慢性肺心病两类。临床上以后者多见。

慢性肺源性心脏病是由肺组织、肺动脉血管或胸廓的慢性病变引起肺组织结构和功能异常，产生肺血管阻力增加，肺动脉压力增高，使右心扩张、肥大，伴或不伴右心衰竭的心脏病。以 COPD（慢支并发的阻塞性肺气肿）发展而来为最常见，其次为支气管哮喘、支气管扩张、重症肺结核、慢性弥漫性肺间质纤维化等。本病在我国为常见病、多发病，患病率随年龄增长而增长，吸烟者较不吸烟者高。年龄多在 40 岁以上，从肺部基础疾病发展成肺心病，一般需 6～10 年以上；急性发作以冬、春多见，急性呼吸道感染为导致肺、心功能衰竭的主要诱因。

慢性肺源性心脏病大部分归属于中医学"肺胀"范畴，患者有久患咳、喘、哮等病证不愈的病史，在咳嗽的同时，有胸部膨满，喘咳上气，烦躁心慌，甚至面唇紫暗，肢体浮肿等症，病情缠绵，经久难愈。因肺病日久，痰气阻滞，进而导致心脉瘀阻。表现以咳嗽气喘、咯痰、心悸水肿、唇舌紫暗等为主要表现的肺病及心的表现。五苓散温阳化气利水，故可用于慢性肺源性心脏病阳虚水泛，水凌心肺证的治疗。临证时可与真武汤、葶苈大枣泻肺汤合用，泻壅平喘，取得良好的疗效。

【临床应用】

李氏[1]将62例慢性肺心病右心衰竭患者随机分为治疗组和对照组各31例，两组基本情况具有可比性（$P > 0.05$）。治疗方法：两组患者根据病情均给以抗生素抗感染，同时给以止咳、祛痰、平喘及低流量吸氧治疗。治疗组在上述用药的基础上，加服生脉散合五苓散。药物组成：人参10g，麦冬10～15g，五味子6～9g，茯苓15～25g，泽泻20～30g，白术10g，桂枝10g，猪苓10g。水肿严重者改桂枝为肉桂，加葶苈子10～20g。每日1剂，两煎药液300ml，早晚分服。对照组在上述西药治疗的基础上，予氢氯噻嗪25mg和螺内酯20mg，每日2～3次口服，同时每天口服地高辛0.25mg。浮肿甚者必要时予50%葡萄糖20ml加毛花苷丙0.4mg、呋塞米20～40mg静脉注射。两组均以15天为1个疗程，疗程结束后评定疗效。治疗结果：治疗组31例中，显效23例（74.19%），有效6例（19.36%），无效2例（6.45%），总有效率93.55%。对照组31例中，显效15例（48.39%），有效5例（16.13%），无效11例（35.48%），总有效率64.52%。两组疗效比较有非常显著差异（$P < 0.01$）。不良反应：在治疗过程中，对照组3例出现低钠、低氯血症，其中1例出现低氯性碱中毒，1例出现恶心、呕吐、黄视洋地黄中毒反应；治疗组未见任何不良反应。郑氏[2]采用中西医结合治疗肺心病心力衰竭取得较满意疗效。基本治疗：两组均给予持续低流量吸氧，改善肺通气，静脉滴注新青霉素、氧哌嗪青霉素或头孢类抗生素抗感染，静脉滴注氨茶碱0.25g解痉，巯甲丙脯酸扩管减轻心脏前后负荷，口服必嗽平化

痰，静脉滴注复方丹参注射液 30ml，每日液体量控制在 1500ml 以下，合并肺性脑病者加用肺脑合剂。治疗组：采用基本治疗的同时，给予五苓散加味：猪苓、白术、茯苓、冬瓜皮、桑白皮、川芎各30g，桂枝 12g，泽泻 15g。痰湿型合二陈汤，痰热型合温胆汤加黄芩10g。每日 1 剂，每剂煎取汁 300ml，分 3 次服。对照组：给予基本治疗，同时予以氢氯噻嗪 12.5～25mg，每日 2～3 次，或必要时静脉推注速尿 20mg。治疗结果：治疗组总有效率 87.5%，对照组总有效率75.9%，经秩和检验 $P < 0.05$，具有统计学意义。电解质两组变化经 X^2 检验，$P < 0.05$，具有统计学意义，即治疗组发生电解质紊乱的不良反应明显小于对照组。朱氏[3] 等应用中西医结合治疗慢性肺心病心衰，将 56 例患者随机分为治疗组 30 例，对照组 26 例。治疗组：①给予中药参附龙牡汤合五苓散口服基本方：红参 6g（另煎），附片15g，黄芪 30g，煅龙牡各 30g（先煎），猪苓、茯苓各 15g，炒白术15g，桂枝 6g，丹参 20g，葶苈子 20g。每日 1 剂，水煎服，口服 2次，连服 20 天。心衰较轻者红参可改党参；心衰较重者红参可重用；痰盛加法半夏、全瓜蒌；肿甚加车前子、泽兰、泽泻；便秘可酌用大黄；肺性脑病者可鼻饲中药汤剂。②原有的西医治疗如抗感染、氧疗等予以保持，但强心剂及利尿剂停用。③电解质紊乱或临床已进入肺性脑病期者应同时给予纠正。对照组除无中药汤剂外，给予西医抗感染、氧疗酌情强心利尿，配合对症处理。疗程 2 组疗程为 20 天，然后进行疗效比较。治疗结果：治疗组显效 12 例，有效 16 例，无效 2例；对照组显效 5 例，有效 14 例，无效 7 例。2 组比较，治疗组疗效明显优于对照组（$P < 0.05$）。

【病案举例】

1. 叶某，女，64 岁。1992 年 6 月 9 日初诊。主诉咳嗽气喘 6 年多，近来加重。患者 6 年前开始咳嗽气喘，心慌心悸，反复发作，曾于区内某医院检查诊为"慢性肺气肿、肺心病"，并多次在该医院住院治疗。今年 3 月以来，咳喘反复发作，两星期前因感冒又引发旧病。刻诊：咳嗽气喘，下肢浮肿，以两踝关节处为重，心悸气短，倦怠无力，面色苍白，食欲不振，小便少，口唇紫暗，舌质暗红，舌边有瘀点，苔少，脉细弱。胸片示左下胸膜炎，心电图示右心室肥厚、左束支传导阻滞、心肌劳损。抗"O"＜500U。本证西医诊断为肺心病，中医依症辨为"水肿"、"咳嗽""喘病"，证属脾肾两虚，复感外邪，引动宿疾。治拟温补脾肾，化气行水，重在治本。用仲景真武汤合五苓散加减，处方：白芍、茯苓各15g，白术12g，熟附子（先煎）、生姜、桂枝、猪苓、泽泻、半夏各10g，甘草5g，每日1剂，水煎温服。服药5剂后，患者水肿明显消退，精神转佳，气力有增，咳嗽气喘亦大为减轻，惟食欲尚未恢复，于上方加神曲15g，薏苡仁30g，续进30余剂后，水肿全消，咳喘随之愈，食欲正常，以后再以六君子汤加减调理半年而愈，随访2年未复发。[4]

按：本病病程日久，脾肾俱虚，又因复感外邪，引动宿疾，致肺气失宣，病情加重。脾肾阳虚不能蒸化水液，聚而为饮，水饮上射于肺则咳嗽加重，水气凌心则心悸心慌，水气流于下而成水肿。治以仲景真武汤合五苓散，方中以附子、桂枝温通阳气，白术、茯苓健脾利湿，配以泽泻、猪苓利其水饮；半夏、生姜温肺化痰，白芍配生姜、桂枝、甘草又取桂枝汤调和营卫、敛阴和阳之意，全方合用，标本兼治，肺脾肾同调，故取全效。

2. 某男，65岁，2001年4月初诊。患者素有慢性支气管炎、肺气肿病史，长期反复咳嗽气促，遇寒咳喘尤甚，近日咳嗽气喘症状加重，痰多泡沫，喉间痰鸣音。气促，恶寒怕冷，颜面、四肢水肿，纳少，便溏，小便短少，神疲乏力，舌淡，苔白滑，脉细缓，双肺可闻干湿罗音。心电图检查：明显电轴右偏，直立心顺钟转位，右室肥厚及肺型P波。诊断：慢性肺源性心脏病。中医辨证：喘咳，水肿，脾肾阳虚，水湿浸渍，寒痰伏肺。西医治疗：抗感染，定喘止咳，强心利尿，纠正电解质紊乱。中医治则：温阳利水，降气祛痰。处方：五苓散合葶苈大枣泻肺汤加味。方药组成：桂枝10g，白术15g，泽泻15g，猪苓15g，茯苓20g，半夏10g，陈皮8g，苏子10g，葶苈子10g，大枣20g，每日服1剂，共3剂。二诊：经中西医结合治疗，症状好转，双下肢水肿略退，纳稍进，仍咳喘痰多，咳出清稀泡沫状痰，不能平卧，双肺可闻湿性罗音，舌淡，苔润滑，脉细，守上方加干姜10g，沉香8g，3剂，水煎，每日服1剂。三诊：服药后症状明显好转，颜面、双下肢水肿已退，咳喘气促减轻，可平卧，纳进，二便正常，但仍喉间痰鸣，咳嗽，痰白，舌淡，苔白，脉细缓，双肺可闻少许湿性罗音，停用西药，续用五苓散合苏子降气汤加减调治数十剂，症状控制，病情好转。[5]

3. 蒙某某，男，65 岁，已婚。患者咳嗽、喘息 20 余年。随气候变化更甚，每年冬春季节发作频繁。经常在当地医院用抗感染药、止咳平喘药，及对症治疗，方能缓解。但是 20 年来时起时伏，反复发作，不能根治。近 3 年来，发作更为频繁。伴有心悸、胸部满闷不舒、口唇紫绀、腹部及四肢水肿。曾在县级医院住院治疗 1 月余，诊断为"慢性肺源性心脏病"。用抗生素、强心利尿药、止咳平喘药及对症治疗好转出院。出院后仍随气候变化，反复咳嗽、喘息、气短，甚则心悸、水肿，反复用抗感染、止咳平喘、强心利尿药物，疗效欠佳，故求中医会诊。患者面色苍白浮肿，张口抬肩呼吸，半卧位，口唇发绀，腹部四肢凹陷水肿。语音低微，言语断续，身倦乏力，心悸，胸闷不舒，时有烦躁，小便量少，大便 3 日未解，舌淡胖大色青，苔水滑，脉濡滑无力，时有结代。中医诊断：喘证。证属肺肾气虚，气虚水泛。治宜：益气养心，温阳化气行水。方用：生脉五苓散加味。处方：人参 6g，麦冬 15g，五味子 10g，猪苓 10g，茯苓 10g，白术 10g，桂枝 6g，泽泻 15g，炙麻黄 5g，杏仁 6g，淮山药 15g，山茱萸 10g，大枣 4 枚，炙甘草 6g。3 剂，水煎服。服上方后，水肿明显消退，咳嗽、喘息、心悸、胸闷减轻，精神转佳，脉濡滑有力而无结代。效不更方，继服前方 3 剂。再诊时，面色始有荣华，精神大振，口唇紫绀消失，张口抬肩呼吸困难解除，能平卧入睡，食欲转佳，生活自理，腹部及四肢水肿消失，舌淡，苔白滑，脉沉细有力。续服上方 5 剂。后又续服 10 余剂，配用肾气丸淡盐开水冲服。后随访，近年余心悸、水肿未复发，能做家务劳动，精神振作，体质壮实，诉偶有外感轻度咳喘发作，告之基本治愈。[6]

按：生脉散与五苓散配伍治疗肺心病，用生脉散补益心肺之气；五苓散以温阳化气，导水下行，共奏化气行水之功。后用肾气丸调服，以补肾气，改善肾功能，使之纳气，咳喘得平，呼吸匀调。治法以补泻兼顾，攻补平调，标本同治，改善肺气壅滞、痰涎内停之弊，使上实下虚的喘证痊愈。

二、慢性支气管炎

慢性支气管炎（简称慢支）是由感染（如细菌、病毒的感染）或非感染因素（如吸烟、刺激性烟雾粉尘、大气污染、寒冷的空气刺激、过敏因素等）引起的气管、支气管黏膜及其周围组织的慢性非特异性炎症。它起病缓慢，病程较长，老年人多见，常于寒冷季节或气候突变时节受凉复发加重，到夏季气候转暖时可自然缓解，反复发作。临床表现为慢性咳嗽，晨间咳嗽较重，白天较轻，晚间睡前阵咳，清晨排痰较多，痰液一般为白色黏液痰，急性发作伴有细菌感染时，则变为黏液脓性痰，痰量增多，咳嗽加剧。部分喘息型支气管炎患者由于支气管痉挛伴发喘息或气促，有哮鸣音。病情逐渐进展，可发展为慢性阻塞性肺气肿、肺源性心脏病。

慢性支气管炎由于久咳不愈，痰浊潴留，耗伤肺气，复感外邪使病情逐渐加剧，日久子盗母气，肺病及脾，导致肺脾两虚，"脾为生痰之源，肺为贮痰之器"，痰浊壅肺，肺气不清，失于宣肃，上逆做声而引起咳嗽，本病大部分归属于中医学"咳嗽（久咳）"范畴，少部分喘息型支气管炎归属于中医学"喘病"、"哮证"范畴，部分患者病情逐渐加重，甚至累及于肾、心，最终导致肺、脾、肾、心诸脏皆虚，痰浊、水饮、气滞、瘀血互结而演变成为肺胀。其病性本虚标实。本病治疗应以祛邪止咳，扶正补虚为主。

【病案举例】

1. 严某，女，46 岁，家庭主妇。2003 年 3 月 23 日就诊，诉患慢性支气管炎多年，常因外感而诱发，每次发病时需口服及静脉点滴大剂量抗生素治疗，也常配合服用止咳化痰的中药（治疗时间长则 20 余天，短则亦需 1 周左右）。虽可见效，咳嗽减轻，但难根治，长期咯痰，绵绵不绝，痰呈白色泡沫状，纳食尚可，观患者形体肥胖；舌淡苔白，脉细。中医辨证为痰湿中阻。治予五苓散加减，以健脾通阳，利湿化痰。方药：茯苓20g，泽泻15g，白术10g，猪苓10g，桂枝 5 g，陈皮10g，法夏10g，甘草5g，3 剂后，患者尿量明显增多，而咳嗽，痰多则明显减轻，又于原方中加党参10g，再服 2 剂后，患者咯痰、咳嗽等症悉除。[7]

按：本例为一形体肥胖，咳嗽痰多患者，胖人多湿，多痰，痰湿乃为一家，"肺为贮痰之器，脾乃生痰之源"，故用五苓散以健脾通阳，渗利水湿，湿去则痰不生，此乃正本清源之法也。五苓散原系散剂，卫愈庭说："五苓必为散，以白饮调服，方能多服暖水而汗出治愈，设煎汤而服，则内外迎拒，药且不下，故必服药如法，然后可效。"通过实践，改散为汤，亦有效验。惟水逆证《伤寒论》"中风发热，六七日不解而烦，有表里证，渴欲饮水，水入则吐者，名曰水逆，五苓散主之"，用散合适，因散剂入口，即吐亦不至全部吐出，数服之后，其效大著，白饮调服，多饮暖水，乃桂枝汤后啜热稀汤，温覆令汗出之义，如非水逆，又无表证不须汗出者，自不必如法将息了。五苓散虽临床应用甚广，但若津液损伤，阴血亏损之人，口干而尿少者，则不宜使用；又本方为淡渗利水之剂，偏于渗利，故不可久服。

2. 袁某，女，62岁，干部，于1982年12月6日初诊，半月前因感风寒而致咳嗽闷喘，未及时治疗，咳喘加重，后经某医院透视诊断为慢性支气管炎合并肺部感染。口服麻黄素、氨茶碱，肌内注射青霉素等药物10余天，咳嗽稍减，喘闷如故，前来延中医治疗。症见：面部微浮，咳嗽吐清稀白痰，喘闷心悸，入夜尤甚，不能平卧，有时微恶寒，自汗心烦，口干不渴，纳差，小便量少，舌淡，苔薄白滑，脉沉滑，诊为风寒外束，水饮内停，治以小青龙汤加减，处方：麻黄6g，桂枝6g，干姜6g，半夏10g，细辛5g，五味子5g，炒枣仁10g，白芍10g，苏子10g，炙冬花12g，甘草6g，服6剂，恶寒减轻，但咳嗽喘闷减不足言，寻思，脉沉滑，小便量少，此乃水饮内停而上泛，肺气不能肃降，小青龙汤虽能温肺化饮，但力微不胜重任，通阳化气利水莫如五苓散为善。方药：桂枝12g，白术15g，茯苓30g，半夏10g，炒枣仁10g，干姜6g，葶苈子15g，泽泻10g，生姜3片，红枣5枚。服3剂后咳喘大减，吐痰亦少，已能平卧，但睡眠欠佳，小便量增多，以上方去杏仁、干姜、葶苈子，加生龙骨、牡蛎各18g，服6剂后，咳喘基本消失，随后以扶正固本以善其后。[8]

按：患者年逾花甲，复因风寒犯肺，失其肃降，痰湿壅遏，故咳嗽胸闷气喘，吐痰清稀，水饮内停，脾不健运，州都失司则小便量少。脉沉苔滑系痰湿内盛，小青龙汤不中与也，盖肺主通调水道，下输膀胱，肺失清肃，通调失职，气化不利，不能行水则发本病。方用五苓散重用桂枝通阳化气而利水，加葶苈子泻肺利水以治喘，杏仁宣肺止咳以平喘。干姜、半夏温中燥湿，姜、枣、甘草健脾益胃。经云："治病求本"，万举万当。

3. 男，42岁，患慢性咳嗽10余年，逢冬遇寒即发，咳嗽气短，痰多稀白，面目虚浮，胸满胀痛，胸透提示：慢性支气管炎，肺气肿。证属脾肺气虚，脾阳不通，聚湿生痰上浸于肺，肺之宣降功能失常，则痰饮内停。五苓散加减治疗：茯苓20g，苍术15g，白术15g，桂枝15g，泽泻15g，川厚朴15g，砂仁15g，陈皮15g，莱菔子15g，干姜10g，半夏15g，甘草10g。服4剂后咳喘基本可以控制，又投本院咳嗽胶囊调整善后，临床效果满意。[9]

4. 陈某，男，47岁，2001年1月26日就诊。患慢性支气管炎6年余。近1个月咳嗽加剧，日轻夜重，咳吐白黏痰，胃脘痞满，时吐清水，纳差，大便溏结不调，舌质淡苔白滑，脉弦缓。证属中阳不振，寒湿内盛，积为痰饮。处方：白术20g，桂枝10g，茯苓10g，半夏10g，陈皮10g，泽泻8g，干姜8g。每日1剂，水煎服。服药4剂后诸症大减，惟咳痰仍多，上方减泽泻加桔梗15g，又服6剂痰消嗽止。[10]

按：王节斋云："痰之本水也，源于肾；痰之动湿也，主于脾。"该例为脾失输化，水湿凝聚所致。故用五苓散合二陈汤健脾除湿以杜生痰之源，化气行水而逐已成之饮，以达标本兼治之目的。

三、慢性阻塞性肺气肿

慢性阻塞性肺气肿（简称肺气肿）是由于吸烟、感染、大气污染等有害因素的刺激，引起终末细支气管远端（呼吸细支气管、肺泡管、肺泡囊和肺泡）的气道弹性减退，过度膨胀、充气和肺容量增大，并伴有气道壁的破坏。肺气肿的这种改变使肺的弹性回缩力减低，呼气时由于胸膜腔压力增加而使气道过度萎陷，造成不可逆的气道阻塞。由于大多数肺气肿患者同时伴有慢性咳嗽、咳痰病史，很难严格将肺气肿与慢性阻塞性支气管炎的界线截然分开。当慢性支气管炎、肺气肿患者肺功能检查出现气流受限，并且不能完全可逆时，则发展成了慢性阻塞性肺疾病（简称慢阻肺，COPD）。慢性支气管炎反复发作是慢性阻塞性肺气肿的主要原因。由于大气污染，吸烟人数的增加，COPD 近 10 多年来有逐渐增加的趋势。

慢性阻塞性肺气肿归属于中医学"喘证"、"肺胀"范畴。喘证是由于感受外邪，痰浊内蕴而致肺气上逆，失于宣降，或久病气虚，肾失摄纳，以至呼吸困难，甚则张口抬肩，鼻翼煽动，不能平卧等为主要临床表现的一种常见病证。严重者可致喘脱。肺气上逆，宣降失职，气逆于上而发为实喘；气失所主，气失摄纳，气虚而发为虚喘。喘是一种常见病、多发病，治疗较难，故古人有"内科不治喘"之说。

【临床应用】

梁氏[11]在西医治疗基础上加用苏子降气汤、五苓散治疗 60 例 COPD 急性加重期属中医痰热、痰湿蕴肺型的患者，疗效满意。治疗方法：两组采用相似的基础治疗和临床护理方法：西药抗炎，解痉平喘，氧疗，纠正酸碱失衡，电解质紊乱；$PaCO_2$ 高于 9.33kPa（70mmHg）并有神志改变时，适当应用呼吸兴奋剂治疗；呼吸衰竭严重患者应用无创机械通气治疗（12h～7d，有创通气病例已除外）；伴有心力衰竭时小剂量应用利尿剂；伴有心律失常者，用对症及营养心肌、扩冠等治疗。观察组同时加用苏子降气汤、五苓散治疗：苏子 15g，半夏 12g，厚朴 10g，前胡 12g，肉桂 8g，干蛤蚧粉 20g，甘草 6g，茯苓 20g，猪苓 20g，泽泻 15g，陈皮 6g，白术 15g，当归 10g。阳虚者加用附子；痰白多者加用款冬花、紫菀；痰黄，胸闷者加用黄芩、瓜蒌。每日 1 剂，水煎取 300ml，分早晚内服。两组均治疗 15 天观察疗效。观察方法：详细记录患者治疗后的症状、体征（咳嗽，咳痰，气喘，水肿，肺部干湿音，舌苔脉象变化）及辅助检查如血气分析、肺功能变化、肝功能、心肌酶、胸 X 线片、ECG 等变化。治疗结果：两组患者经治疗后，观察组临床控制 15 例，显效 30 例，好转 13 例，无效 2 例，总有效率 96.67%。对照组临床控制 10 例，显效 23 例，好转 19 例，无效 8 例，总有效率 86.67%。两组疗效经 Ridit 分析，$P<0.05$，说明观察组疗效优于对照组；两组患者治疗前

后动脉血气测定结果比较：治疗组治疗前后比较，经 t 检验，$P<0.01$；两组差值比较，$P<0.01$；两组治疗前后肺通气功能比较：治疗组治疗前后比较，经 t 检验，$P<0.01$；两组差值比较，$P<0.01$。

四、支气管哮喘

支气管哮喘（简称哮喘）是由多种细胞（如嗜酸性粒细胞、肥大细胞、T淋巴细胞、中性粒细胞、气道上皮细胞等）参与的气道慢性炎症性疾患。这种慢性炎症导致气道高反应性的增加，通常出现广泛多变的可逆性气流受限，并引起反复发作性的喘息、气急、胸闷或咳嗽等症状，常在夜间和（或）清晨发作、加剧，多数患者可自行缓解或经治疗缓解。支气管哮喘是一常见病、多发病，在我国北方更为多见，约半数患者在 12 岁以前发病。

根据其临床表现以发作性的痰鸣气喘为主，故归属于中医学"哮病"范畴。中医学认为其发病是由于宿痰伏于肺，每因外感、饮食、情志、劳倦等诱因而引触，以致痰阻气道，痰随气升，气因痰阻，相互搏结，壅塞气道，肺失肃降，肺管狭窄，气道挛急所致。痰的产生，主要是由于肺不能布散津液，脾不能运化精微，肾不能蒸化水液，以致津液凝聚成痰，伏藏于肺，成为发病的潜在"夙根"。

住院的患者大多是急性发作期，严重者哮喘持续而不缓解，呼吸困难，伴大汗淋漓，唇周青紫，四肢不温，出现严重的缺氧或呼吸衰竭，甚者可危及生命，在中医学属"喘脱"的范畴。

【临床应用】

吴氏[12]用五苓散加味治疗 36 例（年龄 38～76 岁，病程多在 10 年以上）哮喘患者，取得了满意的效果，有效率 89%。治疗方法：以五苓散加味（泽泻 15g，猪苓 12g，茯苓 15g，桂枝 6g，白术 12g，陈皮 10g，半夏 10g，大枣 3 枚）为基本方，寒痰伏肺加半夏 9g、五味子 10g；痰热蕴肺加鱼腥草 20g，黄芩 10g；风热表证加板蓝根 20g；风寒表证加防风 10g，荆芥 10g；支气管炎经久未愈转为慢性支气管炎加百部 15g，紫菀 10g，款冬花（另包）10g。

【病案举例】

蒋某，男，63 岁，1994 年 1 月 14 日初诊。住院 1 个多月，咳喘时轻时重，见其呼吸急促，不能平卧，有时咳吐黏液性痰，苔白滑质稍暗红，脉沉滑。知其为痰饮停于上焦，有碍呼吸之气而喘，治宜化气行水，降逆平喘。处方：五苓散加味。桂枝、白术、猪苓、茯苓、泽泻、法半夏、陈皮各10g，五味子、细辛各6g，甘草5g。3剂。服药后，喘促减轻，呼气通畅，活动后仍喘促，处以金匮肾气汤加味以资巩固。[13]

按： 唐容川在《血证论》五苓散方解中说"仲景此方，治胸满发热，渴欲饮水，小便不利。而用桂枝入心化胸前之水结，余皆脾胃中州之药，使中上之水得通于下，则小便利，散于上则口渴除，达于外则身热解"。本方加二陈汤，更能化中上焦之停饮，使停饮从小便而去，呼吸之气不被停饮所阻，故喘促得以缓解。

五、肺炎球菌肺炎

肺炎球菌肺炎是由肺炎链球菌所引起的急性肺部炎症，为院外感染的细菌性肺炎中最常见的一种。本病多发生于初春、冬季，发病前常有诱因，如受寒淋雨、饥饿、过劳等。细菌侵入肺泡引起充血、水肿和渗出，随炎症渗液经肺泡间孔或呼吸性细支气管向邻近肺组织蔓延。可累及整个肺叶，肺段或肺叶呈急性炎性实变，表现以大叶性肺炎为主，起病急骤，症见寒战，继之高热、咳嗽、咳痰，早期为干咳，其后有少量黏液或脓性黏痰，典型者咳铁锈色痰，伴胸痛，少数可发生菌血症或感染性休克。一般病程大约1～2周。

中医学认为本病为"肺热病"，是由于卫外不固，复感外邪，侵袭肺卫，肺气失宣，痰热内蕴而发病。病变部位在肺，肺炎多系温热之邪袭肺所致，传变规律及辨证治疗多循温病的卫气营血理论。五苓散温阳化气利水，可用于本病有脾虚湿盛之证候者。

【病案举例】

张某，男，3岁，2002年3月初诊。患儿高热咳嗽，气促鼻煽、痰多，烦躁不安，四肢抽搐，小便少，大便秘结，X线检查诊断小儿肺炎，经用抗感染治疗后高热、抽搐、喘促症状缓解，但仍喉间痰鸣，咳嗽，痰多，咳痰黏稠，咳痰夜间为甚，神疲乏力，纳少，便溏，舌淡，苔白腻，指纹淡紫。中医辨证：肺脾两虚，痰湿壅肺。治则：温脾化湿，祛痰止咳。处方：五苓散合二陈汤加味，方药组成：桂枝3g，茯苓10g，泽泻6g，猪苓6g，白术5g，陈皮3g，半夏5g，全蝎4g，地龙5g，3剂水煎，每日1次，频频饮服。二诊：服药后咳嗽、痰喘症状减轻，纳增，二便正常，仍咳嗽，喉间可闻哮鸣音，不发热，舌淡，苍白，指纹淡，守上方加沉香3g、胆南星4g，3剂水煎，每日服1剂。三诊：服药后微咳嗽，痰喘，二便正常，纳尚可，仍精神疲乏，舌淡，苔薄白，指纹淡红，改用陈夏六君子汤加减调治而愈。[5]

按：《素问·经脉别论》云："今脾胃运化失常，以致水停为饮，随处留积，流走肠间则为痰饮，入于胁下则为悬饮，上迫胸肺则为支饮，外溢肌表则为溢饮。"故有"百病多由痰作祟"之说。水湿为阴寒之邪，当以温药和之。五苓散方证是以水饮停蓄为患，故应渗利蓄水。方中重用泽泻为君，取其甘淡性寒，直达膀胱，利水渗湿；臣以茯苓、猪苓之淡渗，增强利水蠲饮之功；加白术健脾而运化水湿；更佐以桂枝一药二用，既外解太阳之表，又内助膀胱气化，温通脉络，五药合用则水行气化，表解脾健，而蓄水留饮诸疾自愈。故应用五苓散加味治疗支饮、溢饮实为有效之法。

第二节　循环系统疾病

一、心力衰竭

心力衰竭是由于任何原因的初始心肌损伤（心肌梗死、血液动力负荷过重、炎症），引起心肌结构和功能的变化，最后导致心室泵血功能低下。此外，心力衰竭是一种进行性的病变，一旦起始以后，即使没有新的心肌损害，临床亦处于稳定阶段，但仍可自身不断发展。

目前已经明确，导致心力衰竭发生发展的基本机制是心室重塑。神经内分泌细胞因子系统的长期、慢性激活促进心肌重塑，加重心肌损伤和心功能恶化，又进一步激活神经内分泌细胞因子等，形成恶性循环。基本的临床表现是体循环、肺循环淤血和心排血量减少及由此引起的交感神经兴奋现象。传统概念认为心功能不全患者均有器官淤血的症状，因而又称为充血性心力衰竭。一般说来，在临床症状出现之前，先有一个静息状态射血分数下降，但尚无自觉症状阶段称为无症状心力衰竭。心力衰竭是指伴有临床症状的心功能不全，若心力衰竭发生在长期代偿失调后，称慢性心功能不全，若心力衰竭发生在长期代偿失调后，称慢性心功能不全；如果心功能减退发生急骤，心脏不能充分代偿致心排血量急剧下降称急性心功能不全，通常以左心功能不全为主，表现为急性肺水肿和（或）心源性休克。若其发生在急性心肌梗死或其他严重急性心肌病变的基础上称急性泵衰竭。

中医学对心力衰竭临床证候、病因病机及辨证论治等的论述，常见于"心悸"、"喘证"、"水肿"等疾病范畴，所谓心力衰竭，系指心脏受损，真气衰竭，心脉瘀阻，水饮内停所引起的危急病证。结合现代认识，心力衰竭的主要临床表现是心悸、喘促不得卧、尿少水肿、唇甲青紫等。本病的中医治则以益气补心为本，佐以活血通络、泻肺利水。益气补心可改善心肌的营养代谢，增强收缩力，活血通络能扩张小血管，减低外周阻力，泻肺利水可通利小便，减轻前负荷。

【临床应用】

牛氏[14]应用真武汤合五苓散加减治疗慢性心力衰竭26例，并与西药治疗组26例对照。两组患者性别、年龄经统计学处理无显著差异（$P > 0.05$）。对照组：用西药对症治疗（包括吸氧、休息、限制水钠摄入、正性肌力性药物、利尿剂、血管扩张剂及原发病和继发病的对症用药）。治疗组：真武汤合五苓散加减，药用：附子（先煎）、茯苓各15g，桂枝（后下）、炒白术、猪苓、泽泻各10g，生姜5g，白芍6g。治疗结果：治疗组26例治愈16例，好转8例，无效2例，总有效率达92.3%。对照组治愈20例，好转5例，无效1例，总有效率为96.2%。两组无明显差异（$P > 0.05$）。尚氏[15]应用芪附芎丹五苓散治疗慢性充血性心力衰竭60例，取得良好疗效。基本中药方：黄芪30g，炮附子15g，川芎12g，丹参30g，茯苓30g，泽泻30g，白术12g，猪苓15g，桂枝10g。治疗结果：显效38例（63%），有效18例（30%），无效4例（7%），总有效率93%。马氏[16]等应用五苓散佐治充血性心力衰竭。治疗方法：两组病例均于入院后根据病情采用吸氧，限盐，卧床休息，扩血管，强心，抗感染治疗。对照组加用利尿药及抗心律失常药，治疗组伍用五苓散加减。处方：茯苓15g，猪苓15g，泽泻10g，白术12g，桂枝6g，因水停而致腹部胀满者加大腹皮10g，水煎服，日1剂，分2次服用，14天为1疗程。治疗结果：治疗组26例临床近期治愈8例，显效13例，有效4例，无效1例，总有效率为96%。对照组20例中临床近期治愈4例，显效7例，有效5例，无效4例，总有效率80%。两组比较有显著性差异（$P < 0.05$）。治疗组治疗后有9例心律失常患者室早及（或）房早有效，有4例恢复正常；血电解质22例正常，4例轻度异常；对照组有6例心律失常患者的室早及（或）房早有效，全组病例均有不同程度的电解质异常，均需补钾或补钠。张氏[17]采用五苓散方加减配合西药治疗右心衰竭50例，取得较好疗效。治疗方法：五苓散加减，基本方：黄芪30g，党参20g，当归15g，川芎10g，茯苓皮30g，猪苓25g，木香10g，大腹皮25g，泽泻20g，桂枝10g，附子5g，焦三仙各15g。每剂煎2次共取300ml，分2次早晚温服。服药同时静脉应用西药扩血管剂，适当给予强心剂，如肺部感染者给予广谱抗生素，并注意维持水电解质平衡，对症处置。治疗结果：显效31例（随诊1月未复发），占62%，有效15例（随访1月，有3例反复，但程度减轻），占30%，无效4例（随诊1月症状无改善，死亡1例），占8%。范氏[18]等将109例慢性心力衰竭患者随机分为中西医结合治疗组58例、单纯西医治疗组51例。治疗方法：对照组按常规心力衰竭治疗方法应用ACE抑制剂、利尿剂及血管扩张剂。治疗组在对照组用药的基础上加服中药，方以参附汤合五苓散加味而成。处方如下：红参10g，熟附子12g，桂枝12g，白术15g，茯苓15g，泽泻15g，丹参30g，赤芍15g，益母草30g。结果显示：1疗程后，治疗组有效率和对照组相比存在统计学差异（$P < 0.05$），而且在各种不同病因引起的心力衰竭上，治疗组有效率普遍高于对照组（$P < 0.05$）。李氏[19]应用温阳化瘀汤（五苓散合四逆汤加减）治疗心源性水肿30例，取得良好疗效。温阳化瘀汤组成：川附片30g（开水先煎透），干姜10g，猪苓12g，茯苓15g，泽泻12g，白术12g，肉桂6g，葶苈子15g，丹参20g，益母草30g，泽兰15g，甘草10g。阳虚

甚者可重用川附片至 60～100g；兼阴虚者，加女贞子 15g，炙鳖甲 9g，天花粉 9g；有湿热之象者，加生薏苡仁 12g，黄连 10g，连翘 10g；便干者加大黄，咳痰者加鱼腥草，腹胀者加大腹皮，喘甚者加苏子。上方加水煎成 200ml，分 2～3 次温服，每日 1 剂，7 天为 1 疗程。治疗期间，全部病例停用强心利尿剂。治疗结果：据治疗前后的临床体检、B 超、胸片所示的水肿（浆膜腔积液）情况进行疗效分析。治疗 7 天后临床痊愈 17 例（56.7%），好转 8 例（26.7%），未愈 5 例（16.7%），总有效率 83.4%。

【病案举例】

1. 患者，女，61 岁，1995 年 3 月 27 日初诊。其夫代诉：患者素有咳喘宿疾，曾胸片，诊断为"普遍性肺气肿"。去冬今春以来，咳喘、胸闷、心悸，并逐日加重，服中西药未见效果，以至近来，咳喘频作，稍动尤甚，只可端坐呼吸，不能平卧，饮食减退，疲倦乏力，汗出肢凉，口干欲饮，小便短少。查：颈静脉怒张，两肺湿性罗音明显，并哮鸣音，第二心音亢进，如奔马律，腹胀，肝脾肿大，双下肢浮肿，按之如泥。面色晦暗无华，口唇紫绀。近 10 天来，曾 2 次出现神志障碍，经土法抢救复苏。苔白润，舌暗淡，脉沉细，诊断为心力衰竭，此乃心肾阳虚，水饮内停，凌心射肺之"喘咳"证。宜温补肾阳，强心利尿治之，并嘱其家人昼夜侍候，以防不测。疏方：上午服真武汤合生脉散，下午服四君子汤合五苓散。上午处方：白芍 10g，茯苓 30g，白术 30g，附子 15g，党参 25g，麦冬 10g，五味子 3g，生姜 5 片。下午处方：党参 25g，茯苓 30g，白术 30g，桂枝 30g，猪苓 10g，泽泻 10g，炙甘草 3g，4 月 5 日来电，谓上方已如法服用 10 天，下肢浮肿已经消退，喘咳心悸减轻，知饥思食，精神好转，已能起床活动。此为水饮已去，心肾阳复，开始步入坦途之佳兆。复电处方：白芍 10g，茯苓 30g，白术 20g，附子 15g，党参 25g，麦冬 10g，五味子 5g，桂枝 20g，连服 10 天，每天 2 剂。4 月 15 日来电告，服上方后，咳喘心悸明显减轻，已能胜任轻微家庭劳动。嘱上方每天 1 剂，缓图治之。至今时逾 4 月，病情稳定。[20]

按： 本例初则实为肺病失治，继则损及心阳，终至"久病入肾"。心肾阳虚，水饮不化，上凌心肺，则心悸喘咳。内停中焦，脾土受困，则腹胀纳呆；流注下肢，则双足浮肿。上午服真武汤合生脉散者，以阳药助人体渐长之阳气也；下午服四君子汤合五苓散者，以乘已复阳气之力，化饮利水也。经月治疗，其效霍然如斯，一则方药中鹄，二则顺应人体阴阳消长之道遣药。

2. 患者，女，40 岁，工人。1994 年 8 月 2 日就诊。患者于 10 年前发现风湿性心脏病，并于 1989 年至 1992 年先后因心衰住院治疗。平时有轻度下肢浮肿。近 1 周来心悸加重，咳嗽气急，咳痰呈泡沫样，呼吸困难，难以平卧，纳差，乏力，小便量少。查体：面色苍白，两颧二尖瓣面容，口唇紫绀，颈静脉怒张，心率 140 次/分，律齐，心尖部Ⅲ级吹风样收缩期杂音和Ⅱ级隆隆样舒张期杂音，杂音向腋下传导。心界向左扩大，两肺底可闻湿罗音，肝肋下 3cm，质中等，有触痛，脾未触及。全身浮肿，膝以下按之没指，两下肢逆冷。脉细数，舌质淡苔薄白。心脏 X 线摄片提示左心房明显扩大。诊断：风湿性心脏病，二尖瓣狭窄伴闭锁不全，充血性心力衰竭Ⅲ度。中医诊断：心、脾、肾阳虚，水湿泛滥，上凌心肺。治宜强心、健脾、补肾、温阳利水。方药：芪附芎丹五苓散加桃仁、红花。服 3 剂后，心悸、咳嗽、气急减轻，能平卧，小便量增多。又服 4 剂，面色转红润，呼吸困难已消失，紫绀消退，心率 100 次/分，杂音同前，肝肋下 1 厘米，下肢浮肿消退，心衰基本控制。[15]

3. 周某某，男，52 岁，工人。心悸、自汗、气短、下肢浮肿 2 个月，伴有咳嗽，咯痰清稀，身寒肢冷，精神倦怠，小便短少，舌淡苔薄白，脉细数。于 1993 年 12 月 14 日入院。体检：精神疲乏，呼吸气促，颈静脉怒张，心率 120 次/分，律齐，心脏二尖瓣区闻及Ⅲ级收缩期杂音及舒张期杂音，双肺底有少许湿性罗音，肝肿大于右肋下 3cm，质中等硬，双下肢轻度凹陷性水肿。X 线胸片提示：左心房增大，双肺纹理增粗。心电图报告：窦性心动过速，左心室肥厚并心肌劳损。入院诊断：风湿性心脏病，二尖瓣狭窄及闭锁不全，充血性心力衰竭。入院后，给西地兰、地高辛、氢氯噻嗪等西药治疗 1 周，心力衰竭未能控制。后改用中药治疗。中医辨证：心肾阳虚，水湿内停。治以温阳利水。方用真武汤合五苓散加减。处方：党参 15g，附子 6g，干姜 6g，茯苓 15g，白术 15g，猪苓 15g，泽泻 15g，车前子

15g，桂枝 6g，葶苈子 15g。服上方 7 剂后，心悸、自汗、气短、咳嗽大减，下肢浮肿明显消失，颈静脉怒张消退，肝脏回缩至肋下 1cm，肺部罗音未闻及。心力衰竭缓解后，继续巩固治疗 1 周出院。[21]

二、风湿性心脏瓣膜病

风湿性心脏瓣膜病（简称风心病）是风湿性炎症引起的慢性心脏瓣膜损害，并由此产生不同程度的瓣膜狭窄或关闭不全，或二者同时存在，并导致心脏血流动力学改变，出现一系列临床症候群。风心病临床上多有风湿热病史，以后出现心悸、喘咳、水肿等症。可并发心衰、房颤、栓塞、亚急性感染性心内膜炎、肺部感染等症。本病多见于 20～40 岁青壮年，女性发病率高于男性，男女发病率之比为 1：(1.5～2)。本病以二尖瓣病变最常见，其次为主动脉瓣，单纯三尖瓣或肺动脉瓣病变少见。

风心病属于中医学"心痹"、"心悸"、"怔忡"、"水肿"、"喘证"等范畴。中医学认为此乃风、寒、湿、热等邪侵及形体，阻痹经气，复感于邪，内舍于心，久之损伤心气脉络，心脉运行不畅。以心悸、胸闷短气、心脏严重杂音、颧颊紫红等为主要表现的内脏痹病类疾病。本病发作期以祛邪、活血、利水消肿而治标为主；缓解期以扶正固本、补心兼顾补肺、补脾、补肾而治本为主。

【病案举例】

丁某某，女，65 岁，1998 年 3 月 10 日初诊。主诉浮肿、心悸 1 年余，加重 1 月余。有风心病史 40 余年。患者形体较胖，口唇紫暗、口苦、口干、眠差、下肢浮肿，按之凹陷，乏力气短，动则尤甚，小便短少，舌质紫暗有瘀斑，苔少而干，脉沉细不整。心脏听诊在心前区可听到双期杂音。心电图提示房颤，心率快慢不一，心律不齐。心脏 B 超显示二尖瓣狭窄合并关闭不全。辨证为水饮内停，水气凌心而致浮肿。治以化气行水兼以养心，宗春泽煎化裁。处方：西洋参 4g，猪苓 15g，茯苓 15g，泽泻 15g，桂枝 5g，炒白术 10g，车前子 10g（另包），丹参 12g，炒枣仁 15g，大腹皮 10。7 剂水煎服，每日 1 剂，分 3 次服用。1998 年 3 月 17 日复诊。药后下肢浮肿已大减，心悸、心慌减轻，睡眠仍不佳，舌质暗，脉沉细不整。上方加生龙牡各30g，郁金10g。7剂水煎服，每日1剂，分2次服用。1998年3月24日再诊，诸症大减，此方为主调治2个月，浮肿消除。[22]

按：对于有浮肿、小便不利、心悸、气短乏力等症之风心患者，病机关键在于水饮内停、水气凌心，故立化气行水法。以《医方集解》之春泽煎为主方进行化裁。春泽煎实为五苓散之化裁方，即五苓散加党参。春泽煎比五苓散更适宜于浮肿之风心患者，因为增加了益气行水之党参。

三、高血压病

高血压病是以体循环动脉压增高为主要表现的临床综合征，目前我国采用国际上统一的标准，即收缩压（SBP）≥140mmHg和（或）舒张压（DBP）≥90mmHg即诊断为高血压病。高血压病可分为原发性及继发性两大类。在绝大多数患者中，其病因不明，称之为原发性高血压，又称高血压病，是指体循环动脉收缩压和（或）舒张压的持续升高。占总高血压患者的95%以上，患者除了可引起高血压本身有关的症状外，如头晕、头痛、眼花、耳鸣、失眠、乏力等，长期高血压还可影响重要脏器如心、脑、肾的功能，最终导致脏器功能衰竭。迄今为止，它仍是心血管疾病死亡的主要原因之一。

早期或轻型高血压可无症状，但病变发展时也可表现头晕、目眩、头痛，甚则视物旋转等症状，因而中医学将其归属于"眩晕"、"头痛"的范畴。本病的治疗原则可分为和阴阳、理脏腑、调气血、活血化瘀等方面。

【临床应用】

吕氏[23]应用五苓散加减治疗高血压50例，并与西药治疗50例对照。中药组成主要为五苓散加减（茯苓、猪苓、泽泻、白术、桂枝、郁金、石决明等）。共为散剂，每次服5g，每日3次，空腹米醋送下。西药组为复方降压片、硝苯吡啶、心得安、氢氯噻嗪，根据血压高低决定联合用药及剂量。两组患者在服药期间，每日测量血压2次（上午8时，下午8时）。疗效分析：中药组服药3天以内，血压下降至正常者34例（68%），1周内下降至正常者50例（100%）。

随血压下降，患者头晕头痛、心烦失眠、耳鸣、肢体麻木均消失或减轻，没有发生任何不适及并发症。西药组服药1天以内血压下降至正常者10例（21.9%），3天以内下降至正常者28例（60.8%），7天以内下降至正常者46例（100%）。12例患者（26.1%）有头晕、心前区不适、心悸、剑突下胀满感、乏力、食纳减退、双下肢轻度指凹性水肿。4例（8.7%）患者一侧肢体无力，继而不完全性瘫痪，经CT证实为脑梗死。梁氏[24]运用抑平舒单用，不同剂量与天麻钩藤五苓散联合应用治疗阴虚阳亢型高血压70例，并进行对照。第一组24人（抑平舒组）：抑平舒2.5mg，每日1次，口服。第二组23人（2.5mg抑平舒合天麻钩藤五苓散组）：①西药：抑平舒2.5mg，每日1次，口服。②中药：天麻钩藤五苓散，每日1剂，煎服。治则：滋阴利水，平肝潜阳。药用：天麻15g，钩藤15g，夏枯草20g，丹参15g，茯苓15g，猪苓15g，桂枝6g，泽泻12g，白术10g。第三组23人（1.25mg抑平舒合天麻钩藤五苓散组）：①西药：抑平舒1.25mg，每日1次，口服。②中药：天麻钩藤五苓散，每日1剂，煎服，方药同上。治疗结果：经过6周治疗观察，3组病例的血压下降、症状、体征均有改善3组降压效果明显，无显著性差异（$P > 0.05$），降舒张压效果明显优级于降收缩压，症状疗效第二组、第三组明显优于第一组（$P < 0.05$），第三组症状疗效优于第二组，无明显差异（$P > 0.05$）。第二组与第一组比较$X^2 = 10.78$，$P < 0.05$，第三组与第一组比较$X^2 = 14.29$，$P < 0.01$。安全性观察：3组治疗对肝肾功能、血常规、尿常规、电解质、糖耐量均无不利作用。第一组、第二组各有2例干咳，无阻碍继续用药。心电图、心率记值无明显改变。

【病案举例】

1. 盖某，女，41岁，工人，已婚。初诊1989年5月21日。以头晕伴颜面下肢反复浮肿10余年加重1月入院。血压21/15kPa，胸部X片示左心增大。眩晕气短，四肢无力，舌淡胖、苔白腻，脉沉细而缓。西医诊断：高血压病Ⅰ期。中医诊断：眩晕证，属阳虚水泛轻型，治以温阳利水，处方：茯苓、益母草各30g，泽泻、猪苓各15g，桂枝、地龙各10g，白术20g。服药5剂后，血压下降至19/12kPa，全身症状随之逐渐缓解。继服上方10剂，加党参、黄芪健脾益气化湿，血压持续稳定，观察 3 天无特殊变化，以显效出院。随访半年未复发。[25]

2. 王某，女，52 岁，教师，2003 年 4 月 21 日初诊。自诉患高血压病 2 年余，长期服用"北京降压 0"以控制血压。近觉头晕头胀，伴胸闷纳差，形寒肢冷，腰膝酸软，下肢水肿，小便量少，舌质淡胖有齿印，苔白，脉沉迟无力。血压 21.3/13.3kPa。诊断为眩晕，证属肾阳亏虚，水津不化，清阳不升。治宜温补肾阳，化气行津，引血下行。处方：泽泻30g，茯苓、猪苓、白术、白芍、川牛膝、制附片各20g，桂枝、干姜各15g。6 剂，每日 1 剂，水煎分 3 次服。6 天后复诊：头晕头胀大减，血压 16.6/10.6kPa，余症亦不同程度减轻。后又予原方加减续服半月以巩固疗效。[26]

按： 本例患者除头晕头胀外还伴形寒肢冷、腰膝酸软等兼症，此乃肾阳亏损、水津不化、血脉阻塞所致，故巧取五苓散温阳化气，输布水津；川牛膝引血下行；制附片、干姜振奋阳气以助气化。诸药合用，切中病机，诸症顿平。

四、冠心病

冠状动脉粥样硬化性心脏病指冠状动脉粥样硬化使血管腔阻塞，导致心肌缺血、缺氧而引起的心脏病，它和冠状动脉功能性改变（痉挛）一起，统称冠状动脉性心脏病，简称冠心病，亦称缺血性心脏病。根据冠状动脉病变的部位、范围、血管阻塞程度和心肌供血不足的发展速度、范围和程度的不同，本病可分为 5 种临床类型，即无症状型冠心病、心绞痛型冠心病、心肌梗死型冠心病、缺血性心肌病型冠心病以及猝死型冠心病。此 5 种类型的冠心病可以合并出现。

心绞痛是冠状动脉供血不足，心肌急剧的、暂时的缺血与缺氧所引起以发作性胸痛为主要表现的临床综合征。95% 由冠状动脉粥样硬化性心脏病所致。其特点为阵发性的前胸压榨性疼痛，主要位于胸骨后部，可放射至心前区与左上肢，或伴有其他症状，常发生于劳动或情绪激动时，持续数分钟，休息或用硝酸酯制剂后消失。本病多发生在 40 岁以上的人群，男性多于女性，以脑力劳动者为多。

本病中医文献记载名称有"心痛"、"厥心痛"、"胸痹"、"胸痹心痛"、"心痹痛"等。其中"胸痹"病名最早见于《内经》，"心痛"病名最早见于马王堆古汉墓出土的《五十二病方》，《金匮要略》胸痹病机以"阳微阴弦"为主，亦有心气不足者。冠心病心绞痛在国家标准《中医临床诊疗术语》中对应的中医病名为"胸痹（心痛）"。

【临床应用】

陈氏[27]应用黄芪五苓散加减治疗冠心病下肢水肿20例，取得良好疗效。黄芪五苓散基本方：生黄芪30g，茯苓15g，桂枝6g，猪苓、泽泻、白术各10g，另加丹参20g，降香、川芎各10g。心阴虚加太子参20g，炒枣仁10g，心阳虚者加用淡附片10g；胸闷背胀者加用薤白头、青皮各6g，全瓜蒌10g。每日1剂水煎分2次服，1周为一疗程。治疗结果：20例患者服用1疗程后总有效率100%。精神好转，心绞痛消失，下肢浮肿消退，小便增多，且无疲倦现象。

【病案举例】

1. 朱某，男，65岁，矮胖体形。血压正常，心率90次/分，律齐、无杂音，甘油三酯1.87mmol/L，胆固醇7.28mmol/L。心绞痛常在安静时及清晨发作，含消心痛可缓解，每日内服复方丹参片、潘生丁片、ATP片、恬尔心及B族维生素类辅助药物治疗，诊断为变异型心绞痛2年。近5天来自觉疲劳，下肢出现中度凹陷性水肿，小便减少。给予生黄芪、丹参各30g，茯苓15g，猪苓、白术、泽泻、川芎、降香、全瓜蒌、青皮各10g，桂枝6g。水煎分2次连服7剂。精神好转，浮肿消退，胸背胀闷消除。继以益气健脾活血调理后，下肢水肿数月未发作。[27]

2. 王某，男，72岁，1999年11月26日初诊。10天前因外感诱发阵发性心前区绞痛。刻诊：心前区绞痛，伴胸闷，背冷如掌大，左耳听力下降，舌淡苔厚润，脉滑。证属寒湿凝滞，阳虚不振。治以辛温通阳，散寒除湿。方用五苓散加细辛、附子：桂枝30g，茯苓30g，泽泻15g，猪苓15g，白术20g，北细辛10g，炮附子10g（先煎半小时）。每日1剂，水煎服。服2剂后，诸症缓解。效不更方，又服6剂，诸症消失，左耳听力恢复。又嘱其服金匮肾气丸调理月余。随访3个月未复发。[28]

按：患者年高体弱，心肾阳虚，阳气虚衰，寒湿之邪乘虚入侵，痹阻胸阳，发为此病。此乃本虚标实，虚实错杂之候，用五苓散看似走下，实则上、中、下兼顾。方中桂枝辛温通络，合甘淡利湿之茯苓、泽泻、猪苓，一可辛甘化阳，二可导浊下趋，加用细辛温通督脉，促进元气流行；附子强心温肾，合白术脾肾兼顾，合桂枝辛散温化。诸药合用，共奏辛温通阳，散寒除湿之功。如此配伍，上、中、下兼顾，既应瓜蒌薤白白酒汤、瓜蒌薤白半夏汤之意，又补其邪无出路之憾。临床灵活化裁，用以治疗此类疾病，其效确凿。

3. 孟某，男，70岁，1992年12月7日初诊。患者素有冠心病10余年，近年来出现下肢浮肿，午后较重，常服氨茶碱、氢氯噻嗪等药，病情时轻时重。诊见患者形体肥胖，时有头晕，心慌气短，体倦乏力，下肢有指凹性水肿，小便频数、量少，舌质淡、体胖、边有齿痕、苔白滑，脉弦细。此乃水湿停滞，气化不行，治宜温阳助气化，健脾利水湿，投以五苓散加味，处以桂枝10g，茯苓20g，白术12g，泽泻12g，薏苡仁30g，猪苓15g，砂仁10g，太子参12g，车前子15g（布包），甘草3g，服药6剂，小便明显增多，下肢浮肿消退，但稍一活动即感心慌气短，上方加黄芪15g，又服6剂。下肢浮肿全消，惟觉全身困倦乏力，又在原方基础上稍作加减，又连服20余剂，诸症悉平而愈。半年后随访，患者身体健康，未见复发。[29]

五、扩张型心肌病

扩张型心肌病是心肌病中发病率最高（约占70%～80%）的一种心脏病，以心室扩张为特征，常发生心力衰竭，故又称为充血性心肌病，目前对于本病尚无特效疗法。

扩张型心肌病属于祖国医学"胸痹"、"水肿"范畴。主要由于心脾肝肾亏虚，复受外邪疫毒之气侵袭，客于上焦，痹阻胸阳，阻滞心脉。日久耗伤气血，致心气阴（血）两虚，甚则阴损及阳，而致心脾肾阳气虚衰，或阳气虚脱、阴阳离决而危及生命。由于其基本病机为胸阳痹阻，心脉阻滞。因此，治疗当以通阳开痹为主，以瓜蒌薤白白酒汤为主方，加减治疗。用五苓散佐治本病，取得良好疗效。

【病案举例】

王某，女，5 岁半。2000 年 2 月 22 日就诊。症见：胸闷气短，心慌，咳嗽，痰少色白，失眠，面色及唇甲紫黯，疲乏无力，纳差，小便少，大便如常，舌质黯，苔白微腻，脉沉细。查体：双肺呼吸音粗，未闻及罗音；心率 100 次／分，心浊音界向左扩大，肺动脉瓣第二音亢进，未闻及杂音；肝在右肋下约 3cm，剑突下 11.5cm。双下肢轻度浮肿。心脏三位片示：全心扩大，尤以右心室为主。心电图示：窦性心律、异常心电图、右心室肥大。西医诊断：扩张性心肌病。中医辨证：阳虚水泛、心血瘀阻。治以益气温阳利水、活血通络为主，方以瓜蒌薤白白酒汤合五苓散加减，药用生黄芪 12g，茯苓 9g，泽泻 9g，猪苓 9g，瓜蒌 9g，苏梗 6g，仙灵脾 6g，葶苈子 15g，桑白皮 9g，丹参 9g，红花 9g，川芎 6g，生牡蛎 9g，当归 6g，甘草 5g。3 剂，水煎服，每日 1 剂。另外以红花注射液 10ml 加入 10% 葡萄糖液 250ml 静脉滴注，每日 1 次，连用 3 日。2 月 25 日复诊：诸症明显好转，惟轻咳，痰多，失眠，双下肢轻度浮肿，舌脉同前。仍以上方出入，生黄芪 8g，茯苓 8g，泽泻 8g，瓜蒌 8g，苏梗 6g，葶苈子 10g，桑白皮 9g，丹参 6g，红花 6g，酸枣仁 6g，柏子仁 6g，仙茅 6g，仙灵脾 6g，车前子（包煎）8g，白术 8g，甘草 5g。5 剂，水煎服，每日 1 剂。3 月 2 日三诊，述咳嗽消失，睡眠亦较前好转，双下肢浮肿消失，遂嘱继服上方，必要时口服地高辛 1/4 片。6 月随访，病情基本稳定。[30]

六、心包炎

心包炎是常见的心包病变，常是全身疾病的一部分，或由其邻近组织病变蔓延而来，心包炎可与心脏的其他结构如心肌或心内膜等的炎症同时存在，亦可单独存在。心包炎临床上分为急性和慢性，前者常伴有心包渗液，临床以心前区疼痛、呼吸困难、发热、心包摩擦音、心包积液征和心电图改变等为特征。后者又以慢性缩窄性心包炎多见，临床以颈静脉充盈、肝大、肢肿、气急等为特点。

本病属中医学"心痛"、"胸痹"、"悬饮"、"支饮"等范畴。国家标准《中医临床诊疗术语》中，将渗出性心包炎与支饮相对应，多因感染痨虫，或感受温热、湿热邪毒侵袭，郁而不解，入侵心包之络，或因肾衰水毒上泛，损伤心包，以致心包为痰饮停蓄、瘀血阻滞，久则正虚邪恋而发病。

【病案举例】

1. 陈某，男，33岁，农民。1997年12月26日就诊。患者素体较强，1月前突然发热，伴胸满憋闷，气促，微咳，无咳血及胸痛，动则心悸、汗出。在当地医院诊断为"病毒性心肌炎并心包积液"。曾经西药治疗近半月，发热已退，咳止，余证无明显变化，遂来我院。查体：体温36.4℃，106次/分，颈静脉怒张，心浊音界向两侧扩大，心律不齐，有早搏3~4次/分，心音遥远，低钝，听诊未闻及病理性杂音；肝肿大，肝颈回流征阳性，脾未触及，下肢不肿。化验血、尿常规及肝功能均正常，抗"O"阴性。心电图提示：T波低平，有早搏。触其四肢欠温，舌质淡略暗苔薄白，脉细弱。辨证属心阳气不足，无力温运血脉，血瘀水停。治宜以温阳益气，化瘀行水。方予五苓散加味：黄芪、茯苓各60g，白茅根、丹参各30g，白术20g，桂枝、炙甘草、猪苓、薤白各10g，瓜蒌皮、半夏各12g。随症加减，20余剂后诸症皆消，复查心电图基本正常。心包积液消除。[31]

按：本证为本虚标实之证，乃因心之阳气亏虚，胸阳不振，无力温运血脉，致血液瘀滞，水湿蕴积，治血治水，当先治气。故方中黄芪、白术为主药，大补元阳之气而升清，辅以桂枝、炙甘草温补心阳，合瓜蒌皮、薤白、丹参、半夏等通阳化瘀，宽胸利水，茯苓、猪苓、泽泻、白茅根利水渗湿而降浊。治疗关键在于益气温阳，调畅气机，使清阳得升，浊阴得降，气血和调，而水饮瘀血自去。

2. 患者，男，66岁。因咳嗽咯痰半月余，伴胸闷气短3天于2004年9月27日入院。患者咳嗽，咯痰反复发作2年，查体：体温36.7℃，心率118次/分，呼吸24次/分，血压15.9/10.6kPa。神清，慢性病容，扶入病房，端坐呼吸，颈静脉怒张，心界向两侧扩大，心率118次/分，律齐，心音低钝遥远，未闻及心包摩擦音，双肺呼吸音粗糙，未闻及干、湿罗音，腹部膨隆，肝肋下2cm，脾不大，肝颈静脉回流征阳性，腹水征阳性，双下肢轻度水肿，其他未见异常。实验室检查：血、尿、便、肝肾功能及血沉均正常；心电图示窦性心动过速，肢体导联低电压，心脏扩大呈顺时针向转位。彩色多普勒示：心包大量积液伴胸腔积液；心包液检查，2次找到癌细胞，细胞分类为白细胞（＋＋＋），红细胞（＋）；肝癌4项检查：甲胎蛋白＜0.1ng/ml，癌胚抗原64 ng/ml，铁蛋白477 ng/ml，β_2-微球蛋白326ng/ml。诊断：癌性心包积液伴双侧胸腔积液。治宜抗癌、抗炎、利尿及支持疗法，治疗半月余，症状未见好转，请余会诊。患者咳嗽、咯白色泡沫样痰，量多，呼吸急促不能平卧、心悸、尿少、双下肢水肿、神疲、纳少、舌质暗红、舌苔白滑、脉弦滑，证属水气凌心射肺，瘀血阻滞，肺失宣降。治宜化气行水，化痰止咳。方宜五苓散加味，药用：白术20g，泽泻20g，猪苓20g，茯苓15g，桂枝10g，葶苈子15g，白芥子15g，桑白皮20g，大腹皮15g，牵牛子1.5g，枳壳15g。4剂水煎服。复诊：服药后尿量增多，胸闷、咳嗽、下肢水肿均见减轻，舌苔薄黄，守方去牵牛子，加黄芩5g，陈皮10g。4剂水煎服。三诊：咳嗽基本控制，胸闷、呼吸不畅明显减轻能平卧，下肢水肿消失。彩色多普勒复查示：心包少量积液。守上方加减服10余剂。精神状况明显好转，无胸闷气促，二便正常，心界明显缩小，好转出院。[32]

按：人体贵在气血畅通，若五脏元真通畅，人即安和，人体津血的运行输布，赖脏腑气机的调畅，脏腑气机调畅则升降有序，吐故纳新，清阳得开，浊阴得降，气机调和，脏腑得养，产生正常的功能活动。若气机不畅，则气血失和，变生痰浊、水液和瘀血，壅塞脏腑，致气血表里内外、四肢九窍不通，而百病由生。该患者因久病气血失和，复因外邪壅塞，致脏腑气机不利，升降失调，水血瘀滞，凌于心肺而致胸闷咳喘，呼吸不畅，不能平卧、心悸、小便不利、水肿等。治水治血，当先治气，以恢复气机的升降功能。故选用五苓散加减治之，使气机调畅，清阳得升，浊阴得降，气血调和而瘀血、水饮得去。

七、心悸

【病案举例】

1. 徐某，女，72岁，工人，2004年5月18日初诊。诉心慌，胸闷，乏力，双下肢凹陷性水肿半月余，活动后加重。伴腰痛，畏寒，小便少，舌暗淡，边有齿痕，苔白腻，脉沉迟。检查：心电图示心肌缺血。高血脂，高血压，心功能不全级病史。证属心肾阳虚，水气凌心。治以温阳化气行水。方用五苓散加味。方药：茯苓15g，泽泻20g，白术20g，猪苓20g，肉桂10g，红参10g，车前草30g，远志15g。上方共进12剂，水肿消，心慌，乏力基本消失，惟劳累后稍不舒。[33]

按：患者年高体胖，且患多种疾病，心功能严重不全，心阳不振，心火不能下温肾阳，肾阳虚衰致水寒不化，上凌于心而发本病。五苓散化气行水，肉桂入肾经，温肾阳化寒水。红参大补元气，医久病体弱；车前草滑利入肾经，利水作用缓和而持久，保钾且强心，正合本案阳虚水泛病机；远志宁心安神。全方共同作用使阳气旺，寒水化，心神宁，诸症皆除。

2. 王某，男，28岁，1995年12月10日初诊。主诉心悸气短，胸闷乏力1周，曾以"病毒性心肌炎"住院治疗，经营养心肌，抗心律失常治疗，无明显好转，遂寻求中医治疗。患者心悸乏力，胸闷气短，潮热汗出，心烦不寐，口干唇燥，不思饮食，大便燥结，舌红少津，脉细数。心电图示频发室性早搏。辨证属心悸（气阴两虚，邪热内扰），治以滋阴清热，养血宁心，以加减复脉汤治之。处方：炙甘草10g，生地18g，白芍12g，麦冬15g，阿胶（烊化）10g，黄芪15g，黄连9g，黄柏9g，丹参15g，柏子仁15g，麻子仁15g，服药6剂后早搏消失，但仍潮热汗出，心悸气短，干呕呃逆，脉细弱，舌红而干。患者邪热渐去，胃阴受伤，前方去黄连、黄柏之苦寒，加沙参、玉竹、白扁豆、桑叶、天花粉养阴和胃，龙骨、牡蛎镇心安神，固摄津液。脉细弱，则为气虚欲脱之象，故加西洋参9g以固正气。再服12剂，胸闷气短消失，出汗减少，嘱其注意休息避免劳累，前方继服1个月，复诊言无不适，查心电图正常。[34]

按：患者初因卫外失职，致温邪侵心。温病易损阴液，如因误治或汗之不当而兼汗出无所主者，导致营阴被劫，心气亦受损伤。汗乃津液所化，汗出过多，则津亏血伤，而津血的补充来源于中焦，由于脾胃中气虚甚，不能纳化水谷变精微以生血，于是心阴亦亏，故见心悸，气短，胸闷乏力，以沙参麦冬汤加减善后，使胃气得复，汗源得培，再加用大剂量养血宁心之剂，如丹参、柏子仁等药，诸症消失而愈。

第三节　消化系统疾病

一、肝硬化腹水

肝硬化是一种常见的慢性肝病，是由一种或多种病因长期或反复作用，引起肝脏弥漫性损害。在病理组织学上有广泛的肝细胞变性、坏死、再生及再生结节形成，结缔组织增生及纤维隔形成，导致肝小叶结构破坏和假小叶形成，肝脏逐渐变形、变硬而发展成为肝硬化。临床上早期由于肝脏功能代偿较强，可无明显症状；后期则有多系统受累，以肝功能损害和门脉高压为主要表现，并常出现消化道出血、肝性脑病、继发感染、癌变等严重并发症。腹水是肝硬化最突出的临床表现；失代偿期患者75%以上有腹水。部分患者伴有胸水，多见于右侧，系腹水通过膈淋巴管或经瓣性开口进入胸腔所致。

【临床应用】

唐氏[35]应用金甲五苓散治疗肝炎后肝硬化腹水22例，取得良好疗效。基本方：鳖甲25g，鸡内金15g，郁金12g，茯苓25g，猪苓15g，白术12g，泽泻10g，桂枝15g，丹参30g，泽兰15g。水煎服，1.5天1剂，1个月为1疗程。治疗结果：经2～3个疗程后，临床治愈18例，占81.9%；显效2例，占9.1%；有效1例，占4.5%；无效1例，占4.5%。总有效率为97.7%。宋氏[36]等应用茵陈五苓散、大黄䗪虫丸治疗肝硬化腹水42例，取得良好疗效。69例患者，随机将其分为2组。治疗组42例，对照组27例。基础治疗：两组患者均给予低盐半流质饮食，禁酒，卧床休息，避免重体力劳动及剧烈活动；治疗组药物组成及用量：茵陈30g，桂枝6g，茯苓20g，白术15g，泽泻15g，猪苓10g。每日1剂，水煎后分2次服；大黄䗪虫丸，每次6g，每日2次，30日为1个疗程，一般治疗2个疗程；对照组口服保肝药，肝泰乐片0.1g，3次/天，益肝灵片77mg，3次

/天；利尿药，氢氯噻嗪25～50mg，2次/天，安体舒通20～40mg，2次/天，降低门脉压，心得安10mg，3次/天，营养支持给予静脉滴注多种氨基酸等，疗程同治疗组。治疗结果：治疗组显效16例；有效19例；无效7例；总有效率83.3%；对照组分别为5例、10例、12例，总有效率55.5%。两组相比，治疗组的总有效率明显高于对照组，有明显差异（$P < 0.05$）。吴氏[37]等应用五苓散和生长激素治疗肝硬化顽固性腹水患者60例，取得较为满意的效果。治疗方法：常规治疗基础上给予五苓散辨证加减，1剂/天，同时皮下注射生长激素8单位，1次/天，疗程1个月。分别于治疗前后检查患者肝功能，B超观察其腹水量。治疗结果：治疗1个月后，显效16例，有效3例，无效13例，总有效率78.3%。Child Pugh积分减少3分以上者30例，减少1～2分者22例，无变化者8例。治疗后肝功能的变化情况与治疗前比较，$P < 0.01$。马氏[38]用桃核承气汤合五苓散治疗肝硬化腹水38例，取得良好疗效。将68例患者随机分为治疗组38例，对照组30例。对照组：低盐饮食、休息，西药常规服用维生素C、复合维生素B、肝泰乐等保肝药，安体舒通20～40mg，每日3次，必要时静脉推注速尿，每周静脉滴注人血白蛋白10～30g；治疗组：一般治疗同前，同时口服桃核承气汤合五苓散，处方：桃仁12g，大黄、桂枝、猪苓、泽泻各10g，芒硝5g（化服），茯苓20g，白术15g，每日1剂，分2次温服，并随症加减。两组均在治疗2个月后统计疗效，如有并发症及时予以相应处理。治疗结果：治疗组显效30例，好转3例，无效5例，总有效率86.8%；对照组显效11例，好转6例，无效9例，死亡4例，总有效率56.6%，治疗组疗效明显优于对照组（$P < 0.01$）。陆氏[39]将五苓散与鸡鸣散合用，治疗气郁水停，水聚气滞的肝硬化腹水效果良好。治疗方法：两组患者均口服氢氯噻嗪50mg，安体舒通40mg，氯化钾150mg，1日2次；肌苷片400mg，益肝灵片77mg，1日3次。治疗组另加服五苓散合鸡鸣散加味，每日1剂，水煎服。方药：桂枝10g，白术15g，猪苓20g，茯苓30g，泽泻30g，陈皮30g，槟榔30g，木瓜30g，紫苏10g，吴茱萸6g，桔梗10g，生姜30g。两组患者均连续用药1个月。治疗结果：治疗组近期治愈32例，显效12例，有效17例，无效8例，有效率

88.3%。对照组近期治愈5例，显效5例，有效2例，无效8例，有效率60%。两组有效率比较有显著性差异（P<0.05）。缪氏[40]等应用五苓散加味配合腹水超滤回输治疗46例肝硬化难治性腹水患者。治疗方法：一般治疗限钠，护肝降酶，血清白蛋白低于28.0g/L临时补白蛋白。中药治疗五苓散加味。基本方为：茯苓20～30g，猪苓20～30g，炒白术15g，泽泻20g，桂枝5g，车前子15～20g，黄芪15g，川芎15g，大腹皮20g。另根据肝硬化腹水辨证分型，气滞血瘀型加柴胡10g，厚朴15g，泽兰15g；脾虚气虚型加党参15g，当归15g；肝肾阴虚型加鳖甲15g，枸杞子15g。每日1剂。配合腹水超滤浓缩回输腹腔术治疗。治疗结果：患者治疗前后腹围、24h尿量、体重、进食量均有显著性变化。

【病案举例】

1. 查某，男，65岁，1992年4月16日初诊。患者2个月前因感冒发热，经治疗而感冒获愈。后又出现右胁疼痛，脘腹胀满，纳差，虽经中西医治疗，病情时轻时重，以后又渐见小便短少，脘腹胀大，在某医院诊为肝硬化合并腹水，遂给予保肝药、利尿剂等治疗。起初服药后腹水可见消退，到后来服利尿剂已无效，特来求赵老诊治。诊见患者精神不振，面色晦暗无华，肚腹胀大，青筋隐隐可见，叩诊有移动性浊音，小便短少，大便溏薄，纳差，四肢不温，舌质淡苔白滑，脉弦细。此乃脾肾阳虚，水湿不化所致。投以五苓散加味，处以桂枝10g，茯苓20g，白术12g，猪苓15g，泽泻12g，大腹皮15g，赤小豆30g，玉米须30g，甘草3g，生姜皮15g，服药3剂，小便增多，腹胀亦减，照上方加山药20g，再服6剂，尿量明显增多，腹胀大减，以后在原方基础上稍作加减，连服30余剂，腹水已消，饮食增加，惟右胁仍有隐痛，又予逍遥丸加鳖甲、龟板、鸡内金等调理之，经月余而获愈。随访2年，身体健康。[29]

2. 郑某，女，42岁，1998年10月5日初诊。自述慢性乙肝病史8年，近1周来，因劳累出现腹部胀满，纳差，呕恶，口苦，四肢困倦，小便少，舌苔薄腻，脉弦。查肝功：总蛋白61.4g/L，白蛋白31.1g/L，总胆红素44.79μmol/L，直接胆红素13.1μmol/L，谷草转氨酶192U/L，谷丙转氨酶143.4U/L。B超提示：门静脉内径16mm，肝硬化腹水。中医诊断：水臌。西医诊断：慢性乙型肝炎，肝硬化腹水。辨证属肝气郁结，脾失健运，水湿互结。治疗宜疏肝和胃，活血软坚利水。方用柴胡五苓散加减：柴胡10g，半夏10g，黄芩10g，党参10g，白术10g，茯苓10g，猪苓10g，泽泻10g，桂枝10g，炙鳖甲（先煎）15g，丹参15g，莪术10g，茵陈10g，5剂。配合静脉滴注白蛋白、口服肝泰乐等药。1998年10月10日二诊：腹水有所消退，小便量增多，仍时有呕恶，口苦，口干，不思饮食，舌脉同前。上方改猪苓15g，茯苓18g，再服5剂。1998年10月15日复诊：纳食增加，晚饭后腹胀，叩诊仍有少量腹水，上方去桂枝、党参，加泽兰10g，䗪虫6g，黄芪20g，5剂。上方加减调服两月余，自觉症状基本消失。复查肝功：总胆红素28.7μmol/L，直接胆红素4.2μmol/L，谷草转氨酶7.5U/L，谷丙转氨酶58U/L，总蛋白74.6g/L，白蛋白38.3g/L。B超复查：腹水消失，门静脉内径14mm，后以疏肝健脾，活血软坚汤剂，服用2个月后，继配丸剂以善后。随访1年，病情稳定。[41]

按：此例患者为慢性乙型肝炎、肝硬化腹水，其表现证候为邪结少阳，膀胱气化不利，故以柴胡五苓散加软坚散结之鳖甲；活血化瘀之丹参；利湿退黄之茵陈；用少量桂枝以通阳化气，后加大利水渗湿药量，而获效。

3. 牛某，女，25岁，工人，1997年4月1日就诊，腹胀纳差，小便不利，大便溏泻两月余，有乙肝史。现为肝硬化腹水，要求中药治疗。体检：消瘦，面色黛青灰暗，巩膜轻度黄染，颈胸部可见蜘蛛痣，腹大如鼓，腹壁静脉曲张如海蛇状，腹水征阳性，肝脾肋下触诊不满意，双下肢呈指凹性浮肿，舌质淡，苔白腻，脉沉细无力。血常规：血红蛋白90g/L，红细胞3.2×10^{12}/L，白细胞3.9×10^9/L，血小板12.1×10^9/L；乙肝系列为大三阳，总蛋白65g/L，白蛋白30g/L，球蛋白30g/L，麝香草酚浊度（+++），硫酸锌浊度8单位。谷草转氨酶90U/L，谷丙转氨酶63U/L，碱性磷酸酶110U/L。彩色多普勒示符合肝硬化且有大量腹水。诊断：水臌（肝硬化腹水），治宜温阳健脾，化气利水，佐以活血化瘀。方药：党参30g，白术15g，茯苓30g，猪苓20g，泽泻30g，桂枝8g，川厚朴10g，黄芪30g，当归 15g，丹参 15g，红花 6g，生姜 4 片，红枣 7 枚。水煎服每日 1 剂。服药 6 剂后小便增加，腹胀顿减，纳好，大便次数减少。守方不变加鸡内金 20g，炒山药 20g，又服 6 剂，诸症已减大半，但仍有少量腹水，效不更方，服药 20 剂，再次来诊，诸症大减，继服药加鳖甲 12g，另嘱用小鲫鱼、小茴香籽、茶叶熬汤服，以增加蛋白。2 个月后来院复查，病已近愈，恢复工作。[42]

4. 吴某，男，41 岁，1999 年 6 月 20 日来诊。自述乙肝病史 10 年余，1998 年 11 月被诊为肝硬化伴少量腹水，在当地医院治疗后好转。半月前劳累后出现腹渐大胀满，下肢浮肿，纳差腹胀，右胁部刺痛，面色漆黑，神疲倦怠，小便色黄量少，大便先干后溏，脉缓，舌胖有齿痕，舌暗有瘀点，苔腻根稍黄。肝功能：总胆红素 54.2μmol/L，谷丙转氨酶 315U/L，白蛋白 35g/L，球蛋白 33g/L。B 超提示：肝硬化，脾大伴少量腹水。予五苓散治疗，10 日后诸症开始缓解，至 2 疗程结束，患者诸症皆消，肝功能恢复正常，白蛋白 42g/L，球蛋白 29g/L。B 超提示：轻度肝硬化，脾脏正常，无腹水，随访 1 年未复发。[36]

5. 某男，78 岁，农民，2003 年 10 月 1 日就诊。患慢性肝炎 25 年，2003 年春经 CT 检查确诊为晚期肝硬化腹水。曾在某医院治疗 1 个多月，病情没有好转，腹水加大。求中医诊治。诊见舌苔白腻或白厚，舌质淡偏胖，脉浮。证属脾运失健，气化不行，水湿停滞。予五苓散加减：白术、泽泻、猪苓、茯苓、桂枝、郁金各 10g，大腹皮 12g，阿胶 16g，鳖甲 18g。6 剂后，腹水开始逐渐消减。后用柴胡疏肝汤加减用药 20 剂，腹水进一步消退。改用八珍汤去生地、川芎、甘草，加苍术、藿香、香附、焦山楂、川楝子、生牡蛎、泽兰、乌药、佛手、青皮、枳壳、王不留行各 10g，炙鳖甲 18g，红枣 2 枚。用药 20 剂后腹水消失，2004 年 1 月 5 日，经县人民医院检查，乙肝 5 项指标正常，肝功能恢复正常，B 超示肝脏无器质性病变。[43]

按：五苓散系仲景方，源自《伤寒论》，功能利水化气，健脾祛湿。本方所治范围虽广，但无非与水湿停滞有关。水湿停滞根源不外脾运失健和气化不行两端，用泽泻、茯苓、猪苓利水渗湿，白术理脾祛湿，桂枝以温命门之火，一助膀胱气化，一助脾气蒸腾，从而使水液升降顺畅，自无停聚。运脾治湿，化气行水，机体之水湿去，而腹水之症自除。

6. 患者，女，64岁，初诊：腹胀、腹水、下肢水肿，口干渴。恶心少食，小便短少。苔黄腻，脉滑。化验：总胆红素 24μmol／L，麝香草酚浊度 11U/L，谷丙转氨酶 160U/L，HBsAg（+），总蛋白 59g/L，白蛋白 21g/L，球蛋白 28g/L，A/G：0.7/1。诊断：肝硬化腹水。拟方：茯苓 20g，白术 10g，木瓜 12g，木香 15g，草豆蔻 10g，大腹皮 15g，厚朴 12g，猪苓 20g，泽泻 20g，半夏 12g，柴胡 10g，藿香 15g，黄连 15g，郁金 15g，鳖甲 15g，白花蛇舌草 20g，甘草 10g，5剂，水煎服。复诊，恶心减轻，口不干，腹胀稍减，小便量多，苔黄腻减轻，继上方加三棱 12g，莪术 12g，10剂，水煎服，三诊：腹胀大减。上方继服 60余剂，患者恢复健康。[44]

按：肝硬化腹水之证，是气滞、血瘀、水停。"见肝之病，知肝传脾，当先实脾"，脾健则肝愈，实脾饮合五苓散加减是健脾理气利水之剂，而气理则血调，使气血水正常循环和运行，而"肝硬化腹水"之气滞血瘀水停焉有不愈哉。

7. 刘某，男，24岁，工人。因腹部胀大如鼓两月余于1997年5月16日就诊。症见：腹胀如鼓，食后尤甚，神疲乏力，纳少，尿少，双下肢肿，大便正常，舌偏淡暗，苔白腻，脉弦细。查体：神清，轻度贫血外观，未见肝掌、蜘蛛痣，腹壁静脉不怒张，腹部稍隆起，腹部叩诊移动性浊音（+），肝脏肋下未触及，脾脏左肋下触及约二指，质软，无触痛，双下肢压之轻度凹陷。肝功能示：白蛋白 41g/L，球蛋白 31g/L，总胆红素、直接胆红素等均正常。辨证为肝郁脾虚血瘀。治以舒肝健脾利水，化瘀软坚。处方：柴胡 10g，猪苓 15g，茯苓 30g，炒白术 15g，桂枝 10g，丹参 30g，赤芍 15g，三七 3g，鳖甲 10g，莪术 10g，生黄芪 15g，生山楂 20g，服方后症状渐减，尿量由每日 800ml 增至 2200ml 左右，治疗2个月后诸症消失，B超复查示腹水消失，脾脏回缩至左肋下 3.2cm，肝功能正常。以上方去生山楂，加党参 15g，再服2个月，病情一直稳定，至今未发。[45]

8. 许某，男，35岁，农民，2003年4月29日初诊。诉腹部胀大，下肢凹陷性水肿2月，加重3天。经服利尿药，肿消，但反复发作，伴食少，乏力，小便少，舌暗淡，苔白，脉沉细。患乙肝病史3年。实验室检查：尿蛋白（＋），尿胆原（＋）。B超示：弥漫性肝损伤；肝脾肿大；胆囊壁毛糙；小息肉。脉症合参，证属肝郁脾虚，气滞水停。治以健脾利湿，化气行水。方用五苓散加味。方药：茯苓15g，泽泻20g，白术15g，桂枝10g，猪苓15g，黄芪30g，白茅根30g，木香10g，砂仁10g，大腹皮20g。水煎服，每日1剂，连服1周，水肿大减，尿常规阴性。上方加减共进10剂，症状消除。

按：毒邪入侵，阻滞经脉，肝郁脾虚，脾虚生湿，气机升降失调，气、血、水互为因果。《金匮要略》云："见肝之病，知肝传脾，当先实脾。"用五苓散健脾利湿，木香、砂仁行气，有助于脾功能强健，健脾利湿以治本。加大腹皮行气除胀以利水；黄芪利水消肿，配合白茅根入膀胱利水，作用更强，使邪有去路以治标，标本兼顾，切中病机，故能显效。[33]

二、幽门不全梗阻

【病案举例】

患者，男，64岁。因胃脘憋胀，饮食逐渐减少3个月，加重伴呕吐5天，经上消化道造影及胃镜检查诊断：①糜烂型胃炎；②幽门不全梗阻，十二指肠球部溃疡。病理学检查报告为：球部黏膜慢性炎症，腺体不典型增生。3个月来患者用了许多中西药物，效果不佳。症状更有加重，就诊时形体消瘦，神疲乏力，胃脘憋胀，不能进食，食则呕吐，大便硬如石块，数日一次；小便较正常时减少。舌淡红，苔薄白腻，脉沉细弱。体格检查发现胃蠕动音消失，肠蠕动频率尚可，但较正常人明显乏力。依据症、舌、脉表现辨证为中气虚衰，推动无力。处方以补中益气汤加减：生黄芪30g，党参15g，炙甘草6g，白术15g，当归6g，陈皮6g，升麻3g，柴胡9g，枳实10g，厚朴12g，山药15g，白扁豆12g，炒白芍12g，1剂，水煎服，少量多次服，2天内服完。二诊：服上药后食欲较前大有增进，呕吐消失，胃脘憋胀较前减轻，大便一日1次，质软，小便增加。检查：可闻及正常的胃蠕动音，肠蠕动较前有力，患者病变局部有炎性渗出水肿以及纤维增生等，这些属于中医学瘀血范畴，故在上方基础上加蒲黄5g，五灵脂9g，山楂肉15g，以行气消滞，活血化瘀。三诊：药后患者消化正常，二便正常，诸症消失。[46]

按：幽门不全梗阻常是由十二指肠球部溃疡并发。本例患者服用许多消炎、解痉、促进胃蠕动的西药效果不佳。依据病史及症、舌、脉表现，辨证为中气虚衰，推动无力，结合病理组织学来考虑，病变局部有炎性渗出水肿以及增生等，这些属中医的瘀血范畴。遵照宏观辨证与微观研究相结合的原则，以宏观辨证为主，同时参考病理形态改变，以补中益气汤合失笑散加味，补气活血，疗效甚佳。

三、胆囊炎

胆囊炎是腹部外科常见病。在急腹症中仅次于急性阑尾炎、肠梗阻而居第三位。胆囊炎与胆石症关系密切，炎症可促使结石形成，而结石梗阻又可发生炎症，二者往往合并存在。本病属于中医学"胁痛"范畴。

【病案举例】

1. 何某，女，46岁，干部。1998年6月3日就诊。发现结石性胆囊炎2年余。近20年来右上腹胀痛加重，脘胁胀满，不思饮食。B超示结石性胆囊炎、胆囊积液。曾服多种中西药物治疗，效不佳，遂前来治疗。症见：胁肋胀满疼痛而拒按，脘腹痞满，恶心厌油，口干口苦不欲饮，嗳气不舒，大便溏，舌质淡红，苔白微黄，脉滑。辨证：湿热蕴结肝胆，胆道瘀阻，水瘀互结。治以疏肝利胆，清热利湿，化瘀通络。方以五苓散合四逆散化裁：茯苓60g，泽泻、柴胡、枳实、海金沙各15g，猪苓、桂枝、桃仁、红花各10g，白芍20g，甘草6g，7剂，水煎服。二诊时胁肋胀痛已明显减轻，守前法进退，又14剂，诸症皆消。B超示胆石排除，积液消除，惟胆囊壁略厚毛糙。[31]

按：慢性胆石症，每因胆石阻塞、机械或炎症因素等致胆汁淤积，囊内分泌物增加，引起胆囊积水。气行则血行，气滞则血瘀，血不利则为水，气、血、水三者相互影响，互为因果，而致病情加重。本例治疗，以疏肝利胆为主，方中以四逆散、金钱草、海金沙疏肝利胆，缓急止痛，意在缓解胆管平滑肌痉挛，使结石松动移位，解除胆道梗阻，配以桃仁、红花活血化瘀，改善局部微循环，减少局部炎症水肿和渗出；用五苓散淡渗利水，导热下行，使湿热俱解，邪从小便而出。诸药合用，集疏、导、利、通与一炉，符合"六腑以通为用"之旨，而获桴鼓之效。

2. 赵某，女，48 岁，1997 年 6 月 15 日就诊。诉患有慢性胆囊炎 3 年，呈间断性发作。刻诊：右胁胀痛，腹胀纳差，厌油腻，舌质红，苔薄黄腻，脉弦。B 超示胆囊壁粗糙。中医辨证：湿热蕴结，肝胆失和。治以清热利湿，理气止痛。处方：茵陈、金钱草各 30g，猪苓、茯苓、泽泻、郁金、鸡内金、山楂、延胡索各 12g，广木香、厚朴、柴胡、川楝子各 9g。服药 7 剂，患者症状、体征消失。原方略有出入调治 21 剂。随访 1 年未复发。[47]

按：茵陈五苓散由茵陈、猪苓、泽泻、白术、茯苓、桂枝组成。方中茵陈清热利湿，泽泻、茯苓、猪苓淡渗利湿，白术健脾利湿，桂枝温阳化气。上药合而用之，具有清热利湿，化气行水之功。

四、呃逆

呃逆是膈肌不自主的间歇性收缩运动，空气突然被吸入呼吸道内，并伴有吸气期声门突然关闭而发出一种特别的短促声响。膈肌连续收缩使胸腔内压力减低，可产生胸内的不适感。健康人受精神刺激或快速吞咽干燥食物而同时较少饮水，可发生呃逆，但能自行消失；也可见于腹腔手术后或是某些严重疾病的一种临床表现，应予重视。用中医中药治疗呃逆可取得良好疗效。

【病案举例】

李某，男，1 岁，1993 年 4 月 28 日初诊。其母代述：患儿 10 天前突发呃逆，声频有力，每日 3～4 次，每次发作约持续 1min 左右，二便清利，多方诊治无效，前来我处求治。刻诊：上述症状如故，舌苔白润，指纹沉青。详询病史，患儿 10 天前喝冷饮约 200ml，旋即作呕 2 次。四诊合参，认为证属寒饮羁留于胃，胃气上逆。处以丁香柿蒂汤加减治疗，但效果不佳。遂改投五苓散加减：茯苓 9g，猪苓 6g，泽泻 6g，白术 3g，桂枝 2g，半夏 1g。服药 1 剂，呃逆即止，又服 2 剂，以资巩固。[48]

按：小儿形气未充，脏腑娇嫩，不耐寒热，暴进冷饮，寒伤中阳，以致脾失健运，水停为饮，阻于中焦，胃失和降，气逆动膈，乃发呃逆。治疗当以祛水湿为急务。五苓散中泽泻、茯苓、猪苓渗湿利水，通调水道，使已蓄之水饮得以速去；白术健脾助运，扶已伐之胃气；桂枝宣通阳气，化气行水。诸药合用，可使蓄水停饮自去，脾运得健，邪无栖居之所，呃逆遂止。

五、反胃（十二指肠壅积症）

反胃又称"胃反"或"翻胃"，与噎膈不同，是指饮食入胃，完谷吐出，朝食暮吐，暮食朝吐的一种病证。中医治疗反胃有良好疗效。

【病案举例】

甄某，女，36岁，1996年5月8日来诊。患十二指肠壅积症已5年之久，时有脘满纳呆，嗳气吐涎，近日加重。5月5日行上消化道X线钡餐摄片复查，于十二指肠部见钡剂通过受阻，受阻肠管有逆蠕动，符合十二指肠壅积症诊断。刻下：呕吐清稀痰涎夹少量食物，稍食即脘腹胀满，朝食暮吐，暮食朝吐，恶闻食气，但欲饮水，水入即吐，溲少不利。舌淡苔白水滑，脉沉弦略滑。诊为反胃，证属脾失健运，水食停蓄，气化不利。立健脾利湿，化气行水，降逆消食之法，方用五苓散加味：白术12g，茯苓10g，猪苓10g，泽泻6g，桂枝6g，焦三仙各10g，陈皮10g，日1剂，水煎分2次服。3剂后呕吐即止，小溲通利，脘腹胀满亦轻。但仍食少纳呆，水入脘满。此乃脾运初健，而中焦水食尚未尽化。上方去猪苓以防渗利日久伤阴，增焦槟榔6g，鸡内金10g以消积下水。5剂后饮食增加，白苔已化，精神转佳。乃以上方药研细末，装入胃溶空心胶囊，每粒0.15g，每服3粒，每日3次，连服1个月。半年后随访，旧恙未发。[49]

按：本病虽为反胃，但脾失健运，水饮停蓄，气化不利之理与太阳病蓄水证如出一辙。只是本证水蓄中焦，兼夹停食而致气机不利，故见呕吐，胀满，厌食，水逆，小溲不利等症。以五苓散方健脾渗湿，通阳化气为主，并据兼症之不同先后佐焦三仙、陈皮、槟榔、鸡内金以行气消食，化积下水而获良效。

六、功能性消化不良

功能性消化不良是一组常见的临床症状群，占消化系统疾病的20%～40%，患者主要表现为上腹部不适、腹胀、早饱、嗳气、上腹痛、反酸、呕吐，其病因及机制至今未完全阐明，目前认为主要与胃肠动力障碍、胃十二指肠慢性炎症、精神神经因素有关，其中胃肠动力障碍在致病中起重要作用。西医治疗效果不佳，易复发，且药物不良反应多。根据中医理论，功能性消化不良属脾虚痞满范畴，病机乃中焦气机逆乱、升降失常，脾胃虚弱、肝胃不和，因此，健脾、疏肝、和胃为基本疗法。五苓散具有温阳、健脾之功效；现代医学研究证明，该方剂有明显增加小鼠胃排空及小肠推进功能的作用，其改善胃潴留、胃胀满等症状与增加胃肠动力有关。

【临床应用】

赵氏[50]等以五苓散治疗38例功能性消化不良患者，其中男21例，女17例；年龄18～77岁。药用：茯苓12g，猪苓12g，白术10g，桂枝10g，泽泻10g，常规方法水煎服，每天2次，2周为一疗程。治疗前及1个疗程结束时，分别记录消化不良症状和进行胃液体排空功能检查。治疗结果：观察结果显示，腹胀、早饱改善明显，嗳气、上腹痛、反酸及恶心、呕吐半数有效。吕氏[51]等分别对五苓散、西沙比利、综合治疗3组的疗效进行了对比。将患者随机分成3组，分别为西沙比利组48例，五苓散组52例，综合治疗组（同时服用西沙比利和五苓散）56例。治疗方法：五苓散组用猪苓10克，泽泻15克，白术10克，茯苓15克，桂枝15克，水煎服，每日2次；西沙比利组用西沙比利片5mg，每日3次，饭前半小时服用；综合治疗组用五苓散合西沙比利，剂量及服用方法同前，3组服药时间均在饭前半小时，均30日为1个疗程，3组患者均不加用其他胃肠动力药、助消化药及抑制剂等。疗效：应用3种方法共治疗患者156例，不良反应：西沙比利组1例（2.1%），服药第5天出现腹部痉挛性疼痛，不能忍受而停药；综合治疗组2例（3.6%），分别于用药第三天和2周后出现腹鸣、腹痛；五苓散组未见不良反应。

七、急性胃肠炎

急性胃肠炎是夏秋季的常见病、多发病。多由于细菌及病毒等感染所致。主要表现为上消化道病状及程度不等的腹泻和腹部不适，随后出现电解质和液体的丢失。本病属于中医学"呕吐"、"腹痛"、"泄泻"等病症范畴。

【临床应用】

雷氏[52]应用五苓散治疗急性单纯性胃炎68例，取得良好疗效。治疗方法：猪苓、白术各15g，茯苓20g，泽泻6g，桂枝10g。小儿量酌减。上药加水500ml，武火煎至100ml，少量缓慢温服。治疗结果：用药1日者43例占63.2%，2日者18例占26.5%，3日以上者7例占10.3%。治愈43例，占63.2%；好转23例，占33.8%；无效2例（其中1例并发肺炎，1例并发菌痢，而改用西药治疗），总有效率97.1%。

【病案举例】

1. 沈某，男，61岁，1998年4月21日就诊。症见：泄泻清稀便，4~5次/天，呕吐，腹痛，纳呆，苔薄白腻，脉濡。查大便常规：白细胞（+）。中医辨证：寒邪伤脏，健运失司。治以温中健脾利湿。处方：茯苓、白术、泽泻、猪苓、木瓜各12g，藿香、桂枝各9g，白豆蔻、砂仁各6g，茵陈24g。3剂告愈。[47]

2. 郝某，女，38岁，工人。于1984年6月14日初诊，因天气炎热，夜寐未盖衣被，至夜半自觉身冷不适，晨起腹痛，大便如水样，日行7~8次，便后痛减，伴头痛，周身酸困，干呕不欲食，经本厂医疗室诊为急性胃肠炎，口服抗生素，静脉滴注葡萄糖、庆大霉素等，治疗3天，症状好转，但停药后症状如故，再给以上药无效，于6月20日来本院就诊。症见：肠鸣漉漉有声，泻下大便如水样，日行5~7次，小便量少，且脘腹胀满，纳差干哕，口干不渴，身倦乏力，舌红苔白腻，此乃寒湿困脾，脾阳不升，运化失司，气化不利，水走肠间，清浊不分之故。治以温阳化气，健脾利湿，方用五苓散加味，桂枝10g，苍术、白术各12g，泽泻12g，猪苓10g，车前子30g，干姜10g，茯苓15g，木香6g，葛根10g。水煎服，1剂泄泻已减大半，再剂泄泻便止，3剂告愈。但稍感腹胀纳差，乏力，以健脾和胃之法调理善后，方用六君子汤加减三服而愈。[8]

按：此例系寒湿困脾，脾阳被遏，运化失职，清湿不分所致。水走肠间则腹泻如水，脾不健运则胀满纳差，脉沉细，苔白腻均为脾阳不升、脾湿不化之征。故运用五苓散加车前子利湿止泻；葛根升清阳，能鼓舞脾胃之阳气；木香行气止痛，干姜、半夏和胃止呕；苍术配白术健脾燥湿之力更宏。药中病机，收效亦捷。

八、慢性腹泻

腹泻是指排便次数明显超过平日习惯的频率，粪质稀薄，每日排粪量超过200g，或含未消化食物或脓血。慢性腹泻指病程在2个月以上的腹泻或间歇期在2~4周内的复发性腹泻。中医治疗慢性腹泻可取得良好疗效。

【病案举例】

1. 李某，女，43岁，教师。1998年3月16日初诊。慢性腹泻2年，每日泻稀便少则2次，多则5~6次，伴纳差，无里急后重及腹痛，曾多方求医均诊为特发性结肠炎。多次检测肝功能、大便常规及大便潜血试验均未见异常，辗转治疗2年，症状依旧。患者形体消瘦，舌质淡胖，苔白，脉沉细。治宜健脾益气，涩肠止泻。方用五苓散加味：猪苓9g，泽泻15g，白术10g，茯苓10g，桂枝6g，鸡内金10g，诃子3g。水煎服，每日1剂。服3剂后患者小便量增多，大便成形，每日2次，食欲增加，继服原方7剂后大便正常，无其他不适。巩固治疗10日，随访6个月未复发。[53]

2. 架某，女，35岁。1994年6月20日就诊。患者脘腹胀闷不舒，大便时溏时泻如水样2个月，每日2~5次，面色萎黄，肢倦乏力，伴有口渴、小便不利，稍进油腻之物则大便次数增多。大便常规检查多次，除偶有白细胞外基本正常，大便培养无致病菌生长。钡剂灌肠正常。乙状结肠镜检查见距肛10cm以下轻度充血、水肿、血管纹消失，肛6点有一条陈旧性肛门裂口无出血，余无异常。西医确诊为慢性直结肠炎，用抗生素及维生素口服、肌内注射疗效不显。中医亦先后用芍药汤、香砂六君子汤、参苓白术散等治疗，疗效不佳。患者舌淡，舌体胖大，舌苔薄白，脉沉缓无力。中医诊断：泄泻。为脾胃气虚、邪客太阳所致。治当健脾益气，鼓邪外出。处方：白术15g，茯苓20g，猪苓15g，泽泻10g，桂枝10g，沙参40g，葛根15g，黄连10g，水煎服，每日1剂。服上方3剂后大便转为1日2次，便形接近正常。原方续用8剂痊愈。3个月后随访，患者未言再发。[54]

九、慢性结肠炎

慢性结肠炎是指直肠结肠因各种致病原因导致肠道的炎性水肿、溃疡、出血病变。通常根据致病原因分为特异性（即有明显原因的结肠炎）和非特异性（即致病原因不明的结肠炎）2种。特异性结肠炎常见的有痢疾、结肠结核、阿米巴痢疾、放射性直肠炎等，非特异性结肠炎有溃疡性结肠炎、克罗恩病等。而临床所称的慢性结肠炎多指非特异性的。据报道五苓散治疗慢性结肠炎有效。

【病案举例】

王某，女，72岁，离休干部，2000年8月初诊。诉腹痛、腹泻反复发作3年余，服中西药治疗乏效，形体日渐消瘦。诊见：脐腹胀痛，大便稀溏，每天5~6次，时夹泡沫黏液，但无脓血，食欲减退，形瘦神倦，肢软乏力，舌质淡，苔白厚腻，脉细缓无力。大便细菌培养：无致病菌生长。纤维结肠镜检查示：横结肠、降结肠、乙状结肠及直肠间见斑片状发红。西医诊断：慢性结肠炎。证属脾胃虚弱，湿浊内盛，湿渗大肠。治以健脾益气，渗湿止泻。方用五苓散合参苓白术散加减。处方：党参、薏苡仁各25g，泽泻、茯苓、猪苓、炒麦芽各15g，山药、扁豆各20g，桂枝、白术、陈皮各10g，砂仁6g。每天1剂，水煎服。服药5剂后，患者腹痛止，便次减为每天1~2次，先干后溏，胃纳渐增，厚苔转薄，予原方去桂枝、猪苓、泽泻，加肉豆蔻10g，补骨脂12g，莲子15g，继服15剂，患者大便正常，临床症状消失。为巩固疗效，嘱其服香砂养胃丸1个月。随访1年无复发。[55]

按：慢性结肠炎属中医学"泄泻"范畴。本例患者年高体弱，病延数年，久泻伤脾，脾气虚弱，运化失职，不能受纳水谷，运化精微，以致水反为湿，谷反成滞，湿滞内停，清浊不分，水液糟粕混杂而下，并走大肠，遂成泄泻。脾虚湿盛是其病机，故治宜健脾益气，利水渗湿。予五苓散健脾渗湿，温阳利水；党参、山药、扁豆、薏苡仁健脾益气，化湿止泻；陈皮、砂仁理气健脾燥湿；炒麦芽消食除滞；肉豆蔻、补骨脂、莲子温脾固肠止泻。诸药合用，湿滞得化，脾运复健，病获痊愈。

十、慢性胃炎

慢性胃炎系胃黏膜的慢性炎症性病变，一般分为两个类型。炎症病变比较表浅，局限在胃黏膜表面一层（不能过1/3）者，称作慢性浅表性胃炎；而炎症病变波及胃黏膜全层，并伴有胃腺体萎缩者，则为慢性萎缩性胃炎。慢性胃炎是常见病和多发病。胃镜普查证实，我国人群中慢性胃炎的发病率高达60%以上，萎缩性胃炎约占其中的20%。

慢性胃炎属于中医学"胃脘痛"的范围，以上腹部疼痛为主要表现，是一种常见的慢性病。

【临床应用】

李氏[56]从湿应用五苓散治疗胃痛，取得良好疗效。治疗方法：五苓散加味，药用茯苓、白术各15g，泽泻12g，猪苓、桂枝、川楝子、延胡索、木香各10g，水煎服，每日1剂，分2次温服。方中猪苓、茯苓、泽泻渗湿利水，白术健脾助运化水湿，桂枝温阳化气，配以川楝子、延胡索、木香行气止痛。诸药合用，共奏温阳化气利湿、行气止痛之功效。

【病案举例】

1. 马某，男，27岁。晨起后呕哕年余，但无吐物，平素胃院部满闷不适，口渴饮后易呕哕，食后胃脘不适加重，曾在某医院作胃镜检查，诊为慢性胃炎，曾服用过西药及一些中成药，如香砂养胃丸、疏肝健胃丸等。但都效不显。诊之，得知其小便不利，查舌淡苔滑，脉沉弦，呕哕之物以水为主。投五苓散加生姜、半夏、泽泻20g，茯苓15g，白术、猪苓、桂枝、半夏各10g，生姜6g。水煎温服，每日1剂，连服7剂，以上诸症全消。继进5剂后停药，半年后随访，未再发病。[57]

按：《伤寒论》第74条云："中风发热六七日，渴欲饮水，水入则吐，名曰水逆，五苓散主之。"可见水逆证是指患者口干欲饮，饮水则呕吐，先渴后呕，且不吐饮食。这个病例中的患者的症状与之相似，故投本方而获良效。

2. 林某某，男，56岁，干部，1998年1月13日初诊。主诉：反复脘腹部胀痛7年，加剧20余天。患者于1991年开始脘腹部胀痛，近3周来加剧，伴纳食欠佳，神疲乏力，烦渴欲饮，水入即吐，大便时溏。经胃镜及胃钡餐透视检查均提示为慢性浅表性胃炎。舌淡红，苔白腻，脉弦带紧。此证似水逆证，因水液转输失常，水停于胃，胃气上逆所致。治以健脾祛湿，化气行水，选用五苓散加味。处方：茯苓20g，猪苓15g，桂枝10g，白术12g，泽泻15g，厚朴6g，党参18g，木香6g，甘草4g。3剂，每日1剂，水煎服。二诊：药后脘腹胀闷疼痛、烦渴欲饮、水入即吐均明显好转，舌淡红，苔稍腻，脉弦紧。药已对症，照上方再服5剂，每日1剂。三诊：胀闷疼痛、烦渴呕吐已除，精神转佳，饮食倍增，二便正常，舌淡红苔薄，脉细弦，按上方去厚朴，加黄芪20g，鸡内金10g。每日1剂，连服1周，以巩固疗效。随访1.5年，未见复发。[58]

按：慢性浅表性胃炎以脘腹胀闷疼痛，烦渴欲饮，水入即吐，似水逆之证，故用五苓散以健脾祛湿，化气利水，加厚朴、党参、木香、甘草以增强健脾祛湿，化气利水之效。

十一、呕吐

呕吐是胃或部分小肠的内容物经排出体外的现象，呕吐是机体的保护性反应，频繁剧烈的呕吐可引起水、电解质紊乱及营养障碍。中医治疗呕吐可取得奇效。

【病案举例】

高某，女，45岁，农民。1994年10月15日初诊。病由七情所伤，呕吐频频，滴水不进。经西医给予镇吐及支持疗法等治疗，未见显效。诊见除呕吐外，口闭懒言，语声低微，蜷卧神衰，口干入水即吐，胸胁胀闷，四肢欠温，小溲短少。舌苔白厚而润，脉滑。证属湿浊阻中，肝木犯胃，水饮上逆。治拟化湿利水，开郁除结。处方：白术 10g，猪苓 10g，茯苓 10g，泽泻 10g，桂枝 10g，法半夏 10g，炒陈皮 5g，藿香 10g，川厚朴 10g，薏苡仁 3g（后下）3 剂，每日 1 剂，煎汤频饮。药后呕吐大减，能进少量饮食，小溲增多。原方去桂枝，加佛手 10g，炒谷、麦芽各 15g，再进 5 剂，病告痊愈。[59]

按： 呕吐之病变部位在胃。本例缘由湿浊阻中，复因肝木犯胃，故水饮上逆而呕吐频作。经以五苓散合藿朴夏苓汤加减图治，使湿浊水饮从下焦渗利而出，胃逆得平，呕吐自止。

十二、脘腹胀满

脘腹胀满是消化系统疾病的主要症状之一，主要表现为胃脘痞闷，胀满不舒，触之无形，按之柔软等，属中医学"痞满"范畴。西医的慢性浅表性胃炎、慢性萎缩性胃炎和胃肠功能紊乱常见此症状。胃为"水谷之海"，胃肠如市，无物不受，若饮食不当，饥饿所伤，中焦传化功能失职，当降不降，导致气机壅滞，则水反为湿，谷反为滞，气滞不行，水湿内停。若遇情志不遂，家庭纠葛，忿怒急躁，致肝气郁结，气机壅塞，肝木乘土，影响脾胃运化，使升降异常，清气不升，浊气不降，清浊相干于胃，则水湿内阻，肝气郁结，二者相互作用，必见脘腹胀满，痞闷不舒。丹溪云"气乃无形之物，不能独病，今此痞满，必兼痰滞经络而然"。若水湿过盛，久聚不散，气行受阻，将加重脘腹胀满，说明气滞水湿，是互为因果的。水为阴邪，易伤阳气，致脾阳不足，运化失权，故温化水湿是其治疗重点。

【病案举例】

1. 赵某，女，65 岁，于 2003 年 2 月 24 日初诊。有胃病史 20 余年，近 4 月来常感脘腹痞闷胀满，食后加重，纳呆食少，时有嗳气，情志不舒时加重，舌质淡，苔白腻，脉细弦滑。胃镜示：慢性萎缩性胃炎。辨证：肝郁脾虚，气滞湿阻。治法：疏肝健脾，除湿散满。处方：四逆散合五苓散加减，柴胡 15g，白芍 15g，枳实 15g，茯苓 30g，猪苓 30g，泽泻 12g，炒白术 15g，桂枝 10g，砂仁 6g，炒三仙各 15g，陈皮 15g，木香 12g，甘草 6g。服用 7 剂。药后脘腹胀满症状减轻，饮食较前增加，仍有嗳气，舌质淡，苔薄白腻，脉细弦滑。上方加党参15g，黄芪20g以益气健脾，化湿除满，14剂。2003年3月20日三诊：药后脘腹胀满、嗳气消失，纳谷香，食量增加，情绪较好，舌质淡，苔薄白，脉细弦。上方去猪苓、泽泻，酌减柴胡、白芍、枳实、木香用量，服用3周巩固疗效。随访半年，症状无反复。另嘱其平时注意锻炼身体。[60]

2. 杨某，男，30岁，2001年5月12日初诊。自觉胃脘部如有物梗塞于中，无压痛，已半年之久，曾在某医院作胃镜检查，诊为慢性胃炎，服中西药物均罔效。邀余诊之，询知大便尚可，小便少，查舌淡苔滑，脉沉弦。诊为"心下痞"，属仲景水饮内停所致的水痞。治以化气行水之法，投五苓散加味治之。其方药为：茯苓30g，桂枝10g，白术10g，猪苓15g，泽泻18g，厚朴6g，陈皮6g。服上药3剂，症减大半，继以上方服6剂而病痊愈。[61]

按：五苓散原为太阳蓄水证而设。仲景在第156条用五苓散治心下痞，这一经验值得借鉴。其辨证论治之要点在于小便不利和舌苔水滑，脉沉弦。以五苓散为主，治疗这类水饮内停的"心下痞"证（慢性胃炎）甚多，均可收到满意效果。

十三、胃下垂

胃下垂是指人在站立时，胃的位置偏低，胃的下缘垂坠于盆腔，胃小弯弧线的最低点降至髂嵴连线（约在肚脐水平线上）以下。胃下垂多见于体型瘦长、体质虚弱、腹壁松弛、腹肌薄弱者。产生的缘由，主要是由于悬吊、固定胃位置的肌肉和韧带松弛无力以及腹部压力下降，使胃整个位置降低、胃蠕动减弱。妇女产后，腹压突然下降，或瘦长体型、慢性消耗性疾病，以及长期从事站立工作或卧床少动的人，容易患此病。轻度胃下垂患者一般无不适感觉，下垂明显者常见腹部不适、饱胀重坠感，每于餐后、站立或劳累后症状加重，伴有食欲不振、恶心、嗳气、消化不良、便秘等现象。胃下垂严重时，可同时伴有肝、肾、结肠等内脏下垂的现象。中医治疗胃下垂疗效肯定。

【病案举例】

1. 李某，女，53岁，1988年9月23日初诊。脘腹胀满，腹中有振水声 5 年，伴背部恶寒，头晕目眩，心悸气短，小便不利而口渴，舌质淡，舌苔白腻，脉弦稍滑。在某医院钡透：胃下垂 6.5cm，先按中气下陷给予补中益气汤 9 剂，效果未显。再诊，详审脉证辨证为脾肾阳虚，体内水液代谢失常，水饮内停，治宜温肾健脾，化气行水，给五苓散（改汤）加味，炮附片 6g，肉桂 8g，茯苓 30g，白术 18g，猪苓、泽泻各 12g，桂枝 10，炙黄芪 15g，升麻 3g，水煎服。又诊，服药 9 剂后，小便量增多，头晕心悸等症减轻。上方去桂枝，加柴胡 10g，继服 24 剂后诸症悉减，再做钡透时胃下垂由原来的 6.5cm 上升到下垂 5cm，配合针刺足三里、气海、关元、三阴交等穴月余，症状基本解除，嘱患者节饮食、适劳逸，半年后胃钡透，大致正常位置。[62]

2. 邹某，男，44 岁。1995 年 3 月 21 日初诊。脘腹不适 2 年余，近半年加重。症见脘腹胀满，时有沥沥振水声，夜间尤甚。睡前须用手按推脘腹部或轻轻拍打胁肋部，待出现漉漉声响后方能平卧。纳差，体困，神疲，口渴不欲饮，饮后脘满加重，嘈杂作痛，时有恶心。面色萎黄，舌淡胖，苔白滑，脉沉细。胃肠钡透：胃空腹无潴留液，呈无力型，胃小弯角切迹位于双髂嵴连线下约 4cm。诊断为胃下垂。证属脾虚不运，水湿停聚，中阳不振。治宜健脾渗湿，化气利水。方拟五苓散加味：白术 15g，茯苓 15g，猪苓 15g，泽泻 15g，桂枝 10g，陈皮 6g，半夏 10g，枳壳 10g，甘草 6g，水煎分服日 1 剂。连服 6 剂，脘腹胀满大减，睡前不需推按即可平卧，小便增多，口渴减轻，恶心、嘈杂、疼痛消失。效不更方，再进 12 剂，自觉症状基本消失。以原方加减出入治疗月余，诸症悉除。饮食正常，体力已复。予"健脾丸"以善其后。2 个月后经钡透复查，胃小弯角切迹位于双髂脊连线上约 1 cm，随访 8 个月，未复发。[63]

按：胃下垂，临床多以脾气下陷为治，方用补中益气汤已约定俗成。本例患者先前曾多方求治，予索诸前医之方，亦皆为补中益气、升提开郁之品，但均无效。综观其症，水湿停聚，中阳不振，气不化水证候悉具。故以健脾渗湿，化气行水为治，投以五苓散恰中病机而显效。辨证施治合拍，取效迅捷。由此体验到中医治病贵在辨证，不能拘泥于对号入座的辨病施治的方法。本例患者前诸医均因受一张

"胃下垂"钡透检查报告单所左右，"对病施治"，投以约定俗成的补中益气升提之品，忽视了"辨证施治"这一中医诊疗基本特点。故中医治病，对于现代化设备仪器检查手段可参考，不可依赖。

十四、胃中停水

【病案举例】

汪某，男，47岁。胃中停水反复发作2年余。2年前无明显诱因觉胃脘部饱胀感，自觉胃中有水，转侧时有水声，饮水后饱胀更甚，纤维胃镜检查提示胃窦炎。病初服用胃复安、吗丁啉等尚可好转，继则无效需到医院抽出胃液才渐好转。症见：胃脘胀满，不思饮食，面色萎黄，神情倦怠，胃中有振水声，伴口干不欲饮，大便如常，小便涩少，舌淡红、苔白，脉缓。证属脾阳不运，水湿内停。治宜温阳化气，健脾利水。以五苓散加味：泽泻、茯苓、党参各15g，猪苓、陈皮、白术、桂枝各10g，砂仁6g，水煎服。3剂后，小便通利，脘腹胀满明显减轻，进食可，但仍不欲饮水。继服6剂，诸症消失。后以香砂六君子丸调理半月，随访3年无复发。[64]

按： 陈恭博云："五苓散，转输脾气，下行四布之方也，凡脾不转输，烦热而渴，小便不利者用之"，"方中茯苓、白术补脾气，猪苓、泽泻利水道，桂枝通经解肌，合以为散，使其水津四布，五经并行，脾机一转，诸症悉平矣。"本案主要为脾气虚弱，脾阳不运而致水停中焦，故加用党参、砂仁健脾醒脾。诸药合用，共奏健脾益气，利水渗湿之功。

十五、药物性肝病

【病案举例】

患者，女，40岁。因消瘦、盗汗、咳嗽咳痰半年，1994年2月X线诊断右上肺结核进展期。服用异烟肼0.3g，每日1次；利福平0.45g，每日1次；链霉素0.75g，每日1次肌内注射。2周后出现黄疸，皮肤瘙痒，恶心呕吐，上腹饱胀，食欲减退，疲乏无力。肝功能试验：总胆红素88μmol/L，间接胆红素68μmol/L，谷丙转氨酶462U/L。尿胆红素阳性，尿胆原>33μmol/L。血象：白细胞8.4×

10^9/L，嗜酸粒细胞 0.08。诊断：药物性肝病。患者除上述症状外，尚有口舌干燥，尿短，色如浓茶，大便秘结。并见舌质红，舌苔薄黄腻，脉弦滑。立即停止服用异烟肼、利福平。以中药茵陈五苓散化裁治疗。具体用药：茵陈 30g，茯苓 24g，泽泻 15g，白术 10g，陈皮 9g，半夏 10g，五味子 10g，生大黄 6g，丹参 15g，天花粉 20g，沙参 15g。服药 5 剂，黄疸开始消退，恶心呕吐减轻，尿色转淡，大便通畅。照方再服 5 剂，恶心呕吐缓解，食欲增进。原方茵陈减半，去半夏、大黄、天花粉，加黄芪 15g，山药 15g，每日 1 剂，共 2 周，黄疸褪尽，食欲正常，肝功能复查均已正常。1996 年 7 月因肺结核再度复发当地医生又予利福平、异烟肼口服，2 周后黄疸重新出现，皮肤瘙痒，恶心呕吐，肝功能异常，与第一次发病相似。再次给予茵陈五苓散加减治疗，1 个月后肝功复查转氨酶已下降，但未至正常，方中加入丹参 20g，当归 10g，2 周后肝功能完全正常。[65]

十六、脂肪肝

脂肪肝是各种原因引起的肝脏脂肪蓄积过多的病理状态，临床上可无任何症状或者见右上腹轻度不适，隐痛，上腹胀痛，食欲不振，恶心呕吐等非特异性症状，甚则身目黄染，肝大，谷丙转氨酶、谷草转氨酶、碱性磷酸酶轻至中度增高，目前已成为我国青壮年（25～45 岁）的常见病及多发病。属中医学"胁痛"、"积聚"等症范畴，中医诊治中除重视治肝脾外，还应重视机体整体调节，察其虚实病机，明辨邪气性质。

【病案举例】

1. 吕某，男，43 岁，1998 年 10 月初诊。症见：右胁不适，脘腹胀满，舌质淡，苔薄白，脉弦滑。B 超示：脂肪肝。查肝功能：谷丙转氨酶 126U/L，血清总胆固醇 9.5mmol/L，甘油三酯 3.2mmol/L。中医辨证：湿聚生痰，气机郁滞。治以疏肝利湿，化痰散结。处方：茵陈、泽泻、山楂各 30g，茯苓、猪苓、白术、郁金、草决明、柴胡各 12g，胆南星、半夏各 9g。服上方 7 剂，患者症状明显好转。15 剂后诸症消失。续以上方加工成丸治疗 2 个月，查 B 超、肝功能等均恢复正常。随访 1 年未复发。[47]

按： 茵陈五苓散由茵陈、猪苓、泽泻、白术、茯苓、桂枝组成。方中茵陈清热利湿，泽泻、茯苓、猪苓淡渗利湿，白术健脾利湿，桂枝温阳化气。上药合而用之，具有清热利湿，化气行水之功。

2. 姬某，男，干部，45 岁，嗜饮烈性酒 10 年有余。4 年前体检时 B 超提示肝脂肪浸润（肝内光点轻度密集，均匀，回声稍增强，肝内管道分布尚正常），初无明显症状，渐感神疲乏力，食欲不振，过劳则右胁隐痛，口苦而黏，于 2000 年 12 月初诊。查舌质红，苔黄腻，脉濡数。化验：甘油三酯 2.5mmol/L，胆固醇 6.9mmol/L，高密度载脂蛋白胆固醇（HDL－C）1.03mmol/L，肝功能正常。复查 B 超同前。治以益气健脾，清热利湿。方选连朴饮、五苓散加味。常用药物：黄连、山栀、芦根、厚朴、石菖蒲、法半夏、泽泻、山楂、猪苓、茯苓、神曲等。用上方出入 30 余剂，症状消失，继服 60 天巩固疗效，用药中嘱患者适当运动，戒烟酒，予低脂饮食，120 天后复查 B 超，肝脏无特殊，血脂正常。[66]

按： 嗜食肥甘厚味，饮酒过度或感受湿热之邪是本病的外因，亦可因素体禀赋，形体肥胖等原因导致湿热内蕴，脾失健运。因此脾虚失健是脂肪肝最基础的病理变化，是该病发生发展的基础。"脾为后天之本"，脾运失健常可导致变证，影响脏腑气血功能，此类患者初时可能无明显临床症状，继而常表现为疲倦乏力，纳呆食少，恶心欲呕，胸脘胀满或口苦而黏，渴而不欲饮，心中懊恼，便泻不畅，舌质红，苔黄腻，脉濡数，法当健脾益气以治本，兼清热利湿以化浊。本例用五苓散合连朴饮治疗而取得奇效。

第四节　泌尿系统疾病

一、IgA 肾病

IgA 肾病是以反复发作性肉眼或镜下血尿，肾小球系膜细胞增生，基质增多，伴广泛 IgA 沉积为特点的原发性肾小球疾病。1968 年 Berger 首先描述本病，故又称 Berger 病。此外，又被称为 IgA－IgG 系膜沉积性肾炎和 IgA 系膜性肾炎。IgA 肾病是反复发生的肾小球性血尿的最常见因素，亦是我国最常见的肾小球疾病，约占原发性肾小球肾炎的 30%。本病可发生于任何年龄，但最常见于 10～30 岁，男多于女。

根据本病不同的临床表现，可分别归属于中医学"尿血"、"腰痛"、"虚劳"等病证的范畴。本病由于其病变各期有其各自的临床特殊性，因而在治疗中应注意知常达变，恰当立法，辨证遣方。根据标本缓急随证施治，并注意养阴、清热、活血法的应用。

【病案举例】

任某，男，20 岁。1991 年 9 月初诊。患者 1 月前因咽喉疼痛，发热，继而出现面浮肢肿，尿量减少，次数频繁，尿色深黄，时夹鲜血，至某医院治疗，诊断为 IgA 肾病，治疗月余症状未减，而邀余会诊。刻诊：患者全身浮肿，以眼睑、头面及下肢尤甚，按之凹陷不起，面色晦暗，心悸气短，腰酸乏力，肢冷畏寒，不思饮食，有时呕恶，腹胀便溏，小便短少，舌质淡嫩，边有齿痕，苔白润，脉沉迟。血压：13/8kPa，尿检：蛋白（＋＋＋），红细胞（＋＋＋），白细胞（＋），颗粒管型（＋）。辨证属水肿（阴水），脾肾阳虚，水湿泛滥，治以温肾扶阳，利水消肿，宜用真武汤合五苓散加减。处方：制附片 6g，生姜 9g，茯苓 15g，白术 15g，生白芍 15g，桂枝 9g，泽泻 15g，猪苓 15g，生黄芪 15g，党参 15g，杜仲 15g，续断 15g，侧柏炭 18g，小蓟 30g，木香 6g，每日 1 剂。服药 7 天后，尿量增加，水肿基本消失。但仍头晕，恶心，食欲不振，腹胀便溏，神疲乏力，小便短赤。证属脾胃虚弱，中阳不运，宜健脾益气，开胃消胀，以香砂六君子汤加味。处方：党参 15g，白术 15g，茯苓 15g，甘草 5g，陈皮 10g，半夏 6g，黄芪 15g，泽泻 10g，猪苓 10g，桂枝 6g，木香 6g，砂仁 6g，厚朴 10g，薏苡仁 15g，杜仲 15g，续断 15g，小蓟 15g，制附片 6g，炮姜 3g，1 日 1 剂。连服 9 剂后尿检：红细胞（＋），蛋白（－），继以本方调整。连服 12 剂后，小便化验全部正常，诸证消失。为巩固疗效，嘱其隔日服原方 1 剂，经过 1 个多月悉心治疗，病告痊愈。[34]

按： 患者因外感风寒，失于调治，风邪羁留，致肺气不宣，通调水道功能失常。肾司二便，与膀胱相表里。肾阳不足，上不能温煦脾土，下不能温暖膀胱，则脾失健运，水湿排泄不利而泛滥，故见面浮肢肿，小便短少等证。此病例在治疗时，采用了以脾制水的方药，在温阳化气的同时，加了健脾利湿之品，故见显效。

二、膏淋

膏淋是"淋证"的一种，主要症状见小便混浊如米泔，或如脂膏之物，尿出不畅。尿道热涩而痛的属实证，不热不痛的多属虚证。实证多因湿热下注，蕴结膀胱，以致气化不行，不能约束脂液所致。虚证多因肾虚不能蒸化和制约脂液所致。

【病案举例】

秦某，男，52岁，2003年6月4日初诊。自诉6天前出现小便频急，淋漓不尽，尿浊如米泔，舌苔白中泛黄，脉沉濡。证属肾阳不足，气化失司。治宜清利导浊。处方：萆薢15g，石韦、木通、黄柏、薏苡仁、乌药各10g，石菖蒲5g，丹皮12g。每日1剂，水煎服。服上药5剂后，尿频急稍缓，尿浊如故，并伴见腰部隐痛，大便溏。细询病史，知其2年前曾患淋证，每次发作均需服中西药始能缓解，但无尿浊。恍悟"久病不已，穷必及肾"，肾亏则蒸化乏力，津气失化，脂液不固，发为膏淋。遂投五苓散变通治之，处方：肉桂8g，白术、茯苓、山药、黄芪各15g，泽泻、猪苓各10g。经用此方加减调治月余，病获痊愈。[10]

按：本例始因辨证有误，后细问病史，详察脉证，诊为肾阳虚损，气不化湿，脂液失约之膏淋。故用五苓散以肉桂易桂枝，再加山药、黄芪助阳益气。使肾阳充，清气升，水道利，湿浊泄，故获满意疗效。

三、过敏性水肿

【病案举例】

龚某，女，35岁，于1999年10月10日就诊。月经刚过，外出旅游，回来后感全身皮肤瘙痒，晨起全身浮肿，尿少，微咳，精神不好，睡眠差，西医诊为过敏性水肿，服抗过敏药后，除睡眠稍好外，余症不减且越来越重。检查：体温、血压正常，全身浮肿，皮肤未见明显荨麻疹，但有红色抓痕，心肺正常，肝脾未及，双肾区无叩痛，下肢指凹性浮肿，皮肤划痕试验阳性，查尿常规大致正常，镜检有少量白细胞，B超肝肾无异常，血化验：白细胞 $10.9 \times 10^9/L$，中性粒细胞 0.65，淋巴细胞 0.23，单核细胞 0.02，嗜酸性粒细胞 0.10。诊断：风水证（过敏性水肿）。方药：桂枝 6g，白术 10g，茯苓 15g，猪苓 15g，防风 15g，泽泻 10g，白芍 15g，当归 12g，杏仁 12g，地肤子 30g，黄芩 10g，滑石 30g，通草 4g，红花 6g。药服 3 剂，小便多，浮肿退，咳嗽止，瘙痒减轻，但皮肤划痕仍阳性，且皮损瘙痒，上方去杏仁、黄芩，加椒目 8g，又服 3 剂痊愈。[42]

四、急性肾小球肾炎

急性肾小球肾炎（简称急性肾炎）是一种常见的肾脏病。急性起病，以血尿、蛋白尿、高血压、水肿、少尿及氮质血症为常见临床表现。这是一组临床综合征，又称之为急性肾炎综合征。急性肾炎常出现于感染后，以链球菌感染最为常见，但也可见于其他细菌、病毒和寄生虫感染，如肺炎球菌、克雷伯杆菌、金黄色葡萄球菌、脑膜炎双球菌、布氏杆菌、麻风杆菌、伤寒杆菌、梅毒、支原体感染、水痘病毒、腮腺炎病毒、传染性单核细胞增多症、乙肝病毒等。上述感染可出现急性肾炎外，也可出现急进性肾炎、肾病综合征等临床表现。

急性肾炎一般起病较急，临床以浮肿、血尿、少尿、腰痛等为主要表现，祖国医学虽无急性肾炎的病名，但按其不同的病理阶段和主要临床表现，可分别归属"肾风"、"水肿"、"风水"、"阳水"及"尿血"、"腰痛"等范畴。中医药治疗一般以辨病治疗和辨证治疗为基础。急性期以驱邪为主，发汗、利小便以消水肿，清热解毒以清除病灶，分别采用宣肺祛风利水、解毒化瘀利水、清热化瘀利水等法；恢复期重在调治，以芳香清利、滋肾护阴、活血化瘀为治疗大法。

【临床应用】

张氏[67]应用中药治疗急性肾炎 14 例，取得良好疗效。其中水湿浸渍型治以化气通阳利水，五苓散合五皮饮治之。药用白术 12g，桂枝 10g，茯苓 20g，陈皮 10g，泽泻 10g，猪苓 12g，桑白皮 10g，大腹皮 12g，600ml 水煎分 2 次服用。发热不退者加黄芩 12g，金银花

15g，连翘15g；浮肿严重者加车前子30g；血尿或尿中红细胞多者加白茅根60g，丹皮10g，小蓟15g；气虚甚者加人参6g或党参15g；挟痰者加半夏10g，生姜10g。治疗结果：本组经0.5~2个月治疗，痊愈6例，好转7例，无效1例，总有效率92.9%。赵氏[68]等运用中西医结合方法治疗急性肾炎48例，取得良好疗效。治疗方法：前期多数静脉滴注青霉素与654-2或肌内注射青霉素控制预防感染外，以后均用五苓散合五皮饮加减。伴明显咳喘、咯痰、脉浮者加麻黄、桔梗各6g，杏仁10g。兼咽痛、口干、舌红、脉数者加金银花、连翘各15g，牛蒡子10g。板蓝根30g，黄芩6g；血尿明显者加大蓟、小蓟各30g，炒蒲黄10g；腰痛者加桑寄生、续断各24g，杜仲、牛膝各15g；呕恶者加法半夏、竹茹各9g；兼眩晕加钩藤、菊花各15g，龙胆草、白芍各9g；恢复期蛋白不退者加黄精、黄芪各24g，当归、丹参各15g；红细胞久不退者加旱莲草、女贞子、马鞭草各15g；有脓球或尿道刺激症状者加黄柏10g，生地15g，滑石30g。治疗结果：痊愈（症状消失，尿分析及肾功能检测正常1周以上）38例；显效[症状消失、但尿蛋白或红细胞为（±）]10例。浮肿消退时间平均为7天，血压下降为12.5天，尿蛋白转阴为18天，红细胞消失为15.5天，管型消失为8天，住院时间最短为11天，最长为78天。王氏[69]等治疗急性肾炎，以健脾渗湿，泻肺降气为法口服中药治疗，取得了较好的疗效。治疗方法：除入院时多数注射青霉素控制和预防感染外，以后均以健脾渗湿，泻肺降气为法。方剂以五苓散合五皮饮加减。处方：茯苓15g，泽泻15g，桂枝10g，白术15g，陈皮10g，生姜皮10g，桑白皮15g，大腹皮15g。若伴明显咳嗽、气喘、脉浮者加麻黄、杏仁、桔梗；咽痛，口干，舌红，脉数者加金银花、连翘、射干、黄芩；尿血者加大蓟、小蓟、白茅根、炒蒲黄；眩晕者加钩藤、菊花、龙胆草、白芍。治疗结果：30例患者，治愈24例，好转5例，未愈1例，总有效率为96.7%。

【病案举例】

1. 黄某某，男，9岁。1996年1月8日就诊。患儿10天前出现发热，全身皮肤散在性脓性皮疹。经肌内注射青霉素，口服头孢氨苄等治疗后脓皮病痊愈。5天后出现眼睑轻度浮肿，且渐加重，诊断为急性肾炎。曾静脉滴注青霉素、口服头孢氨苄、氢氯噻嗪、强的松、维生素 B 等药 6 天，浮肿依然如故，后请余用中药治疗。就诊时，患孩全身浮肿，尿茶色，小便短少，纳呆，疲倦，舌红，苔微黄略腻，脉浮略数。查血白细胞 10×10^9/L，中性粒细胞 0.81，淋巴细胞 0.19，尿蛋白定性（＋＋＋），镜下尿红细胞（＋＋）。证属疮毒内蕴，湿热壅盛之水肿。此乃疮毒内侵，肺失通调，气化不利，脾失转输，三焦决渎无权，膀胱气化受累，以致水湿内停，浸淫肌肤，小便不利之故。故以清热解毒，利水祛湿，佐活血祛瘀为法。投以五苓散加丹参 15g，苏叶 10g，蝉蜕 10g，黄芩 10g，连翘 15g。日服 1 剂，经治 1 周后，浮肿完全消退，胃纳改善，查尿蛋白定性阴性，镜下红细胞消失。嘱再服 3 剂以巩固疗效，并嘱以后每月复查小便 1 次，追访 2 个月，未见复发。[70]

2. 李某，女，34 岁。于 2004 年 5 月就诊。自述近 1 周来眼睑及双下肢浮肿，每于晨起眼睑肿甚，至下午双下肢肿甚，伴腹胀便溏。查尿常规正常，舌质淡，舌体胖，脉滑细，辨证为脾虚湿盛之水肿，方用五苓散加减，茯苓、山药各 20g，猪苓、泽泻各 15g，白术 10g，桂枝 9g，生薏苡仁、炒薏苡仁、扁豆各 30g，车前子（另包）18g，炙甘草 3g，7 剂，日 1 剂，水煎服。二诊：浮肿明显减轻，上药继服 7 剂，诸症消失而愈。[71]

按：五苓散利水渗湿，温阳化气，使湿邪得以气化而除，脾健则运化水湿功能自强，则浮肿即去。

3. 包某，男，21 岁，干部。4 天来恶寒，发热，身重，昨日晨面目浮肿，入暮则下肢浮肿，小便短涩。查小便常规：蛋白尿管型（＋＋），白细胞（＋＋）。西医诊断为"急性肾炎"，经用抗生素及呋喃妥因后，查小便仍见白细胞（＋＋），蛋白（＋＋）。因服用呋喃妥因后出现恶心呕吐，欲求中医治疗。症见：晨起下肢浮肿，小便不利，小腹不适，脉滑，舌苔薄白。综合脉症，乃属气不化水而致水溢肌肤之风水，故仍以化气行水立法。处方：白术 15g，桂枝、茯苓皮、猪苓、泽泻各 12g，生姜皮、防己、陈皮、大腹皮各 10g。连服 4 剂，下肢浮肿消失，小便亦利。原方去生姜皮，茯苓皮改为茯苓 20g，再服 4 剂以巩固。[72]

4. 王某, 男, 8岁。初诊1989年5月12日。1周前曾感冒, 经服药已愈。日后晨起突发眼睑浮肿, 继而全身浮肿, 小便量少, 大便稀薄, 腹胀, 食少, 舌质淡, 舌苔薄白, 脉濡。尿检: 红细胞(+), 蛋白(++), 脓细胞(+)。诊为"急性肾炎", 辨证为阳虚水泛型水肿, 拟五苓散改汤加味。泽泻、白茅根各20g, 白术、猪苓、茯苓各12g, 桂枝6g, 麻黄、炮附子、肉桂各3g, 生姜3片; 二诊服药6剂后小便增多, 浮肿亦减, 原方去麻黄, 加砂仁6g, 陈皮8g, 继进6剂。再诊, 浮肿已消失, 大小便恢复正常, 食欲增多, 继服上方加减3剂, 小便化验正常, 年后其家长代述此病愈后未再复发。[62]

五、劳淋

劳淋为五淋之一, 一般指因劳倦过度而发的一种淋证。劳淋病机为虚瘀湿并存。劳淋之名, 首见于《中藏经》, 谓: "劳淋者, 小便淋沥不绝。"多为脾肾之虚, 如《医宗必读》谓: "劳淋者, 因劳倦而成, 多属脾虚。"《证治要诀》: "劳淋, 病在多色, 下元虚惫, 清浊不分, 郁结而为淋。"本病之病机纯虚者少, 多为虚实夹杂, 湿困于下焦, 阳气不化, 则小便不利, 淋沥不已; 病程长, 经久不愈或久治不愈, 则为瘀血内阻; 遇劳或房事后诱发或加重, 则可责于脾虚或肾虚, 故劳淋之病机特点为虚损、瘀阻、湿困并存, 三者相互为患, 发为劳淋。

【临床应用】

吴氏[73]以春泽汤(五苓散衍生方)加味治疗, 取得较好疗效。春泽汤加味方组成: 白术、桂枝、琥珀(包煎)各10g, 猪苓、茯苓、泽泻、党参各15g, 鱼腥草30g, 菟丝子18g。水煎服, 每日1剂。兼见脾虚证候者加黄芪; 兼见肾虚证候者加女贞子; 小便涩痛较甚加车前子; 有尿路结石者加金钱草。治疗1个月为1疗程。此后每月第1~6日服春泽汤加味方6剂, 连续3个月。治疗结果: 本组经1个疗程治疗的17例中治愈8例, 好转6例, 无效3例; 经2个疗程治疗的15例中, 治愈9例, 好转5例, 无效1例; 合计治愈17例, 好转11例, 无效4例, 总有效率为87.5%。随疗程延长, 有效率亦提高。4例无效患者，均为尿路结石合并感染的患者。

【病案举例】

张某某，女，48岁，工人，患慢性肾盂肾炎15年，近5年来小便淋沥涩痛，每于劳累或房事后诱发，伴腰膝酸软，头晕乏力，口淡不渴，舌淡胖，苔白，脉弦。尿常规：白细胞（＋）。诊为劳淋。以春泽汤加味方加女贞子18g，五味子10g。服药1周，小便通畅无涩痛，尿常规未见异常。续服30剂，诸症消失。此后，嘱患者每月1～6日服上方6剂，连续3个月，均无小便淋沥，随访1年半，未见复发。[73]

按：春泽汤加味方有补虚化瘀，通阳利湿之功。春泽汤由五苓散加人参衍化而来，见于《证治要决·类方》，原治伤暑，泻定仍渴者。《奇效良方》亦载有春泽汤，则为五苓散加人参、柴胡、麦冬而成，用于伏暑发热，烦渴引饮，小便不利之症。拟春泽汤加味方，则以五苓散通阳化气利水以治湿，加琥珀则有化瘀通淋，加党参、菟丝子则有健脾补肾，加鱼腥草则加强清热祛湿之力。诸药合用，共奏补虚化瘀，通阳利湿，攻补兼施之效。从临床观察，本方对于慢性尿路感染、前列腺增生或炎症所致之劳淋，有较肯定疗效。病情缓解之后，嘱每月1～6日服药6剂（每日1剂），有助于巩固疗效，未病先防，未发先治，缓图治本之功。

六、慢性肾功能衰竭

慢性肾功能衰竭，简称慢性肾衰，又称为慢性肾功能不全、尿毒症，是指各种慢性肾脏疾病，或全身性疾病累及肾脏，使肾脏实质受损，肾脏不能维持其基本功能，而致体内代谢产物潴留，水、电解质及酸碱平衡紊乱，多系统受累的一种常见临床综合征。本病临床以少尿或无尿、食欲不振、恶心呕吐、乏力、头晕或头痛、面色少华等为主要症状，多数患者可有水肿，甚至全身浮肿。中医无慢性肾功能衰竭的病名，按其肾功能损害程度和主要临床表现，可分别归入"水肿"、"癃闭"、"关格"、"肾劳"、"溺毒"等范畴。中医学认为慢性肾功能衰竭总属本虚标实之证。正气虚弱，脏腑功能失调，气机升降失常是产生水湿浊毒诸邪的本源。以脾气虚、脾肾阳虚、脾肾气阴两虚、肝肾阴虚、阴阳两虚为常见的正虚证候，而以感染外邪、瘀血、浊毒、水气为标证。治疗应扶正祛邪，攻补兼施。

【临床应用】

邹氏[74]等应用五苓散为主治疗早期肾功能不全 20 例，取得良好疗效。治疗方法：辨证施治以中药五苓散为基本方，桂枝 15g，白术、泽泻、猪苓、茯苓各 12g，按辨证分型基本方加味治疗，每日 1 剂水煎，早晚 2 次服，4 个月后复查有关化验指标。脾阳不振型（7 例）：症见腹胀纳少，四肢倦怠，尿少，大便溏薄，舌质淡，苔薄白，脉沉缓软弱，基本方加附子、厚朴各 10g，干姜 5g。水湿浸渍型（2 例）：症见下肢浮肿，身重困倦，胸闷泛恶，尿少混浊，舌苔白腻，脉濡缓，基本方加大腹皮、生薏苡仁各 10g，车前子 30g（包煎）。肾阳衰微型（5 例）：症见足跗肿甚，腰痛酸重，面色灰暗，怯寒肢冷，神倦，舌质淡胖，苔白，脉沉细弱，基本方加淫羊藿、巴戟天各 15g，鹿角片 10g。脾肾两虚型（6 例）：症见面浮，脘腹胀满，腰膝酸软，畏寒怕冷，神疲倦怠，舌质淡胖，苔白腻根厚，脉沉细，基本方加厚朴、附子、肉桂、半夏各 10g。疗效判定标准及结果：临床症状消失，血红蛋白 100g/L 以上，尿素氮及血肌酐恢复正常，尿蛋白转阴，为显效，共 6 例；临床症状消失，血红蛋白 90～100g/L，尿素氮及肌酐有所好转，但未降至正常，尿蛋白在（+）为有效，共 8 例；临床症状及化验指标与治疗前无变化为无效，共 3 例；临床症状与治疗前相比有加重，尿素氮，肌酐较前升高者为恶化，共 3 例，总有效率为 70%。李氏[75]自拟黄花五苓散为主，结合血液透析，观察治疗 21 例慢性肾功能衰竭患者，疗效满意。方药组成：桂枝 10g，白术 30g，茯苓 10g，猪苓 10g，泽泻 10g，黄连 10g，槐花 30g。患者属肾病及脾，湿浊滞留见尿素氮升高者加栀子 15g；属肾阳虚衰，贼邪不泄致肌酐升高者加制附片 10g，大黄 10g；属元阳式微，蒸化无力，尿比重低者加干姜 10g；属脾肾衰败，精血亏耗见严重贫血者加黄芪 30g，当归 30g；如患者尿蛋白长期不降者加益母草 30g，蝉蜕 10g，玉米须 30g；每日 1 剂，水煎服。治疗结果：肾功能恢复Ⅰ级（肌酐 2.0～2.4mg/dl）者 12 例，肾功能恢复Ⅱ级（肌酐 2.5～4.9mg/dl）者 8 例，1 例无效改做肾脏移植。

　　血液透析常见并发症亦可用中医治疗。①透析相关性心包炎：系指发生于已开始维持性血透者，其发病率约15%，因出血性心包炎致死者，占死因的5%～6%，是极为严重的并发症。常是原有尿毒症性心包炎因全身肝素化引起，透析不充分，细菌或病毒感染，高分解代谢及液体过荷均可导致本病发生。消炎痛、肾上腺皮质激素无确切疗效，只有缓解症状的价值。而强化透析易致脱水、低血钾及低磷血症。临床可见胸闷气短，不能平卧，咳嗽及活动后加重，脉细数，苔白滑或白腻。中医辨证属水饮凌心，治以强心益气利水，生脉葶苈五苓散加减。人参10g（另煎兑入），五味子10g，麦冬12g，桂枝10g，茯苓15g，泽泻5g，白术10g，葶苈子、黄芪各20g，甘草6g，水煎服，每日1剂。经临床验证，本方有强心利尿和消除心包积液的作用。一般服5剂后即可收到明显的效果。②失衡综合征是一组全身性和神经系统症状，常伴有脑电图的异常。可发生于透析中或透析刚结束时，轻者表现头痛头晕、恶心呕吐，严重者出现惊厥、昏迷、甚至死亡。其主要原因是透析时血浆溶质快速减少相对于脑细胞呈低渗，水分从血浆中移入脑组织引起脑水肿。中医学认为是浊阴上冒，清浊相干所致。治以温阳利水，给予五苓散加减以转输脾气，治其水逆。方药：泽泻、茯苓、猪苓、桂枝、竹茹、代赭石、菊花、白术等，研末为散，口服30g。或在透析后给予上方汤剂口服，可起到很好的防治作用。[76]

【病案举例】

　　凌某，女，75岁。2003年6月初，以下肢浮肿，恶心，呕吐年余，加重9天入院治疗。症见：重度贫血貌，头晕乏力，胸闷纳呆，恶心呕吐，皮肤瘙痒，阵发性呼吸困难，少尿。舌质淡红，舌苔薄白，脉沉细弱。查体：双下肢水肿，皮肤弹性差，眼睑苍白，颈静脉充盈，肝颈静脉回流征（＋），双肺呼吸音较粗，心音遥远无杂音，双肾区叩击痛（＋）。心率96次/分，血压14.6/9.3kPa。心脏彩超示：心包积液。B超示：左肾6.5cm×3.2cm，皮质厚约0.5cm，右肾6.0cm×3.1cm，皮质厚约0.4cm，内生肌酐清除率1023.5Lmol/L，尿素氮28.84mmol/L，二氧化碳结合力18.54mmol/L，Ca^{2+}

2.02mmol/L，红细胞 1.90×10^{12}/L，血红蛋白 57g/L，红细胞压积 19.1%。诊断：慢性肾衰竭（尿毒症期），肾性贫血；慢性充血性心力衰竭并心包积液。中医诊断：脾肾阳虚，湿浊内阻。治则：温阳化气，清浊祛毒。方药：桂枝 10g，白术 30g，茯苓皮 30g，猪苓 10g，泽泻 10g，黄连 10g，槐花 30g，大黄 10g，制附片 10g，干姜 10g，黄芪 60g，当归 30g，甘草 10g。每日 1 剂，水煎 2 次口服。患者第一疗程加用血液透析 10 次，服药 30 剂后，临床症状消失。第二疗程停血液透析，继续用上方去大黄连服 30 剂后，尿量为 1100～1300ml/24h，经临床检验及辅助检查肾功能已恢复Ⅰ级（肌肝 2.0～2.4mg/dl）。出院嘱服生脉饮，益肾康胶囊 1 月，巩固疗效。随访至今无复发，生活基本自理。[75]

七、慢性肾小球肾炎

慢性肾小球肾炎（简称慢性肾炎）是由多种病因引起、通过不同的发病机制、病理变化各异、原发于肾小球的一组疾病。起病方式各有不同，根据临床习惯，认为肾炎迁延不愈超过 1 年以上，或者是在首次就诊时就呈缓慢进行性改变者，均列入慢性肾炎中。其临床特点是病程长，呈缓慢进行性、反复发作性进展，临床以蛋白尿、血尿、水肿和高血压为主要表现，可有不同程度的肾功能损害。本病是内科常见病、多发病，可发生于不同年龄，多发生于青壮年，病程较长，少者 2～3 年，多者 20～30 年后，最终进入肾功能衰竭期，治疗困难，预后较差。

慢性肾炎大多属于中医学"水肿"的病证范围，无水肿表现者则可归属"腰痛"或"尿血"范围，在国家标准《中医临床诊疗术语》中，慢性肾炎与"石水"相对应。中医药治疗慢性肾炎有丰富的经验。一般要根据其本虚标实，虚实夹杂的特点，以健脾益肾贯穿治疗始终，祛邪则重在清热解毒化湿、活血化瘀，这是本病治疗取得疗效的关键。

【临床应用】

张氏[77]等应用蒲兰五苓散加减治疗慢性肾炎 36 例，取得良好疗效。蒲兰五苓散药物组成：蒲公英 30g，泽兰 15g，白术 12g，泽泻

15g，茯苓15g，猪苓15g，桂枝10g。每日1剂，水煎分早晚服用，疗程为3~6个月。热盛者加连翘、白花蛇舌草各15g；湿盛者加薏苡仁40g，白豆蔻10g；阴虚者加女贞子、旱莲草各15g；气虚者加黄芪30g，党参15g。治疗结果：36例中完全缓解6例，占16.7%；基本缓解14例，占38.9%；好转12例，占33.3%；无效4例，占11.1%。总有效率为88.9%。

【病案举例】

1. 吴某，女，47岁，农民。1999年11月20日初诊。慢性肾小球肾炎病史30年。全身浮肿，尿少，呕吐5日。经抗感染、利尿、纠正电解质紊乱等处理，呕吐止，食欲增，但尿少，腰酸乏力，全身浮肿难消。患者面色苍白，颜面周身浮肿，以下肢为甚，按之没指，舌质淡苔白，脉沉细无力。尿常规：蛋白（＋＋＋），脓球（＋）。治宜补益脾肾，益气温阳利水。方用五苓散加味：桑寄生15g，山药10g，牡丹皮10g，蒲公英10g，山茱萸10g，丹参15g，桂枝6g，泽泻20g，白术15g，茯苓15g，猪苓15g，炙甘草20g。水煎服，每日1剂。服5剂后浮肿减轻，小便量增多，尿蛋白（＋），脓球（－）。原方续进10剂，浮肿基本消退，二便自调，尿蛋白（－）。[53]

按：本例证属脾肾阳虚水肿，在五苓健脾利水基础上加用补肾壮阳之药，使小便通利，浮肿消退。

2. 赵某，男，26岁，职员。1998年5月12日初诊。半年前出现面及下肢浮肿，经治疗后一度消退。近1个月前因出差劳累，又逐渐出现尿少浮肿，因休息治疗后获效不显来诊。此次发病，伴脘腹胀满，胃纳减少，神疲乏力，动则自汗。检查：慢性病容，面色㿠白，全身中度浮肿，尤以下肢明显，呈可凹性，心脏不大，腹部有移动性浊音，肝脾未触及，血压17.3/13.3kPa，舌淡苔薄白，脉濡数。尿蛋白（＋），镜检有少数红细胞、白细胞及颗粒管型。酚红排泄率及血浆非蛋白氮在正常范围，血浆白蛋白30%，球蛋白2.3g/L。证系脾虚失运，水湿内停，治以健脾益气利水，拟五苓散合防己黄芪汤加减：猪苓、茯苓各10g，白术10g，桂枝10g，泽泻15g，黄芪20g，防己10g，木香10g，大腹皮12g，生姜皮10g，车前子10g（单包）。药进7剂，尿量增加，浮肿始见消退，又继服15剂，其间，恒守五苓散并随症酌加桑白皮、益母草、白茅根等。除足踝部尚有轻度浮肿外，全身浮肿基本消退，患者自觉诸症渐次消失，食欲、精神日趋转佳，血压正常，尿蛋白（＋），嗣后，虽继前方续服2周，但踝部浮肿及少量蛋白尿未能尽消，遂改用培补脾肾法培本以清余邪，方拟五苓散加山茱萸10g，党参30g，山药20g，杜仲12g，20剂后踝肿全部消退，继拟上方加减并配合口服金匮肾气丸，每次8粒，每日3次，1个月后诸症消失，尿检全部正常。[78]

按： 慢性肾炎肾病型属中医学阴水证。患者水肿反复无常，且伴神疲乏力，腹胀纳减，故从脾虚失运，水湿内停论治能获效。然久病及肾，肾虚气化不利，故踝部水肿加少量蛋白尿迁延难消，经改投培补脾肾以清余邪，如是固本善后而取效。

3. 苏某，男，29岁，1997年4月9日初诊。颜面及双下肢浮肿10天，患者曾于6年前患过甲型肝炎。半个月前见全身不适，恶寒发热头痛，到某医院诊治，医生以感冒给予中西药物治疗，病情未见明显好转，渐见全身困倦无力，纳呆，恶心呕吐，面部及双眼睑浮肿，继而下肢浮肿，尿少。两天前又见鼻衄，齿衄，头晕眼花。查体：体温37.8℃，脉搏92次/分，血压24/16kPa，体表外观无黄疸，颜面浮肿，浅表淋巴结不大，左上肢皮肤有出血斑，两肺听诊未闻罗音，心界左锁骨中线第1肋间，心搏增强，心律整，肝脾无肿大，双下肢中度水肿，舌苔薄黄，脉浮细，尿检：尿蛋白（＋＋＋），红细胞少许，白细胞少许，颗粒管型0~1；血检：血红蛋白50g/L，红细胞1.75×10^9/L。某医院诊为"慢性肾炎"，拟收住院，因患者不愿住院而转请中医诊治。据证辨为水肿病，虽为慢性，目前尚属阳水，为风水相搏阶段，乃肺卫不宣，不能通调水道，下输膀胱，三焦壅滞之证。治以疏表宣肺利水之法，用越婢加术汤加减，药用：麻黄6g，白术12g，石膏25g，生姜、大枣、金银花、连翘、猪苓各10g，甘草5g，进3剂，每日煎服1剂。二诊（4月12日）：眼睑及下肢已开始消肿，无恶寒发热，恶心呕吐已停，精神渐好转，但腹胀，尿仍较少，舌苔转黄，脉细。此表水始退，为加强疗效，上方再服3剂。三诊（5月29日）：谓服前述方药6剂后，面及下肢水肿已全部消退，但腹仍胀，食少，食入则见呕吐，因食少不能支持，故住医院治疗1

个多月，现症见小便量少，腹部膨胀（有腹水），心悸气少，头晕，舌质淡，苔黄脉细。此阳虚不能制水，土虚不运之故，证为本虚标实，治以通阳利水，用五苓散合五皮饮加减，药用：桂枝10g，茯苓15g，泽泻12g，白术、桑白皮、大腹皮、厚朴、山楂各10g，每日水煎服1剂。四诊（6月8日）：服药6剂，精神好转，腹胀肿已减轻，尿量稍增，口干，舌苔黄腻，脉细数，症有化热之势，治宜清热利湿，用五苓散合三妙散加减，药用：猪苓12g，茯苓15g，泽泻12g，白术、大腹皮各10g，薏苡仁30g，牛膝12g，黄柏10g，以上方药服15剂，间有以实脾饮加减治疗，诸症消退，病情好转。后经2个月的调治，复查各项指标基本正常，惟小便蛋白在（0～＋）之间，以后又以金匮肾气丸等调治，1999年12月复诊时未见病情复发。[79]

按：水肿病的发生与肺、脾、肾三脏的关系最大，本案开始时伴有肺部症状，故辨证时以风水相搏于肺论治，以越婢加术汤加味，越婢加术汤可疏风清热、宣肺行水，加金银花、连翘意在加强疏风清热之力，加猪苓以利水，使水有去路。表水去后，病情转为里水，治以五苓散合五皮饮加减，是为通阳利水而设，五苓散通阳化气行水，五皮饮脾肺同治，合而用之，则阳气得通，里水自去。本案至后期，病有化热伤阴之势，而小便又较少，故合以清热利湿之法。以后用金匮肾气丸调治其本，全案自始至终，治法用药丝丝入扣，故获全效。

4. 王某，女性，12岁，学生，1984年5月10日就诊。患者1个月前在某医院诊断为肾小球肾炎，曾用西药治疗3周无效，建议用中药治疗。服中药20余剂，仍不见好转。尿常规：蛋白（＋＋），红细胞满视野，颗粒管型（3～5）。症见食少纳呆，恶心欲吐，小便不利，双下肢中度浮肿，尿色淡红，舌质淡红，苔薄白，脉沉缓。辨证属脾虚失运，湿热内蕴所致，治宜健脾利湿，佐以止血。方用五苓散加白茅根20g，小蓟15g。连服4剂，水肿消退，饮食增加，尿化验：蛋白（＋），上方进退又服十余剂，尿化验正常，病告痊愈。[80]

5. 钟某，女，40岁，1997年4月初诊。患慢性肾炎3年，双眼睑及脸面浮肿明显，重压则下陷难复。伴见尿少、色黄，排尿时涩痛不适，舌淡苔白腻，脉细而缓。证属肾虚脾弱，水湿内停，溢于肌肤。治宜健脾益肾，祛湿利水。方用五苓散合五皮饮加味。处方：茯

苓（带皮）25g，猪苓、白术、生姜皮、桑白皮、生黄芪各15g，泽
泻、桂枝、大腹皮、五加皮、菟丝子各12g，陈皮10g。水煎服，每
日1剂。服3剂后肿胀消，复以六味地黄丸调理，随访1年未
复发。[81]

按：生姜皮辛散水气，陈皮理气和中，五加皮祛肌肤之水湿，桑
白皮泻肺降气利水，茯苓皮渗淡祛肤中之水湿，大腹皮下气行水，生
黄芪补气固表，并能利水消肿，菟丝子补肾，以增强肾之排泄功能。
合五苓散之健脾祛湿利水。全方合而祛湿利水消肿，故1剂见效，数
剂肿胀全消，复以六味地黄汤调理而功成。

6. 孔某，男，56岁，1979年10月9日初诊。全身浮肿，经多
方治疗，未见好转，现症：全身浮肿，眼睑肿甚，颜面苍白，胸闷心
慌，气喘难以平卧，腹部胀大，肚脐突出，阴囊肿大如拳，下肢肿
甚，按之皮肤渗水，小便短少，舌淡胖，苔白微腻，脉沉细弦涩。检
查：胸腹水形成，腹围92cm。胸透：左胸腔少量积液。检验：尿蛋
白（＋＋＋＋），白细胞（1～2个/HP），尿素氮40.9mmol/L。西医
诊断为慢性肾功能不全，肾病综合征，心力衰竭。辨证为心肾阳虚，
水湿泛滥。治以温阳化气，利水消肿，方用真武汤合五皮饮、五苓散
加减：制附子20g，赤芍、白术各15g，茯苓、泽泻、冬瓜皮、大腹
皮各30g，广木香、桂枝、陈皮各10g，生姜皮3g。每日1剂，水煎
服。服上方3剂，小便增多，面肿消退，心慌气喘减轻。继服上方2
月余，小便由每日500ml增至2000ml，胸腹水消失，腹围缩小为
73cm，体重由78kg减至57kg，尿素氮降为19.4mmol/L，尿蛋白
（＋），全身症状已不明显，继以补气养血之剂善后。[82]

按：本例因其病久伤阳，阳虚水泛，上凌于心，更伤其肾，心肾
阳虚，不能温运脾土，水湿不化，水肿加重。尽管心肾脾三脏皆病，
但目前心慌气喘，小便短少，阴囊肿大，为心肾阳虚水湿充斥的明显
症状，故用真武汤温补心肾以治其本，合用五皮饮、五苓散化气利水
以治其标，实为温阳利水法的应用，取得较好疗效。其中重用附子，
其有走而不守，引诸药入经络腠理，促进水湿温化的作用，达到化气
行水的目的。

八、尿频

尿频是一种症状，并非疾病。由于多种原因可引起小便次数增多，但无疼痛，又称小便频数。尿频的原因较多，包括神经精神因素、病后体虚、寄生虫病等。对尿频患儿需除外尿路感染、外阴或阴茎局部炎症等。本病的治疗应针对病因，现代医学的治疗方法尚不多。中医学认为小便频数主要由于小儿体质虚弱，肾气不固，膀胱约束无能，气化不宣所致。此外过于疲劳，脾肺二脏俱虚，上虚不能制下，土虚不能制水，膀胱气化无力，而发生小便频数。因此尿频多为虚证，临床上应用温补肺肾、收敛固涩可取得疗效。

【病案举例】

1. 钱某，女，32岁，1991年5月11日初诊。患者尿频，小腹坠胀5天。自诉5天前因乘长途汽车，途中忍尿，之后出现尿频、尿少，小腹坠胀，小便1日解20余次，甚为所苦。脉细，苔薄腻，质淡红。小便常规：正常。责之水湿内停，膀胱气化不利，治重化气利水，以缓其急。处方：川桂枝6g，猪苓、茯苓各15g，泽泻、冬葵子各12g，肥知母、川黄柏、白术各10g，厚肉桂末3g（分吞）。服3剂。5月17日复诊：服药3剂后，尿频大减，小便通畅，刻下小腹稍有下坠感，脉象舌苔同前。原方既效，再加车前子15g（包煎），续3剂，以资巩固。[83]

按：强制忍尿，水蓄膀胱，影响气化功能，导致小便不畅。用五苓散温阳、化气、利水，收效甚速。患者虽非表邪入里，亦无微热消渴，但见小便不利一症，投五苓散正合病机。

2. 女，21岁，1995年7月2日初诊，小便次数频多1月余。患者于5月28日开始感觉白天小便次数相对较多，不痛，量少，夜间正常，自己不太在意。后小便次数明显增多，约每小时1次，仍量少不痛，夜间基本正常，患者近来易于疲劳，偶有头晕，纳尚好，舌质淡，舌苔薄白，脉细滑，B超、尿常规等检查均无异常。证属气虚水湿内停，州都气化不利。药用五苓散加黄芪。方药：桂枝10g，白术30g，泽泻10g，茯苓10g，猪苓10g，黄芪30g，共4剂。用药后症状明显好转，再进4剂，小便如常。1年后曾复发，照此方服后痊愈，随后未发。[84]

3. 女，35岁，1997年4月7日初诊，夜间小便频多20年余。1982年曾因夜间四肢冷，小便频多，行药物及饮食疗法治疗一段时间，后四肢冷消失，但小便仍频多。10余年来，从20:00至次日4:00，平均每小时小便1次，量少，不痛，无其他不适，病发前几年因此影响睡眠，后来渐渐习惯。症见体形略胖，无头晕，腰痛，乏力，舌质淡红，舌苔薄白，脉沉细，各项检查正常。证属肾虚，水湿内停，州都气化不利。方用：五苓散加补骨脂、桑螵蛸，即桂枝12g，白术18g，泽泻10g，茯苓10g，猪苓10g，补骨脂18g，桑螵蛸15g，4剂药后好转。药已中的，再服12剂痊愈。[84]

按：上两例都是小便频多，量少，小便不痛，西医检查均无异常，都有共同的病机，即膀胱气化不利，然而其各有侧重。前者因气虚，中气不足，水湿内停，影响州都气化不利，因而白天小便频多，用五苓散加黄芪，重用白术而获效。后者则是因肾虚，肾气不足，影响州都气化不利，因而夜间小便频多，用五苓散加补骨脂、桑螵蛸，重用补骨脂而获效。

4. 韩某，女，60岁。2002年12月15日初诊。诉2000年夏天突发尿频、尿急、尿痛、尿血，经膀胱镜检查，无异常发现。今年4月再次发作，经治疗，症状有所控制，半月后症状加剧。11月22日第3次发作，经某市中心医院收住院治疗11天后，略有好转。现尿频、尿急、尿失禁（每天4~5次），夜尤剧，西医否认泌尿系感染。近半月仅大便2次。脉弦略数，舌边尖红，有瘀点，苔中根部白。证属肝胆湿热，疏泄紊乱，心火偏亢，兼有瘀血。治宜清泄肝胆，泻心化瘀。方用龙胆泻肝汤合导赤散加味：龙胆草8g，栀子10g，黄芩10g，柴胡6g，生地25g，车前子10g，泽泻10g，木通15g，甘草12g，当归10g，竹叶10g，杏仁10g，桃仁10g，瓜蒌仁10g，厚朴10g，神曲15g，6剂。12月22日复诊。药后白天小便2~3次，夜晚1~2次，无不适之感。脉左弦右细，舌尖红，苔白厚，中部微黄，边齿印。证属肝郁脾湿，兼心阴虚。治宜疏肝运脾，清心养阴。改用逍遥散、五苓散、导赤散合化：当归12g，赤芍、白芍各15g，柴胡6g，薄荷8g，茯苓24g，炒白术20g，炙甘草8g，泽泻24g，桂枝3g，猪苓

10g，生地 15g，木通 6g，竹叶 10g，瞿麦 15g，生姜 10g，6 剂，以善其后。[85]

按：肝胆湿热，累及于子，致心火亢盛，灼伤心阴。心火移热于小肠，泌别失司，与肝胆疏泄紊乱相合，故尿频、尿急、尿失禁。其瘀血乃因住院期间不慎摔伤过，化瘀也有利于小便正常。复诊时，主症已失，脉舌显肝郁脾湿之象，故以逍遥散、五苓散易龙胆泻肝汤，使肝疏脾健而不致复发。

5. 王某，女，73 岁，2002 年 1 月 8 日初诊。该患者为乳腺癌术后，寻求中医治疗。在问诊中得知其夜尿频频，每夜 5~6 次，以致影响睡眠，饮食如常，大便成形，日 1 次，一般情况良好，余无不适。遂给予五苓散加减：桂枝 10g，茯苓 15g，猪苓 10g，泽泻 10g，白术 10g，桑螵蛸 10g，芡实 20g，益智仁 10g。5 剂后，夜尿减为 2~3 次，又服 5 剂，夜尿减为 1~2 次，自觉睡眠大为好转，精神倍增。后改为益气健脾，调理脾胃治疗。[86]

九、尿失禁

尿失禁是由各种原因引起的间断和持续性不自主溢尿，膀胱功能受累的结果，本质上是膀胱贮尿功能障碍的表现。可分为神经原性尿失禁、梗阻性尿失禁、创伤性尿失禁、精神性尿失禁及先天性尿失禁。不同病因的尿失禁表现也不一样，如前列腺手术后尿失禁，大约 2 周可自愈。神经源性尿失禁，有的是过胀性尿外溢，有的是自律性反射型膀胱，还有膀胱膨胀感异常或逼尿肌反射亢进，表现不能自主的尿失禁，等等。中医治疗尿失禁可取得良好疗效。

【病案举例】

1. 刘某，男，53 岁，乡村医生，1988 年 1 月 20 日诊。患者习惯性尿失禁 1 年余，伴有心悸气短，腰膝酸软，有不同程度性功能减退。夜间及劳累后加重，曾多方医治效果不佳，特求治于中医。今诊，症如前述，舌质淡，苔白，脉沉缓，脉证合参，属肾阳素亏，导致膀胱气化无能，开阖失度而不约，致水液直趋下行而发本病。方用五苓散加味。处方：桂枝 15g，猪苓 15g，白术 10g，泽泻 18g，芡实 15g，仙茅 15g，茯苓 15g，1 日 1 剂水煎服，3 剂后小便次数明显减少，他症均减，药中病机，效不更方，嘱上方再进 10 剂，诸症悉除。随访 3 年未见复发。[87]

按：本案为肾阳素亏，致膀胱气化失度而其开阖失约而发病，用五苓散助膀胱气化行水而中病机，然肾与膀胱相表里，膀胱气化有赖于肾气的盛衰，肾气有助膀胱气化津液，肾阳有助于膀胱司开阖以约束尿液，故加仙茅、芡实固肾涩精而益其本，用之效彰。

2. 张某，女，44 岁，已婚，小学教师，1983 年 12 月 10 日诊。病者患习惯性尿失禁 2 年余，伴头晕，心慌气短，腰膝酸冷而痛，入夜更甚，曾经多方治疗而效不著。近日来症状日趋加重，动则尤甚。曾约西医诊疗，诊断为"尿道膨出症"，须手术治疗。患者惧于手术前来我院中医科邀予诊治。刻诊：症如前述，月经量少而色淡，舌淡苔白，脉沉迟，度脉证，系肾阳素亏，导致膀胱气化无能，开阖失度而不约，致使水液直趋下行发为本症。治宜固肾精，温阳化气行水，方选五苓散加味。处方：桂枝 15g，猪苓 12g，茯苓 12g，白术 20g，泽泻 18g，芡实 20g，海螵蛸 20g。3 剂，每日 1 剂，水煎早晚分服。二诊，服 3 剂后，小便次数及量明显减少，他症亦大有好转，药中病机，嘱上方再进 10 剂，而诸症悉除。为杜其复发又服金匮肾气丸十余盒，病告痊愈。随访至今已 10 年有余，症未再发。[88]

十、尿潴留

膀胱内积有大量尿液而不能排出，称为尿潴留。引起尿潴留的原因很多，一般可分为阻塞性和非阻塞性两类。阻塞性尿潴留由前列腺肥大、尿道狭窄、膀胱或尿道结石、肿瘤等疾病阻塞了膀胱颈或尿道而发生尿潴留。非阻塞性尿潴留即膀胱和尿道并无器质性病变，尿潴留是由排尿功能障碍引起的。如脑肿瘤、脑外伤、脊髓肿瘤、脊髓损伤、周围神经疾病以及手术和麻醉等均可引起尿潴留。中医药治疗尿潴留，可取得良好疗效。

【病案举例】

1. 宋某，女，40 岁，干部。就诊时身重乏力尿闭已 7 日，少腹作胀，脘腹胀闷不舒，烦渴，但不敢饮水，前日开始导尿，乃请中医会诊。患者曾患过肾盂肾炎，有小便淋沥不尽病史。患病前，曾外感

内 科 病 证

风寒，自服阿司匹林，发汗后恶寒消失，仍感身重，乏力，两日后开始小便淋沥不尽，而后发展到尿闭。诊其脉滑数，苔白腻，舌边尖红。观其脉症，此症仍属外邪壅遏膀胱，膀胱气化失调，故致小便不利，不能排出。正如《素问·宣明五气论》曰："膀胱不利为癃，不约为遗溺。"治以化气行水为大法，佐以清热利湿。处方：茯苓30g，猪苓、泽泻、白术各12g，桂枝10g，萹蓄、木通、车前仁、栀子、黄芩各10g。服3剂后，小便得以自行，但排尿仍感不畅，心烦口渴均减。原方去黄芩加瞿麦、淡竹叶，再服6剂，诸症告愈。[72]

2. 谢某，男，46岁，1994年9月26日初诊。6天前从房顶坠下，致腰椎压缩性骨折，外伤性尿潴留。因经济困难而在家中调治，因小便不出致腹部胀满。虽经热敷及数次导尿，但效果不佳，导尿管拔出后便闭如故。现症：病者卧床，表情痛苦，小腹硬满拒按，小便点滴不通，大便一周未解，舌紫红边有瘀点，苔薄黄而润滑，脉沉紧。此症因外伤引起，血瘀气滞，膀胱气化不行而致小便不通，急则治其标，此时应以通利小便为首务。治则：活血化瘀，化气行水。方用五苓散加减。方药：泽泻20g，猪苓15g，茯苓20g，白术15g，桂枝10g，桃仁20g，大黄30g，乌药18g，沉香6g。2剂，水煎，多次少量频服。9月29日二诊：2剂后大便已解，小便已通，但仍感涩滞不爽，上方去大黄、沉香，加枳壳12g，滑石30g。续服2剂而小便如常。[89]

按：此病因外伤引起，伤后致瘀血内停，气机被阻，膀胱气化不利，而致小便点滴不出。治疗应以活血化瘀，气化州都，通利小便为首务，故用五苓散化气行水而通州泄渎。加桃仁、大黄活血化瘀，而助二便通利。加沉香、乌药理气止痛而疏通气滞，以促气化。诸药合用而使血瘀得化，气滞得行，气化运转，州都开泄，而小便自出矣。

3. 刘某某，女，65岁，农民。因排尿困难6天于1989年8月6日入院。患者半个月前曾因轻度有机磷农药中毒在当地用阿托品等治疗后痊愈。入院后诊断为急性尿潴留（神经性），经对症、热敷等治疗无效，于1989年8月9日邀中医会诊。症见：神疲纳呆，口渴不欲饮，脐下时动悸，小便不通，小腹胀满疼痛。舌淡、苔薄白腻，脉细弱。证属脾肾虚弱，水饮内停，气化不利所致，治以通阳化气利水，用五苓散加味：桂枝 15g，白术 12g，泽泻 10g，茯苓 20g，猪苓 15g，牛膝 6g，枳实 10g，水煎服。1 剂后小便即通，复以补中益气汤加减调理，痊愈出院。[90]

按：患者因脾肾虚弱，水饮内停，膀胱气化不利而致癃闭，故用五苓散温阳健脾，化气利水，加枳实行气消胀，牛膝通淋涩，引药下行，药证相符，收效甚速。

4. 曾某，女，65 岁。因恶寒发热，上腹疼痛而入院，继又突然小便频急而痛、点滴难下。经导尿化验，诊断为泌尿系感染，用青霉素注射，呋喃西林口服，导尿，治疗 2 天未见减轻，改用八正散加减。服 2 剂，小便频急热痛稍轻，但仍不能自行排出，小腹胀满，大便色黑稀溏，日数次，体温 37.6℃，舌苔黄干，脉细弱而数，治宜清滋化气，用滋肾丸加味：知母、黄柏、木通、车前子、麦冬、玄参各 10g，肉桂、甘草各 3g，北沙参 15g，白参 5g（另蒸兑），大黄 6g。服 2 剂，小便热急、痛胀、腹满均降，小便通畅。[91]

按：一般以小便不通者为癃，小便滴沥涩痛者为淋，二者论治有所不同，若热盛阴亏，膀胱气化不行者二症可并见，则总治以清滋化气，用滋肾丸。

5. 任某某，女，45 岁，初诊时间 1997 年 12 月。因小便不利伴双下肢浮肿 2 年余，加重 1 个月而来诊。诉小便不利，排尿难，虽有尿意，但排尿过程费力仍不能畅快排出，夜尿频多，每晚 4~5 次，伴双下肢轻度浮肿，沉重怕冷。患者已绝经 1 年余，时有烘热汗出，手足心热，查舌质偏暗，脉沉细，尿常规检查正常。辨证肾气渐虚，无以蒸腾气化，则膀胱气化不利。立法化气行水，兼调补肾气。处方：猪苓 10g，茯苓 10g，泽泻 12g，桂枝 6g，白术 6g，仙灵脾 10g，盐知母、黄柏各 6g，予 6 剂。复诊时诉小便不利已消退，排尿畅快有力，已无余沥感，夜尿次数减少，每晚 1~2 次，浮肿消退，轰热汗出等症亦明显减轻。前方加减又进 14 剂，并配合知柏地黄丸调理收功。[92]

按：患者年近七七，天癸已竭，肾气渐虚。肾主水，司开合，肾之蒸腾气化功能减弱，则开合失司，水气停蓄，聚而为肿；肾失气化，膀胱气化无权，无力通利水气，故排尿不畅，小便难。其临床表现以浮肿和小便不利并见为特征，病机以膀胱气化不利为主，治疗重点当化气行水，兼顾于肾，益肾气以助气化。以五苓散为主方，加仙灵脾以益肾气；同时因患者处于更年期，阴阳失调，有烘热汗出等表现，故加盐知母、黄柏、巴戟天以调补阴阳，改善症状。用药后诸症皆除。

十一、肾病综合征

肾病综合征是肾小球疾病中的一组临床症候群。它不是一个独立性疾病，而是许多疾病过程中，损伤了肾小球毛细血管滤过膜的通透性而发生的以大量蛋白尿为特征的一个症候群。

许多疾病可引起肾小球毛细血管滤过膜的损伤，导致肾病综合征。根据病因可分为原发性和继发性两大类。原发性肾小球疾病引起的肾病综合征原因尚待探讨，目前所知大部分与免疫有关。成人的2/3和大部分儿童的肾病综合征均为原发性。继发性肾病综合征的原因很多，常见为糖尿病肾病、系统性红斑狼疮肾炎、过敏性紫癜性肾炎、感染、类淀粉样变等。成人肾病综合征的1/3和儿童的10%可由上述病因继发。临床上在作肾病综合征的病因诊断时，需认真除外继发性肾病的可能性，方可做出原发性肾病综合征的诊断。

肾病综合征的典型表现为大量蛋白尿（每日 > 3.5g/d）、低蛋白血症（血浆白蛋白 < 30g/d）、水肿伴或不伴有高脂血症。根据本病的临床表现和体征，可归属于中医学"水肿"、"腰痛"、"虚劳"等范畴。本病总属虚实错杂，本虚标实为患。病变早期水肿较甚，以邪实为主，多与风热、湿毒、气滞、水停有关，病变重在肺脾两脏。后期水邪渐退，尿蛋白持续不消，多责之于气虚、阳虚、阴虚，病变重在脾肾两脏。在整个病变过程中，以脾肾功能失调为重心，以阴阳气血不足，尤其是阳气不足为病本，以水湿、湿热、瘀血阻滞为病变之标，表现为虚中夹实，虚实错杂之证，以致出现临床证候的多样性和发作性，极大地增加了辨证治疗的难度。

【临床应用】

郭氏[93]将58例原发性肾病综合征患者随机分为中西医结合治疗组（中西组）和单纯西药治疗组（对照组）。中西组31例，对照组

27例。对照组：强的松每人1mg/（kg·d），口服8~12周，然后逐渐减量，每周减少5mg，减至每日10~15mg后，改为隔日口服20~30mg，维持3~6个月；配合低盐、高优质蛋白饮食，对症使用利尿剂、潘生丁、抗生素等。中西组：在对照组治疗的基础上辨证论治给予中药治疗。脾肾阳虚型，以真武汤合五苓散加减治疗，方药组成：熟附片10g，茯苓20g，白术15g，白芍15g，猪苓12g，泽泻10g，黄芪45g，炙甘草10g。脾肾气虚型，以补中益气汤合五苓散加减治疗，方药组成：黄芪45g，白术15g，苍术15g，陈皮15g，柴胡10g，党参15g，当归10g，茯苓20g，猪苓10g，泽泻10g，炙甘草10g。每日1剂，水煎服。在大剂量激素治疗4~6周后，大部分患者出现肝肾阴虚表现，此时可给知柏地黄丸加减治疗，方药组成：知母10g，黄柏10g，生地15g，山茱萸8g，山药15g，茯苓15g，泽泻10g，丹皮10g，炙甘草10g。每日1剂，水煎服6~8周。在激素减量维持治疗阶段则以温补为主，可给金匮肾气丸加减治疗。方药组成：熟地15g，山药18g，山茱萸8g，茯苓15g，丹皮10g，熟附片6g，肉桂6g，黄芪30g，枸杞子15g，炙甘草10g。每日1剂，水煎服8~10周。治疗结果：治疗组与对照组比较，2组疗效比较有显著性差异（$P<0.05$），说明中西医结合治疗原发性肾病综合征可提高疗效，减少复发。韩氏[94]应用五苓散加味治疗肾病综合征56例，取得良好疗效。治疗方药：茯苓30g，泽泻30g，猪苓30g，白术20g，桂枝6g，大腹皮60g，槟榔15g，木香15g，丹皮12g，栀子15g，生山药90g，川牛膝15g。治疗结果：全组经治疗痊愈48例，好转7例，无效1例。无效患者合并有亚急性肝坏死。冯氏[95]等应用中西医结合治疗肾病综合征52例，取得良好疗效。治疗方法：西医治疗：注意休息，饮食宜低盐并掌握蛋白摄入量。强的松90mg/d晨起顿服，持续用药1~2周后减量。青霉素400~800万单位，连用7~14天。中医治疗按以下三步进行。①以麻杏石甘汤合五苓散为主方，以解除肺卫之症。一般用药1~2周。②以麻黄连翘赤小豆汤合五苓散为主方，清利湿热。消除免疫变态反应一般用药4~6周（至激素减完为止）。③以补中益气汤合五苓散为主方，健脾补肾，增强机体免疫功能。激素减完后用本方治疗至尿中蛋白完全消失，各项化验检查恢复

正常，临床症状消失为止。治疗结果：经 5 年随访，完全缓解 42 例，占 80.08%；显著缓解 3 例，占 5.77%；部分缓解 2 例，占 3.85%；无效 5 例，占 9.62%。

【病案举例】

李某，男，49 岁，农民。于 1990 年 10 月 20 日入院。诊断为肾病综合征。曾反复住院 3 次，使用强的松、潘生丁、利尿合剂、人血白蛋白后症状缓解，但不持久。入院前 10 天，下肢浮肿加重，伴腹胀，胸闷，乏力，大便溏薄，少尿，逐日加重。查体：体温 35℃，血压 14.6/10.6kPa，呼吸 18 次/分，贫血貌，颜面轻度浮肿，心脏各听诊区未闻异常，两下肺呼吸音消失，语音传导减弱，腹部膨隆，腹围 84cm，腹水征阳性，肝脾触诊不满意，双下肢重度凹陷性水肿。红细胞 3.1×10^{12}/L，白细胞 7.11×10^9/L，中性粒细胞 0.75，血红蛋白 102g/L，尿蛋白（＋＋＋），尿颗粒管型（＋），尿红细胞 0～3/HP，甘油三酯 2.5mmol/L，胆固醇 10.4mmol/L，总蛋白 28g/L，白蛋白 11.6g/L，球蛋白 16.4g/L。B 超提示：大量腹水。胸片：双侧胸腔中等量积液，右中下肺野炎性改变。诊断：右肺感染，肾病综合征。舌质淡，苔水滑，脉沉缓。中医辨证系脾肾阳虚，水饮内停；治宜补脾益肾，温阳行水。处方：黄芪 60g，桂枝 10g，茯苓 30g，白术 10g，泽泻 10g，益母草 30g，槟榔 10g，蝉蜕 10g，五味子 10g。西医口服强的松 60mg，每日 1 次；青霉素 60 万 U 加入 10% 葡萄糖 250ml 中，肝素 50U（100mg）加入 10% 葡萄糖 250ml 静脉缓滴，1 日 1 次；20% 人血白蛋白 50ml 静脉滴注，每周 2 次；速尿 40mg 静推，每日 1 次。连续治疗 24 天，其中青霉素于 14 天后停用，症情无明显好转。11 月 16 日患者出现恶心欲吐，纳差，呼吸困难，全身浮肿加重，24h 尿量 550ml（在使用速尿的情况下）。血压 17/13.3kPa。尿蛋白（＋＋＋＋），尿颗管型（＋），透明管型（＋）。尿素氮 9.7mmol/L，肌酐 768μmol/L，报病危。改强的松为地塞米松 115mg 口服，每日 3 次；加服药用碳 3g，1 日 1 次；心痛定 10mg，1 日 3 次；停用人血白蛋白；中药在原方基础上加炒大黄 10g，川附片 30g，桑白皮 20g，生大黄 12g，牡蛎 30g，生黄芪 60g，芒硝 3g 煎煮，取 80ml，加 20% 甘露醇 40ml，用导尿管插入肛门内约 18cm，将药液缓慢注入，提高臀部，保留50min以上，结肠透析，每晚1次；每周清煮（不放盐）7~8两鲜鲤鱼2条食用。次日患者大便次数增加，每日8~13次，24h尿量增至1000ml，恶心减轻，食欲渐增，9天后全身浮肿消退，精神好转，下床活动，饮食大增，每餐4两左右；尿素氮4.75mmol/L，肌酐51.56μmol/L，血红蛋白130g/L，尿蛋白（＋＋）。由于家庭经济来源困难出院门诊治疗。门诊予地塞米松，鲤鱼汤，中药上方去大黄、桑白皮、蝉蜕、五味子，加杜仲30g，红花6g，15剂内服。1个月后复查尿蛋白转阴，甘油三酯1.65mmol/L，胆固醇6.0mmol/L。激素开始逐步减量，半年后停用，黄芪五苓散、鲤鱼汤继续服用1年。随访6年未复发。[96]

按：成人难治性肾病综合征在临床治疗上很棘手，多预后不良。中医学一般认为其主要病机是本虚标实，正虚为本，邪实为标。本例以脾肾阳虚为本，兼血瘀属标，在采用常法无效情况下，加用通腑泄浊之剂，中药结肠透析，同时食用鲤鱼汤后，标本兼顾，病情很快好转，全身浮肿减退，肾功能恢复正常，尿蛋白转阴；继续长期内服鲤鱼汤、黄芪五苓散，逐步顺利地终止了激素的使用，停药5年未复发。由此可知难治性肾病的治疗让湿浊外泄使病邪有路排出是治疗本病的关键。鲤鱼具有利水、消肿、下气、增加血浆蛋白的作用，其可作为防治肾病的主要食疗品。

十二、肾积水

肾积水是指尿路梗阻时，肾脏分泌的尿液排出受到障碍，积聚在肾脏内，时间长久后，肾盂扩张称肾积水。严重肾积水会造成肾盂、肾盏内压力上升，结果会影响肾小球的滤过作用，影响肾脏功能，而且肾实质也会逐步受压萎缩。造成肾积水的尿路梗阻原因很多，例如肾盂、输尿管连接处的先天性狭窄、输尿管结石、结核性小膀胱、前列腺增生症和尿道狭窄等。肾积水由于尿液瘀滞，容易引起细菌继发性感染。临床表现：① 一般无症状，有时可有腰部钝痛或轻微不适。② 继发感染时，出现尿频、尿急现象。③ 双侧肾积水，容易发生肾功能衰竭现象。尿量显著减少。中医中药治疗肾积水，可取得良好疗效。

【临床应用】

毛氏[97]应用五苓散加味治疗肾积水 32 例。治疗方法：五苓散：茯苓 30g，泽泻 30g，桂枝 15g，白术 10g，猪苓 10g。加味：气虚加黄芪、党参；血虚加当归、熟地；阳虚加淫羊藿、杜仲；阴虚加麦冬、枸杞子；血瘀加丹参、益母草；腰痛加桑寄生、川续断；结石引起者加金钱草、海金沙；结核引起者加夏枯草、百部；盆腔炎引起者加蒲公英、鱼腥草等。每日 1 剂，水煎服。2 周为 1 疗程，可连续服用 2~3 个疗程。伴有血证的患者忌用。治疗期间，每日坚持饮白开水 500ml，并适当进行户外活动。治疗结果：32 例中，治愈（症状消失，经 B 超及 X 线复查未发现肾积水）25 例，好转（症状缓解，经 B 超及 X 线复查积水减少）3 例，无效（治疗前后无变化）4 例。其中用药 1 疗程内好转以上者 21 例，2 疗程好转以上者 7 例。总有效率为 87.50%。

【病案举例】

1. 郑某，男，52 岁，1994 年 4 月 27 日初诊。腰部酸痛 3 个月，尿血 1 周，无尿频、尿急、尿痛，口微干，舌红苔白，脉细弦。尿常规：红细胞（＋＋），CT 检查：左肾内见 3.4cm×3.0cm 的囊性无回声包块，肾盂肾盏分离为 1.8cm 的液性区，右肾大小形态回声正常，输尿管不扩张，肾功能检查正常。诊断为肾囊肿并肾积水。辨证属脾肾两虚、水蓄不行，治以温补脾肾、活血行水，五苓散加味，处方：炒白术 15g，桂枝 9g，泽泻 15g，猪苓、茯苓各 12g，炙黄芪 15g，炒党参 15g，益智仁 15g，菟丝子 15g，炒杜仲 15g，泽兰 15g，鹿衔草 15g，生甘草 3g。服上方 7 剂后，腰痛减轻，尿检红细胞（＋）。继续服上方加王不留行 12g，21 剂后，CT 复查：肾积水已消除，囊肿存在。半年后 B 超检查，未见肾积水复发。[98]

按：肾主水，肾积水的患者往往肾的气化功能降低，五苓散通阳化气利尿，适宜对肾积水的治疗。方中桂枝通阳化气；白术、茯苓健脾利水；猪苓、泽泻利水导下。

2. 李某，男，40 岁，1996 年 3 月 1 日初诊。患者腰部两侧重坠痛，小便时有短少，排泄不畅，眼睑有时浮肿，伴胃脘痞满不适，恶心纳呆，腹胀头眩，舌淡红，苔白腻，脉弦滑。B 超检查：双肾积水。证属脾虚水湿停聚，治以健脾渗湿，化气行水。方用五苓散加味：白术20g，泽泻30g，茯苓30g，猪苓15g，陈皮10g，桂枝10g，木香10g，延胡索10g，苍术10g，川牛膝10g，车前子15g，水煎服，每日1剂，早晚2次服。服药5剂，腰痛明显减轻，效不更方，继进5剂，尿量增多，腰痛止，舌脉正常，诸症皆除。B超检查，双肾积水消失。[99]

按： 本病病机为水湿内停，膀胱气化功能减弱以致出现腰部坠胀，小便不利，眼睑浮肿等症。方中茯苓、猪苓、泽泻通调水道，渗湿利水；白术、苍术健脾利湿；木香、陈皮、延胡索行气利水，通络止痛；川牛膝消肿止痛，宣导下行；桂枝增强膀胱的气化功能，使小便通利，水湿从小便去之。如此气化则小便利，气行则水自消，故而肾积水消失，腰痛诸症随之而愈。方中泽泻重在泻肾浊，用量在30~60g未见不良反应。

3. 郭某，男，37岁，1992年2月21日初诊。患者腰部两侧重坠胀痛，小便有时短少，排泄不畅，眼睑时有浮肿，阴雨天加重，舌淡红，苔白腻，脉现沉象。B超检查：双肾积水。辨证属于气滞水蓄。治宜通气利水，方选通气散合五苓散加味：木香12g，陈皮10g，炙山甲10g，延胡索20g，甘草6g，小茴香12g，牵牛子（炒）12g，泽泻30g，茯苓20g，桂枝12g，白术15g，猪苓15g，杜仲（炒）15g。水煎服，日服1剂，早晚2次服。服药3剂，腰痛明显减轻，效不更方，继服6剂，尿量增多，腰痛止，舌脉正常。诸症皆除。B超复查双肾积水完全消失。[100]

按： 本案的病因病机为气滞水蓄，所以出现腰部重坠胀痛，阴雨天加重，舌淡苔白，脉现沉象不应。通气散功能行气利水、通络止痛，五苓散有化气行水之功，两方合用使水湿从二便（主要是从小便）去之。"气化则小便利，气行则水自消"，葵治乏效、时经1年的腰痛，服药9剂而愈，是药之矢中病之的之故也。

十三、特发性水肿

特发性水肿是指水肿的发生无任何明显的已知的原因。现代医学认为特发性水肿与其他水肿不同，是一种水盐代谢紊乱综合征。多发于生育期的女性，水肿主要表现在身体下垂部分，常与体位、情绪、月经、季节及劳累有关，一般认为是内分泌功能失调与直立体位反应异常所致。西医以利尿剂、孕激素及改善毛细血管通透性的药物治疗，均有明显副作用，疗效也不甚理想。本病属于中医学"水肿"范畴，部分可不伴其他症状，也有伴全身困重、乏力、四肢倦怠、畏寒、头痛、头晕、面部烘热、胸闷腹胀、心悸气短、失眠多梦等；病程长短不一，数月至数年不等；病情表现不同，有上午轻下午重，有平时轻月经前后重，有四肢肿胀重头面躯干轻，有晨起头面部重午后下肢重，以及有受风寒后加重，有情志变化后加重，有劳累后加重等。五苓散温阳化气利水渗湿，治疗特发性水肿有效。

【临床应用】

朱氏[101]应用五苓散化裁治疗特发性水肿 40 例，取得良好疗效。治疗方法：以泽泻 12g，猪苓、白术、茯苓各 9g，桂枝 6g 为基本方。气虚者加黄芪 15g，党参 12g；血虚者加当归、熟地各 12g，阿胶（烊化）15g；纳差者加鸡内金、炒二芽各 12g；月经不调者加香附、川续断各 12g，益母草 15g。每日 1 剂，水煎分 2 次温服，疗程 3～10天。治疗结果：痊愈 18 例，好转 21 例，无效 1 例，总有效率97.5%。李氏[102]自拟消肿汤（五苓散合四逆散加减）治疗特发性水肿 50 例，取得良好疗效。治疗方法：药用自拟消肿汤，本方由四逆散加五苓散组成，药物组成：柴胡 10g，白芍 15g，枳壳 10g，茯苓20g，白术 10g，甘草 3g，猪苓 20g，泽泻 10g，桂枝 6g，并根据伴随症状随症加减。伴怕冷，疲乏，四肢无力，动则气短可加黄芪 30g，党参 20g，薏苡仁 20g；伴失眠多梦，面部烘热，口渴多饮可加生地15g，葛根 10g，酸枣仁 10g；伴月经不调可加香附 10g，当归 10g，丹参 10g。每日 1 剂，水煎分 2 次服，服药期间注意饮食调整，避免辛辣食物，注意休息，消除精神紧张因素。10 剂为 1 个疗程，1 个疗程后判断疗效。治疗结果：治疗 50 例中，治愈 30 例，占 60%；显效10 例，占 20%；好转 8 例，占 16%；无效 2 例，占 4%。总有效率96%。李氏[103]用加味五苓散治疗特发性水肿 100 例，疗效满意。加味五苓散基本方：桂枝 10g，茯苓 20g，白术 10g，泽泻 15g，猪苓10g，熟地黄 15g，山茱萸 10g，枸杞子 10g，黄芪 20g，党参 20g。水煎服，每日 1 剂。随症加减：腰膝酸软，头晕耳鸣加杜仲、续断、牛膝；形寒肢冷加附子、肉桂；形体肥胖加山楂、大黄、半夏；浮肿明显加车前子、通草、大腹皮；月经后期量少、闭经加泽兰、益母草；心烦，失眠，多梦加酸枣仁、柏子仁、合欢花。治疗结果：显效（浮肿明显消退，1 年内未复发，伴随症状明显好转或消失）23 例，占 23%；有效（浮肿明显消退，半年内无复发，伴随症状好转）59 例，占 59%；无效（浮肿消退，停药复发，伴随症状无改善）18 例，占 18%。总有效率 82%。陈氏[104]采用自拟二仙五苓散温肾健脾利水治疗特发性水肿 38 例，并同步观察了患者血液流变学的变化。二仙五苓散药物组成：仙灵脾 15g，仙茅 10g，茯苓 15g，猪苓 10g，泽泻 10g，桂枝 10g，黄芪、益母草、丹参各 30g。月经紊乱加香附 10g，川芎 10g；纳差加五谷虫 10g，山楂 15g；失眠健忘加酸枣仁 12g，远志 10g；腰酸乏力加杜仲 10g，枸杞 10g；头晕加牡蛎 30g，桑寄生 15g。每日 1 剂，10 天为 1 个疗程，均治疗 2 个疗程。治疗结果：38 例患者治疗后，治愈 25 例（占 65.8%），显效 5 例（占 13.2%），有效 5 例（占 13.2%）；无效 3 例（占 7.9%），总有效率 92.1%。孙氏[105]应用参芪五苓散治疗特发性水肿 56 例，取得良好疗效。参芪五苓散药物组成：党参 10g，黄芪 30g，猪苓 10g，茯苓 10g，白术 10g，泽泻 10g，桂枝 10g。加减：眼睑浮肿为主者加防风 1g；下肢浮肿为主者加牛膝 10g；腰酸腰痛明显者加桑寄生 3g，续断 10g；一般均酌加养血活血之当归、鸡血藤、益母草等。用法：上药水煎 2 遍，分 2~3 次温服，每日 1 剂，每周 5 剂，4 周为 1 疗程。治疗结果：经治疗，浮肿等症状全部消失，观察半年以上无复发为治愈，35 例；症状消失，但过于劳累时又出现轻度浮肿，继以前法治疗仍获效为显效，16 例；浮肿等症状仅部分改善或无改善为无效，5 例。总有效率为 91%。

【病案举例】

1. 陈某，女，45 岁，1997 年 4 月 8 日初诊。原因不明面及双下肢浮肿 3 个月。病发后做尿、心、肾、肝功能系列检查，均无异常，诊断为特发性水肿。给予西药对症处理，浮肿即消，但停药即发。故求余诊治，症见：面目及双下肢浮肿，按之轻度凹陷，腰膝酸软，困重乏力，食欲不振，面色萎黄少华，大便偏稀，小便量少。舌质淡苔薄白，脉缓细。辨证为：脾肾不足，膀胱气化失常，水湿内停，治以通阳化气利水消肿。方药：猪苓、茯苓、白术各9g，泽泻12g，桂枝6g，党参、黄芪、川续断、山茱萸、香附各12g。3剂，每日1剂，水煎温服2次，药服毕，水肿明显减轻，食纳渐增，精神转佳，尿量增多。仍守方继服3剂，诸症解除，随访至今无复发。[101]

按： 特发性水肿多由内分泌失调导致的水液代谢失常而引起，归属中医学"水肿"。特发性水肿大多数发生于更年前期，实与女子天癸衰退有着内在联系，进而引起脾肾功能衰减，膀胱气化不利，故用通阳化气利水消肿的五苓散治之。方中重用泽泻为主药，直达膀胱渗湿利水，辅以猪苓、茯苓之淡渗，增强利水蠲湿之功，佐以白术健脾以助运化水湿之力，更佐桂枝通阳温化膀胱之气，五药合用，则水行气化脾健。五苓散治疗特发性水肿不失为一首绝妙之方，结合临床灵活化裁可收桴鼓之效。

2. 王某，女，31岁，工人。患者1年来经常出现面部及四肢水肿，以面部及双下肢为甚，时轻时重、朝轻暮重，日间尿量少夜间多，周身困重，食而无味，曾服中西药效果不佳。1999年11月4日就诊。查血、尿、便常规、肝功能、肾功能、胸片、心电图、B超等均无异常，诊见舌质淡红，苔薄白，脉弦滑。给予五苓散加减：茯苓30g，炒白术15g，桂枝15g，猪苓15g，泽泻15g，鲜冬瓜皮60g。5剂，每日1剂。11月9日复诊，症状稍减轻，继服上方7剂。11月14日患者突然来诊，谓水肿如初，余觉疑惑，仔细追问病史，患者诉时有两胁两乳胀满不适，生气后加重。再审原有脉弦，应为肝郁气滞之故，遂加疏肝解郁之品，于上方中去白术、桂枝，加醋柴胡15g，郁金15g，杭白芍18g，益母草12g，天仙藤12g，焦三仙各10g。3剂。9月17日患者来诊，诉水肿已消其大半，上方继服15剂，诸症悉除，随访6月未见复发。[106]

3. 患者，女，45岁，1995年7月就诊。自述周身肿胀感，颜面，四肢浮肿，乏力，夜卧不宁，口干不多饮。查：舌淡红少苔，脉弱，尿检（－）。投五苓散：猪苓30g，茯苓15g，白术10g，桂枝5g，泽泻30g，黄芪30g，白芍30g，生地60g，白茅根60g，桂皮5g。

服药 3 剂,浮肿消退。

按:本病属于中医学"水肿"范畴,多见于女性患者,病程较长,反复发作,虽浮肿指压凹痕,但查无脏器病变,其病机特点为病理性水液堆积,而生理性阴液不足。故尔五苓散加上大剂量补气益阴药物,临床取得满意疗效。[107]

4. 李某,女,49 岁,1994 年 10 月 6 日初诊。患者全身浮肿,周身有紧胀感 6 年余,时发时消,时轻时重,遇情志不畅而加重。西药利尿剂只能暂时缓解症状,经检查尿、大便、血常规、肝肾功能测定均属于正常范围,血浆蛋白亦正常,X 线、心电图、B 超检查均未见异常,诊为特发性水肿。查体见双下肢光亮,按之没指,全身浮肿,胸腹胀满,舌淡,苔薄白,脉弦细,证属气滞兼脾虚型。拟方如下:肉桂 9g,茯苓 20g,白术 12g,泽泻 10g,猪苓 10g,柴胡 9g,当归 9g,白芍 15g,乌药 9g,槟榔 12g,黄芪 30g,生姜 10g。每天 1 剂,服 2 周后,水肿基本消退,全身症状亦减,又守方继服 2 周,诸恙告愈。后给予更年康与人参归脾丸以善其后。[108]

按:病者时至中年,正处经断前后,情志多乖戾,而病程已久,故在五苓散健脾燥湿,化气利水的基础上,又加入逍遥散疏肝健脾,活血利水,全方使脾能健,肺能宣,肝能疏,肾能化,故水肿告愈。

十四、血尿

正常的尿液含有极少量的红细胞。未经离心的尿液在显微镜下每个高倍视野可有红细胞 0~2 个,如果超过此数,即为血尿。血尿 95% 以上是由于泌尿系本身疾病所致,其中以肾小球疾病、肾囊肿、结石、前列腺增生、尿路感染性疾病及肿瘤最为多见。采用中医中药治疗血尿,可取得良好疗效。

【临床应用】

张氏[109]应用五苓散治疗血尿 20 例,取得良好疗效。临床资料:20 例患者其中男 13 例,女 7 例,肾炎 10 例,肾结石 8 例,肾结核 2 例,病程最短者 2 周,最长者 5 年。治疗方法:本组病例以五苓散为主方:猪苓 10g,泽泻 15g,白术 10g,茯苓 10g,桂枝 6g,小便不利，涩疼者加滑石 10g，丹皮 15g，赤芍 10g；病延日久，腰疼者加杜仲 15g，枸杞 10g，熟地 15g；恶心、呕吐者加生姜 6g，半夏 10g；气虚无力者加黄芪 30g；尿中红细胞较多者加小蓟 15g，茜草 15g。服药方法，每剂药加水 500ml 煎 2 次混合均匀，分早、晚 2 次服用，恶心、呕吐者小量频服。治疗结果：本组病例 20 人，治愈 16 例，好转 4 例，有效率 100%。

【病案举例】

某男，30 岁，1992 年 6 月在我院内科因肾炎复发住院半月余，尿中红细胞（＋＋～＋＋＋）持续不消，自述在家已治疗数月，要求中医会诊，患者面色淡红，神疲乏力，多梦易醒，心烦口渴，小便黄赤、灼热，舌质红，苔薄黄，脉弦滑数，化验尿常规：红细胞（＋＋＋）。治则：利水通淋，消热泻火，凉血止血。方药：茯苓 10g，猪苓 10g，白术 10g，泽泻 15g，生地 15g，赤芍 10g，茜草 15g，小蓟 15g，甘草 3g，3 剂，水煎服，早、晚各服 1 次，3 天后复诊，心烦、口渴、小便黄赤灼热减轻，化验尿常规；红细胞（－），为了巩固疗效，上方继服 3 剂，随访半年未再复发。[109]

按：血尿是由于湿热下注下焦，热伤脉络，迫血妄行，横溢脉络，渗入膀胱所致。心火亢盛，热扰心神，则心烦、口渴、多梦易醒，病延日久则肾阴不足，盛火灼伤脉络，络伤血溢则可见尿赤灼热。五苓散方中用泽泻为君药，取其甘淡性寒，直达膀胱，利水渗湿，茯苓、猪苓增强利水化饮之功，加白术健脾气而运化水湿，加生地、赤芍、小蓟、茜草增加清热泻火、凉血止血之功。用此方治疗取得了很好的效果。

十五、乙型肝炎病毒相关性肾炎

乙型肝炎病毒相关性肾炎（HBV－GN）是乙型肝炎病毒直接或间接地诱发肾小球肾炎，经血清免疫学及肾活检免疫荧光证实，并除外与肝、肾疾病无关，病因明确的其他继发性肾小球肾炎的一种肾炎综合征，致病内因是正气不足，外因是湿热疫毒。我国是乙型肝炎病毒感染的高发区，本病的发病率明显高于国外，因此，HBV－GN 的临床治疗已引起医务工作者的高度重视。

【病案举例】

1. 陈某，男，42 岁。1997 年 7 月 4 日。因腹胀、纳差、浮肿半年就诊。既往有慢性乙型肝炎病史 10 年。曾在外院行肾穿刺诊断为乙肝相关性肾炎。症见：腹胀，纳差，浮肿，尿少，肢冷，腰酸乏力，面色苍白，大便溏烂，舌质淡，苔白，脉细无力。尿常规：蛋白（＋），红细胞 6 个/HP。24h 尿蛋白定量 215g，肝功能：白蛋白 32g/L，谷丙转氨酶 72U/L，谷草转氨酶 64U/L；肾功能：肌酐 112Lmol/L，尿素氮 517mmol/L；HBsAg 阳性，HBcAb 阳性，HBeAg 阳性。B 超示：肝弥漫性病变，脾大。西医诊断：乙肝相关性肾炎。中医辨证属脾肾阳虚型。治宜温肾健脾，化气行水。方用真武汤加减：制附子 6g（先煎），肉桂、生姜、桂枝、山茱萸各 10g，茯苓、猪苓、泽泻、白术、大腹皮、淮山、半枝莲、虎杖各 15g。每日 1 剂，水煎服。服药 30 剂后，患者症状减轻，尿蛋白减少，之后加用黄芪 30g，党参 15g，并随症加减，共服药半年，患者尿蛋白转阴，肝功能正常，追踪治疗 1 年，患者病情稳定。[110]

2. 廖某，男，23 岁，工人，于 1991 年 4 月 6 日入院，反复右胁不适 8 年，曾数次行肝功能检查示谷丙转氨酶异常，HBsAg 持续阳性。近来自觉头晕，乏力，腹胀，纳差，口淡，尿量减少，色稍黄，腰痛，双下肢肿胀，以"肝硬化伴腹水"入院。否认曾患高血压病史。诊见：慢性肝病面容，颜面可见轻度浮肿，巩膜未见黄染，舌淡红苔白腻。颈前可见蜘蛛痣，全身浅表淋巴结不肿大。心肺未见异常。腹部膨隆，脐平，未见腹壁静脉怒张，肝上界于右锁骨中线第 4 肋，下界肋缘下未扪及，脾脏于左肋下 1.0cm 可及，质中，莫非征（－），肝区轻叩痛。腹部叩诊移动性浊音（＋），肠鸣音存在。双侧肾区叩击痛，双下肢可见明显凹陷性水肿，心率 88 次/分，呼吸 18 次/分，血压 22/14kPa。实验室检查：谷丙转氨酶 72U/L，谷草转氨酶 55U/L，A/G：3.75/2.64。尿常规：蛋白质（＋＋＋），红细胞（2~5），白细胞（0~2），比重 1.016。B 超提示大量腹水，肝内光点回声增粗增强，肝包膜表面呈锯齿状，肝内未见肿块图像。临床诊断：慢性活动性乙型肝炎，合并免疫复合物型肾炎。中医诊为积证、臌胀、水肿。证属肝郁血瘀，脾肾阳虚，水湿内停，乃本虚标实证，当以急则治标。治以温阳利水，活血通络，佐以软坚柔肝。方拟五苓散和逍遥散加减。处方：泽兰、牵牛子、泽泻、桂枝各10g，赤芍、炒白术、猪苓、大腹皮各20g，商陆6g，益母草、白芍各15g，茯苓、鳖甲各30g。每日1剂，水煎，饭前服，日服2次。西药给予安体舒通20mg/次、氢氯噻嗪25mg/次，每日2次，肾安250ml静脉滴注，每日1次，连用20天；每周补充20%人体白蛋白50ml，经上述治疗后病情日趋好转，1周后水肿基本消退，血压正常，腹胀缓解，食纳增进。B超提示未见腹水。继守上法治疗1个月，病情稳定好转，肝功能正常，尿常规正常，血清K、Na、Cl、Ca复常。中药以逍遥散合五苓散加减善后，住院38天，临床治愈出院。随访半年，肝功能持续正常，水肿等症未见复发。[111]

按：病毒性肝炎抗原是引起免疫复合物型肾炎的常见原因。慢性活动性肝炎及肝硬化均可产生肾脏改变，其病理机制主要是HBsAg，IgG，IgM及补体在肾小球毛细血管壁及系膜上形成免疫复合物沉积。本例针对患者慢性肝炎病史，持续HBsAg阳性，反复谷丙转氨酶异常，伴有高T－球蛋白反应，并出现浮肿、高血压、蛋白尿、血尿、管型尿等起病不明的肾脏改变，及时做出病毒性肝炎合并免疫复合物型肾炎的诊断，有效地指导了治疗。本例采用中西医结合治疗方法，初期中药以温阳健脾，解郁化瘀。西药利尿消肿，酌情护肝收到消肿迅速，症状缓解快的近期疗效。后拟温补脾肾，渗湿利水，化瘀通络，柔肝消瘀等法，稳定病情，巩固疗效。西药则停利尿剂，减少因持续利尿可能出现的水、电解质平衡紊乱及伤津耗气之弊。用肾安及时补充人体血清白蛋白等，改善肾、肝代谢，促进血浆白蛋白的补充，中西医各自发挥其优势，相得益彰，而取得满意疗效。

十六、不稳定性膀胱

不稳定性膀胱是多种原因引起的膀胱逼尿肌不稳定，过度活动的疾病，是指膀胱充盈期自主地或诱发地产生一种患者无法自主控制的无抑制收缩。既往也称不随意性膀胱、自主性膀胱、痉挛性膀胱等。引起膀胱不稳定的因素很多，概括分为神经源性和非神经源性。神经源性关键在于原发病的治疗，非神经源性包括精神因素和局部因素。

后者包括膀胱出口梗死，局部炎症，肿瘤以及先天性逼尿肌不稳定，在局部因素解除后仍有很多患者遗留程度不等的尿频、尿急、尿失禁症状。本病属于中医学淋证中劳淋、气淋或遗尿等范畴。运用中医理论助膀胱气化，以五苓散为主，化气利水治疗，颇见良效。

【病案举例】

1. 白某某，女，36岁。3个月前由于房事过度，渐感尿频、尿急，咳嗽或喷嚏时常伴尿失禁，严重时每日小便14～15次，以致恐惧饮水，尽量减少汤、粥等液体食物，但症状仍无改善。外院曾怀疑泌尿系感染，但反复查尿常规未见白细胞，尿培养未见致病菌。口服氟哌酸等效不显，遂来就诊。查其身体瘦弱，面色㿠白，饮食可，无发热恶寒，伴腰酸乏力，舌质淡边有齿痕，苔薄多津，脉沉细弱。尿常规：白细胞（0～1）/Hp，膀胱测压15mmH$_2$O，诱发试验（+）。诊为不稳定膀胱。中医诊断：淋证（劳淋），肾气不足，膀胱气化不利所致。治法：温阳化气利水。予五苓散加减：茯苓15g，泽泻15g，炒白术12g，猪苓10g，桂枝10g，川续断15g，炒杜仲12g，熟地12g，炙黄芪15g，14剂。每日1剂，水煎早晚分服。二诊时患者症状明显减轻，小便后有畅快感，尿失禁消失，尿急明显缓解，小便次数减少，每日约7～8次。继以上方14剂，症状基本消失，小溲如常。后以六味地黄丸巩固疗效。随访半年未复发。[112]

2. 甄某某，女，77岁。患者既往有慢性泌尿系感染病史，曾反复发作，每因劳累则诱发，口服氟哌酸可缓解。本次发作后服氟哌酸无效，遂来就诊。主症：尿频、尿急、小便不畅，尿有余沥，小腹坠胀，伴气短乏力，面部及双下肢浮肿，四肢欠温，舌淡边有齿痕，苔薄，脉细弱。查尿常规：白细胞1～3/Hp，未见红细胞，尿培养未见致病菌。尿动学检查因患者拒绝而未做。诊断：不稳定膀胱。中医诊断：淋证（气淋），中气不足证。治法：补中益气，化气利水。予五苓散合补中益气汤加减化裁：茯苓20g，泽泻15g，猪苓10g，炒白术12g，桂枝10g，党参15g，炙黄芪18g，升麻3g，柴胡3g，陈皮6g，当归10g，7剂。每日1剂，水煎早晚分服。二诊时，双下肢水肿好转，体力渐增，小便次数减少而尿量增多，可以自控，唯略感口干。上方减桂枝至6g，加天花粉10g养阴生津。继服14剂，症状基本消失，排尿正常。后嘱服补中益气丸，六味地黄丸 1 个月以巩固疗效。[112]

第五节　内分泌与代谢疾病

一、高脂血症

高脂血症是指血清中胆固醇（TC）、甘油三酯（TG）和（或）低密度脂蛋白（LDL）过高和（或）血清高密度脂蛋白（HDL）过低的一种全身脂代谢异常。高脂血症是动脉硬化的主要发病因素之一，因此多年来一直为人们所注意。本病属中医学"痰湿"、"湿阻"、"瘀血"范畴。其病变中心在血脉，证型以肝肾阴虚为多，其次是脾虚痰湿内阻、脉络瘀滞、气阴两虚以及兼夹症。多因素体肝肾不足或年老体虚，脏腑功能减退，气血津液生化失常；或因七情内伤，性静寡动，气机不畅，血脉滞涩；或因膏粱厚味，损伤中州，运化失职，酿成痰湿，终致浊痰挟瘀阻于脉中，血液黏滞凝涩而成本病。五苓散温阳化气，利水渗湿，故可用于本病的治疗，使脾健湿除，故可取得良好疗效。

【临床应用】

闫氏[113]以茵陈五苓散治疗眩晕（证属脾虚湿困，痰浊中阻，蒙闭清窍）21 例，取得良好疗效。药物组成：茵陈 30g，泽泻 20g，茯苓 10g，白术 10g，猪苓 10g，桂枝 6g。服用方法：患者均服以上方剂，每日 1 剂，每 10 剂为一疗程，连服 3 个疗程。其中 1 例患者服药 6 剂后由于恶心、腹泻自动停药，但随访患者眩晕症状明显减轻。治疗结果：服药后眩晕痊愈 16 例，眩晕不同程度减轻者 3 例，无效 2 例。甘油三酯降低者 7 例，胆固醇降低者 7 例，血压降低者 4 例，胆固醇升高者 2 例。刘氏[114]等采用茵陈五苓散治疗高脂血症患者 21 例。疗效满意。治疗方法：治疗组每日早、晚口服茵陈五苓散（茵陈 50g，茯苓 10g，泽泻 20g，猪苓 10g，炒白术 10g，桂枝 5g，伴腹胀加枳实、厚朴，便秘加火麻仁、生大黄，全身乏力加黄芪、党参）。15 天为一疗程，连服 2～4 个疗程。随访 1～2 年，治疗期间忌食肥甘厚腻，辛辣烟酒。对照组在控制饮食基础上口服烟酸肌醇酯0.2g，每日3次，治疗3个月。治疗结果：两组治疗前后血脂、血清总胆固醇、甘油三酯均下降，高密度脂蛋白均增高，但治疗组较对照组有极显著差异（$P < 0.01$）。戴氏[115]运用胃苓汤治疗高脂蛋白血症50例，取得较为满意的疗效。治疗方法：治疗组服胃苓汤，方药为：厚朴10g，苍术10g，陈皮10g，甘草6g，茯苓10g，猪苓10g，白术10g，肉桂5g，生姜10g，大枣3枚，随症略有加减，水煎服，每日1剂，分早晚服。对照组服非诺贝特100mg，每日3次，疗程两组均为8周。胃苓汤治疗高脂血症总有效率：降低TC90%，降低TG88%，表明胃苓汤具有降脂作用，与对照组相比无显著性差异（$P > 0.05$）。治疗组与对照组治疗后TC、TG均有明显下降，HDL－C有明显上升，自身前后比较均$P < 0.01$，有显著性差异，两组间比较，均$P > 0.05$，无显著性差异，表明胃苓汤对TC、TG、HDL－C与非诺贝特同样有明显疗效。

【病案举例】

1. 男，59岁，干部。1994年5月17日初诊：自述头晕眼花2年余，加重半月，伴胸闷气短，心悸，浮肿，肢体麻木，腰酸膝软，食少多梦。平素门诊间断服药，疗效不佳。查：患者形体肥胖，舌苔薄白，脉沉细。血脂2.27mmol/L，胆固醇6.5mmol/L，西医诊为高脂血症，中医诊为眩晕，辨证属脾虚失运，痰湿中阻，蒙闭清窍，投以茵陈五苓散：茵陈30g，泽泻20g，茯苓10g，猪苓10g，白术10g，桂枝6g，水煎服，每日1剂，服药30剂，自述头晕已愈，胸闷、心悸、肢麻等症大减。查血脂2.0mmol/L，胆固醇6.0mmol/L。[113]

2. 女，54岁，干部。1994年4月3日初诊。自述头晕头痛2年余，加重3月。伴视物昏花，畏冷怕热，气短易汗，腰腿疼痛。平素嗜食肥甘厚味，油炸食品，既往患动脉硬化、胆结石10年。查：舌质淡苔薄黄，脉沉细，甘油三酯2.2mmol/L，胆固醇7.6mmol/L，血压14/10kPa。西医诊为"高脂血症"，中医诊为眩晕，辨证属脾虚湿固，痰蒙清窍。投以茵陈五苓散：茵陈30g，泽泻20g，茯苓10g，白术10g，猪苓10g，桂枝6g，5剂水煎服，每日1剂。服药5剂后，自觉头晕减轻，效不更方，继续守方服药。连服30剂后，患者告头晕已除，余症减轻。复查甘油三酯 1.5mmol/L，胆固醇 8.0mmol/L。[114]

二、高尿酸血症

一般认为，血中尿酸超过 360μmol/L，视为高尿酸血症。临床上，当血尿酸超过 390μmol/L，才可诊断为高尿酸血症。当血尿酸超过 420μmol/L 时，高尿酸血症已十分明确。大多数痛风患者的血尿酸值均超过 420μmol/L。病理生理学上，血尿酸的溶解度在 420mol/L 以上，已达到了超饱和状态，此时血尿酸极易在组织内沉积而造成痛风。五苓散温阳利水渗湿，针对高尿酸血症湿浊内蕴的状态，有良好的治疗作用。

【临床应用】

王氏[116]应用五苓散加味治疗高尿酸血症 45 例，取得良好疗效。治疗方法：五苓散加味。药用：泽泻 15g，茯苓 15g，白术 10g，桂枝 6g，车前子 15g，川萆薢 30g，丹参 30g，大黄 6g。日 1 剂，水煎 500ml 分 2 次服。3 周为 1 个疗程。治疗前，1 个疗程后，2 个疗程后各测 1 次血尿酸比较前后变化，如 1 个疗程结束血尿酸已正常则停药，最多服药 2 个疗程。治疗结果：45 例患者中第 1 疗程痊愈 2 例（4.4%），显效 3 例（4.4%），有效 9 例（4.4%），无效 3 例，总有效率 31.11%。第 2 疗程痊愈 5 例（11.6%），显效 14 例（32.6%），有效 17 例（39.5%），无效 7 例（16.3%），总有效率 84.40%。

三、尿崩症

尿崩症是西医的病名，是由于抗利尿激素缺乏，肾小管重吸收水的功能障碍，从而引起以多尿、烦渴、多饮与低比重尿为主要表现的一种疾病。西医多用激素或其他抗利尿药物治疗。由于这类患者除饮多、尿多外，并无他症，用五苓散治疗，多能取得很好疗效。

【临床应用】

高氏[117]应用五苓散治疗肾性尿崩 8 例，取得良好疗效。治疗方法：猪苓 15g，泽泻 20g，茯苓、白术各 15g，桂枝 10g，附子、生姜各 15g。若肾阳不足，阴虚火旺，症见失眠、遗精、烦躁、舌红，脉细数加黄柏 15g，龙骨、牡蛎各 40g；气阴两虚，症见气短乏力加黄芪 30g，党参 20g。每天 1 剂，水煎服，连用 1 周。治疗结果：临床治愈 7 例；未效 1 例，因原发病病程较长，年龄偏大，症状无改善，尿比重降低。治疗中未见特殊不良反应及其他合并症发生。7 例随访无复发。

【病案举例】

1. 寇某，男，5 岁，近 2 年小便多，饮水多，饮水与小便交替，饮一便一，夜间亦须饮水，小溲多次，其他无异常，发育良好。经各大医院确诊为尿崩症，用过尿崩宁之类药物，不能自控。其智力聪颖，舌脉正常，用五苓散加芡实、桑螵蛸。当日服 1 剂，晚间即能安睡，既未喝水亦未小便，合家欢喜，谓药神奇。共服药 30 余剂，能完整听一节课，上、下午喝 2～3 次水，每次约 50～60ml，尿 1～2 次，清长。[86]

2. 皮某，男，23 岁，患者 1 年前在中学读书时，1 次课间去小便，发现尿呈脓样混浊，色深如茶，无痛苦之感，随即到当地医院就诊，化验尿常规无异常变化，化验员嘱多喝水。自此，水量日增，口渴不已，每日饮水约 20 斤左右。饮后不到半小时即全部排出，伴有尿频、尿急，小便无特殊气味，小腹胀满拒按。曾多方求医，治疗无效，故来我院就诊。入院时，一般状态尚可，面色暗黑，畏寒肢冷，腰痛如折，表情淡漠，心、肺无异常变化，肝、脾未能及。实验室检查：尿比重 1.006，尿常规、尿糖、胸透、心电图、血常规、钾、钠、氯、大便常规无异常改变。西医诊断为：尿崩证，属中医学"消渴"范畴。日服氢氯噻嗪，静脉注射脑垂体后叶素，无显效，故考虑用中药治疗。初诊：饮一溲一，饮后即溲，不多食，小腹胀痛，尿道涩痛，尿黄，舌淡，苔白，脉沉缓，两尺尤甚，属肺失宣降，肾阳虚衰，膀胱失煦，开合失度，不能制水所致。故用化气行水的五苓散，加强膀胱的气化功能。处方：茯苓 25g，白术 20g，泽泻 20g，猪苓 15g，桂枝 15g，水煎服，3 剂。二诊：服上方后，症状明显减轻，每日饮水降至 10 斤左右，饮后排出时间亦延长，按古人"效不更方"的原则，续服 3 剂。三诊：膀胱气化功能渐复，但咽喉干燥难忍，舌体麻木，基于肾经"入肺，沿喉咙，挟舌根部"的理论。考虑一是肺不布津，二是肾阴不能上承，故在化气行水的基础上合猪苓汤以滋阴养液。处方：茯苓 20g，猪苓 20g，泽泻 15g，桂枝 15g，滑石 30g、阿胶（烊化）15g，3 剂。四诊：阴虚症状减轻，咽虽燥，但不饮水亦可。为了从根本上治疗，把原方的桂枝改成肉桂，取其守而不走，引火归原之意。又服 6 剂。该患者住院 18 天，共服中药 15 剂，临床症状完全消失，化验尿比重 1.010，出院带中药 5 剂，在上方的基础上加沙参 30g，以巩固疗效。出院后半个月，患者来院复查，饮食、睡眠及二便一如常人，随访 2 年未复发。[118]

四、糖尿病

糖尿病是因胰岛素绝对或相对不足引起的一种代谢性内分泌疾病。其早期可并无症状，尿糖阳性和糖耐量减低，症状典型者具有多饮、多食、多尿和体重减轻症候群，并可导致眼、肾、神经、心、脑等组织器官的慢性进行性病变。若得不到及时恰当的控制，则可发生双目失明、下肢坏疽、尿毒症、脑血管意外或心脏病变、少数患者尚可发生糖尿病酮症酸中毒、高渗性昏迷、乳酸性酸中毒等并发症，成为糖尿病致死或致残的重要原因。

本病大部分归属于中医学"消渴"范畴，但因其临床表现及并发症不同，亦有部分归属于"虚劳"、"肌痹"、"尿崩"等范畴。治疗上一般以辨病治疗和辨证治疗为基础，选用益气养阴清热活血的基础方加减化裁。对于湿邪明显的，可选用五苓散加减治疗，温阳化气，利水渗湿，取得良好疗效。

【临床应用】

李氏[119]运用调理三焦法辨证施治，采用五苓散加味治疗 2 型糖尿病合并血脂代谢异常 34 例，取得了较为满意的疗效，治疗方法：采用糖尿病强化治疗方案，并在此基础上，治疗组服五苓散加味汤剂：茯苓 20g，猪苓 15g，泽泻 20g，桂枝 6g，白术 12g，茵陈 30g，蒲黄 15g，，制首乌 20g。水煎 2 次，早晚温服，每日 1 剂。1 个月为 1 疗程，持续用药观察 2~3 个疗程。治疗结果：治疗组治疗前后血脂变化有显著性差异（$P < 0.01$），表现为 TC、TG、LDL-C 明显下降，HDL-C 明显升高（P 值均 < 0.01）。对照组治疗前后 TG 有显著性变化（$P < 0.05$），其余变化无显著性差异（$P > 0.05$）。治疗组在调整血脂的幅度方面明显优于对照组。($P<0.05$ 或 $P<0.01$)。

【病案举例】

沈某,女,66 岁,家庭妇女。1996 年 5 月 15 日初诊。口渴 1 年,每天饮水约 6000ml,夜间尤甚(其中 4000ml 在夜间喝),小便短少,大便如常,下肢浮肿,舌苔薄白腻,脉滑。曾在某院查空腹血糖 5.9mmol/L。此渴属水饮内停,津不上承。予仲景五苓散。处方:川桂枝 10g,白术 60g,猪苓、茯苓各 15g,建泽泻 15g,汉防己 10g,炙黄芪 30g,杭白芍 12g,5 剂。7 月 29 日因咳嗽来诊云,服上方 5 剂,诸症悉除。[120]

按: 水饮内停,津不上承故而口渴;膀胱气化失司故浮肿、小便不利,五苓散证也。陆渊雷云:"五苓证之渴,由于体内水积,其皮肤必鲜明,甚则浮肿。"其着眼处在浮肿、小便不利。

附:糖尿病肾病

糖尿病肾病(DN)是糖尿病严重的慢性微血管并发症,也是糖尿患者的主要死因之一。DN 是糖尿病常见的严重并发症之一,弥漫性肾小球硬化是糖尿病的特异性肾损害。临床表现为蛋白尿、水肿、高血压。进一步发展为氮质血症、肾功能衰竭。DN 是在糖尿病气阴两虚、阴虚燥热的基础上发展而来。气虚运血无力,阴虚血行艰涩,形成瘀血证候。气虚不能推动和气化水液,水湿内停,后者与燥热相搏,遂成水热互结,邪热伤阴,小便不利之证。

【临床应用】

柳氏[121]等应用五苓散和二仙汤治疗糖尿病肾病的水肿。糖尿病肾病往往有水肿症状,病机为肾体受损,肾阳虚损,膀胱气化不利,津液不行,水蓄于下,则小便不利。治当温肾健脾,化气行水。方用二仙汤合五苓散加减。仙茅 10g,仙灵脾 15g,巴戟天 10g,当归 30g,猪苓、茯苓各 30g,白术 15g,泽兰、泽泻各 15g,桂枝 6g,黄芪 30g,益母草 30g。毛氏[122]在常规治疗基础上采用五苓散合血府逐瘀汤治疗糖尿病肾病,收到较好疗效。本组病例 280 例,随机分 2 组。治疗组 160 例,对照组 120 例,男 69 例,女 51 例。对照组:经予糖尿病健康教育及优质低蛋白糖尿病饮食,分别予糖适平(格列喹酮) 90~180mg/d 或诺和龙 1~3mg/d, 分 3 次口服, 合并高血压者予卡托普利 25~75mg/d, 分 2~3 次口服。治疗组: 在对照组治疗方法的基础上以中药五苓散合血府逐瘀汤加减。基本方: 猪苓 15g, 泽泻 15g, 丹参 20g, 白术 10g, 茯苓 15g, 桂枝 10g, 桃仁 20g, 红花 15g, 当归 10g, 熟地黄 10g, 川芎 10g, 桔梗 10g, 柴胡 10g, 枳壳 10g, 甘草 10g, 黄芪 20g, 牛膝 15g, 赤芍 15g, 玉米须 15g。水煎, 日 1 剂, 分 2 次口服, 两组均以 3 个月为一个疗程。观察指标: 空腹血糖、尿蛋白、尿素氮、血肌酐、总胆固醇、甘油三酯、全血黏度、血浆黏度及临床症状、体征。两组疗效比较: 经 Ridit 比较, 差异有显著性 ($P < 0.05$), 治疗组优于对照组。

五、痛风

痛风是尿酸盐沉积在关节囊、滑囊、软骨、骨质、肾脏、皮下及其他组织中引起相应的病损及炎性反应的一种疾病。欧美国家较我国更为多见, 痛风是一种嘌呤代谢紊乱的遗传性疾病, 以血中尿酸盐增高为其特点。饮酒、药物、创伤为其诱发因素。好发于 30~50 岁的男性, 典型的痛风性关节炎起病急骤, 有时甚至呈爆发性, 多在夜间发作, 突然出现关节肿胀和剧痛, 约在 24~48h 达到高峰, 受累关节及周围软组织明显发红, 发热和肿胀, 剧痛难忍, 关节活动受限。70% 的患者首发于趾第一跖趾关节, 病程中该部位受累者达 90%, 其次为足背、踝、膝、指、腕和脊柱关节; 部分患者在耳轮及尺骨鹰嘴处可发现结节样痛风石。

痛风属祖国医学痹证范畴, 多因平素过食膏粱厚味, 以致湿热内蕴, 兼受风寒外邪, 侵袭经络, 寒邪郁而化热, 寒湿热凝成痰, 流窜经络, 故见局部红肿, 疼痛剧烈, 因风性"善行而数变"故痛无定处, 历节游走; 病久伤肾, 肢节失养, 故见畸形, 僵硬。治疗以活血止痛, 利水渗湿为主。

【临床应用】

包氏[123]采用五苓散加味治疗痛风性关节炎 48 例, 取得了满意疗效。方药组成: 五苓散加味, 药用猪苓 15g, 泽泻 15g, 白术 15g, 茯苓 15g, 桂枝 10g, 薏苡仁 20g, 红花 6g, 杜仲 15g, 续断 15g, 淮牛膝10g，丹参15g，川芎10g，枸杞15g，当归10g，厚朴10g，丹皮10g，延胡索10g，伸筋草10g，蜈蚣2条，全蝎9g，甘草6g。诸药混匀，以清水浸泡10min，文火煎沸10min，倒出药汁400ml；将蜈蚣焙干磨成粉混入药汁中一同服下，每日1次，饭后30min服用。治疗结果：本组48例，经上法治疗，结果显效（治疗3~5天后临床症状完全消失，1周后复查血尿酸恢复正常，1年内无复发）24例；好转（治疗5~7天后临床症状消失，1周后复查血尿酸基本正常，半年内无复发）22例；无效（服药1周，临床症状改善不明显，血尿酸持续不正常）2例，总有效率95.8%。唐氏[124]运用茵陈五苓散治疗急性痛风性关节炎98例，取得良好疗效。茵陈五苓散加味：土茯苓60g，猪苓15g，泽泻20g，茵陈20g，防己15g，黄芪30g，川萆薢30g，滑石15g，白茅根30g，牛膝15g，延胡索12g，白芍30g，甘草6g。加减：热盛者加忍冬藤、连翘、黄柏；津液耗伤者加生地、玄参、麦冬；肿痛较甚者加乳香、没药、秦艽、络石藤、海桐皮；关节周围红斑者加生地、丹皮、赤芍；下肢痛甚者加木瓜、独活；上肢痛甚者加羌活、威灵仙、姜黄。用法：每日1剂，水煎服。10天为1疗程。治疗结果：临床治愈（关节红、肿、热、痛症状消失，血尿酸恢复正常，观察6个月无复发）69例；有效（关节红、肿、热、痛减轻，血尿酸下降，观察6个月无加重）25例；无效（关节红、肿、热、痛症状无改善，血尿酸未改变或升高）4例。总有效率为95.92%。

六、瘿瘤

瘿瘤是发生于颈部（特定部位）的疾病，首载于汉代《中藏经》。瘿如缨络之状，瘤因随气留滞，故而得名。历代医家分类较细，然无确切标准。本病相当于现代医学所称之"甲亢"、"甲状腺囊肿"、"甲状腺腺瘤"等疾病。采用中医中药治疗，可取得较好疗效。

【病案举例】

女，40岁，2002年8月初诊。患者近半年来月经周期紊乱，下腹痛，月经色泽暗且有血块，心烦失眠，眩晕，疲倦乏力，饮食、二便尚可，近日无意中触及颈前区一荔枝大肿物，边界清，按之不痛，舌淡，苔白，脉弦，B超检查诊断：甲状腺囊肿、甲状腺肌瘤。中医辨证：瘿气、瘿瘤（痰湿凝聚、气滞血瘀）。处方：五苓散合二陈汤加减，方药组成：桂枝10g，白术10g，茯苓15g，泽泻10g，猪苓10g，陈皮8g，半夏10g，海藻15g，昆布15g，牡蛎30g，浙贝母10g，5剂水煎，每日服1剂。二诊：服药后颈前区肿物仍在，触之不痛，眩晕心悸，口干，夜间睡眠烦躁，饮食、二便正常，舌暗淡，苔白，脉弦。守上方加桃仁10g，川芎10g，丹参15g，5剂水煎，每日服1剂。三诊：服药后颈前区肿物缩小，触之不痛，舌淡，苔白，脉弦。续用五苓散合柴胡疏肝汤配合软坚散结、活血化瘀之品加减调治十余剂而愈。[5]

按：本案之痰湿流走肌肤，经络与气血瘀血交结致关节畸形疼痛、肿胀、溢出胶状物，颈前区肿物触之可及，为溢饮。痰饮的形成是由于人体的津液凝聚变化而成，主要关系到肺、脾、肾三脏功能失调，加之寒、热、气、火等原因，影响了津液的正常散布和运行，使其聚而生湿，变为痰饮，痰饮形成以后，可随气血运行，外而筋骨，内而脏腑，上下左右无所不至。故有"百病多由痰作祟"之说。水湿为阴寒之邪，当以温药和之。五苓散方证是以水饮停蓄为患，故应渗利蓄水。方中重用泽泻为君，取其甘淡性寒，直达膀胱，利水渗湿；臣以茯苓、猪苓之淡渗，增强利水蠲饮之功；加白术健脾气而运化水湿；更佐以桂枝一药二用，既外解太阳之表，又内助膀胱气化，温通脉络，五药合用则水行气化，表解脾健，而蓄水留饮诸疾自愈。故应用五苓散加味治疗为有效之法。

第六节　结缔组织与风湿病

一、风湿性关节炎

风湿性关节炎是溶血性链球菌所致上呼吸道感染后引起的一种反复发作的急性或慢性全身结缔组织的炎症疾病，以内脏和关节受累最为显著。一些患者从而失去劳动力和生活自理能力。临床表现：发热、受累关节肿胀疼痛。早期的症状包括发热、皮疹和虚弱。如果疾病转为慢性，眼、皮肤、心、神经和肺等各部位的组织受累。晚期，炎性滑膜增厚并扩散至整个关节，关节软骨和骨端也被侵蚀。本病属于中医学"痹症"和"历节"的范畴，关节病变的病因是外邪侵入，邪气停滞在经络关节使气血不通、筋脉不畅、骨失所养、筋失所调而发病。风、寒、湿常化热或直接受湿热侵害、郁热或湿热壅滞筋脉、关节而发病。

【临床应用】

戚氏[125]应用五苓散加减治疗着痹 23 例，取得良好疗效。方剂组成：猪苓 9g，泽泻 15g，白术 9g，茯苓 9g，桂枝 9g。水肿较甚的加用苍术 9g，薏苡仁 30g；疼痛较甚的加用僵蚕 10g，蜈蚣 2 条。水煎服，每日 1 剂，煎沸后文火煎 30min 取汁，另水煎沸 20min 再取汁，两煎混合，分 2 次温服。治疗结果：治愈 17 例，好转 6 例，总有效率 100%。

【病案举例】

1. 女，45 岁，1998 年 12 月初诊。患者几年来反复四肢关节疼痛，怕冷，贫血，消瘦，月经周期紊乱，近半年来疼痛加重，双手指小关节变形、肿胀，肿胀部位渗出黏液性胶状物，疼痛尤以夜间为甚，伸屈困难，行动不便，饮食二便尚可，血液检查：红细胞沉降率增快、抗"O"类风湿因子阳性，舌淡苔白润滑，脉沉细，长期应用抗风湿药、激素治疗效果不佳。西医诊断：类风湿关节炎。中医辨证：溢饮、寒痹（气血两虚、寒凝经络）。治则：温经通络，散寒利湿。处方：五苓散合麻黄汤加减，方药组成：桂枝 15g，白术 15g，茯苓 20g，泽泻 15g，猪苓 15g，麻黄 6g，杏仁 10g，甘草 3g，汉防已 15g，5 剂水煎，每日服 1 剂。二诊：服药后微微汗出，四肢关节仍疼痛不止，眩晕，四肢麻痹，肢冷，神疲乏力，饮食二便尚可，心悸，睡眠不佳，舌淡，苔白润，脉沉细，守上方加制川乌 10g、草乌 10g、乳香、没药各 10g，5 剂水煎，每日服 1 剂。三诊：服药后仍微微汗出，疼痛稍减轻，四肢关节伸屈不利，眩晕，心悸，神疲乏力，双手指关节仍溢出少许胶状物，舌淡，苔白滑，脉沉细，续用五苓散、独活寄生汤、小活络丹，配入虫类搜剔之品，如白花蛇、蜈蚣、全蝎、水蛭、海马，加减调理数月疼痛消失，关节伸屈便利，双手关节肿胀消失，月经正常，至今未反复。[5]

按： 五苓散方证是以水饮停蓄为患，故应渗利蓄水。方中重用泽泻为君，取其甘淡性寒，直达膀胱，利水渗湿；臣以茯苓、猪苓之淡渗，增强利水蠲饮之功；加白术健脾气而运化水湿；更佐以桂枝一药二用，既外解太阳之表，又内助膀胱气化，温通脉络，五药合用则水行气化，表解脾健，而蓄水留饮诸疾自愈。故应用五苓散加味治疗支饮、溢饮实为有效之法。

2. 周某，男，52 岁，教师，患者双下肢反复疼痛 10 年，加重 1 个月入院，疼痛固定，下雨及天气变化时疼痛更甚，双下肢有明显的重着感，麻木不适，时有水肿，伴活动不利，食欲欠佳，大便溏泻，苔白厚腻，舌质淡，脉沉缓。查体：神志清楚，双下肢膝及踝关节微肿，无压痛，实验室检查：血沉 60mm/h，抗 "O" ＞500U，类风湿因子阴性。诊断：中医：着痹，西医：风湿性关节炎。治疗除湿通络、利水消肿，方用五苓散加减，药用猪苓9g，泽泻20g，茯苓10g，白术10g，桂枝10g，防风10g，防己10g，薏苡仁30g，苍术10g，僵蚕10g。水煎分 2 次温服每日 1 剂，未加用任何其他药物，3 剂后关节疼痛好转，10 剂后水肿消失，效不更方，35 剂后诸症消失，实验室检查血沉 14mm/h，抗 "O" ＜500U，而痊愈出院。[125]

按： 五苓散为外有表证，内有水饮，水湿内停的水肿、泄泻、小便不利，痰饮内停的脐下悸动而设，主要功能利水渗湿，温阳化气，其着痹为外感风湿，湿邪停于经络，致气血运行不畅，不通则痛，病名虽然不同。但病机相同，故着痹用五苓散加减治疗，取其温阳化气，利水通络的功效。加用僵蚕、蜈蚣祛风通络，诸药合用祛湿通络，蠲痹健脾，故收良效。

二、多发性变异痛

多发性变异痛是临床较常见的一种疾病。1974 年 Lindahl 首先报道多发性变异痛，该病患者血液循环正常，而体内 H^+ 堆积。临床表现为整块肌肉关节和骨骼疼痛，亦可表现为臂丛神经或坐骨神经疼痛，与天气变化有关，常在夜间痛醒，晨起关节发僵，活动后好转，可有游走性。这些症状与类风湿关节炎相似，但血生化检查正常，一般其小便为酸性，无风湿急性活动的表现，对心脏无影响。本病病因不详，体内 H^+ 潴留可弥散至胶原系统和皮肤而引起疼痛。用碳酸氢钠改善患者体内酸碱平衡，可收到良好效果。多发性变异痛属中医学"痹证"范畴，证属寒湿痹阻，治以温经化湿利水为主，故选用五苓散加减治疗。

【临床应用】

黄氏[126]应用中西医结合的方法治疗多发性变异痛患者 9 例，取得了良好的疗效。治疗方法：西药：用 5% 碳酸氢钠静脉滴注。首次剂量 250ml，逐日增加 200ml，至每日用量 650ml，再维持 5 天。治疗期间尿 pH 维持在 8.0 左右。后改用碳酸氢钠片 6g 口服，3 次/天，维持 1 个月；中药：予通阳化湿利尿剂五苓散加减：茯苓 12g，猪苓 12g，苍术 10g，白术 10g，泽泻 10g，桂枝 10g，细辛 3g，上方取水 300mL，浸 1h，煎 0.5h，取汁 150ml，二煎加水 300mL，煎 0.5h，取汁 150ml，两煎混合，早晚各服 150ml，连用 1 个月。治疗结果：本组优（停药后疼痛消失，活动自如）6 例，良（停药后疼痛明显好转，天气变化时仍有加重，但较以前明显减轻）2 例，好转（治疗期间疼痛明显好转，停药后复发）1 例，优良率为 89%。

按： 方中桂枝、细辛温经通络，苍术、白术健脾化湿，茯苓、猪苓与泽泻利水渗湿。现代药理研究证明，五苓散能提高血中心钠素（ANF）含量，而 ANF 有较强的排钠利尿作用。排钠利尿时，由于远端肾单位 $Na^+ - H^+$ 及 $Na^+ - K^+$ 交换增强，增加了 H^+ 和 K^+ 的排泄及 HCO_3^- 的重吸收，从而改善患者体内的酸碱平衡。有实验证明五苓散与噻嗪类利尿剂相比有相同或更强的利尿作用，且实验中大鼠各重要脏器的水分分布正常，本组患者治疗中未发现有电解质紊乱者。

第七节　血液系统疾病

再生障碍性贫血

【病案举例】

刘某，女，15 岁，学生，主诉间断发热 10 天，持续高热 2 天入院。患者 10 天前因受凉，既而咽痛，发热，在乡卫生院治疗，热势药停则起，近 2 日高热不退，遂入我院求治。既往有再障病史 6 年。患者嗜睡，体温 40℃。入院后内科给予静点大量青霉素、清开灵，肌内注射柴胡、地塞米松及酒精浴等方法治疗，高热仍持续不退，于 1996 年 11 月 12 日邀余诊治。患者四肢肘膝关节以远冰凉，青紫，其母代述头闷痛，纳呆，大便数日未行。舌体遍布黄腻苔，脉数。化验血常规示全血细胞减少。中医辨证：湿热内炽。治则：清热泻火，利湿化浊。方用白虎汤合茵陈五苓散加减：生石膏 90g，茵陈 40g，泽泻 20g，茯苓 15g，猪苓 15g，白术 15g，当归 12g，水牛角丝 20g，生地 12g，丹皮 12g，知母 12g，桂枝 8g。方中生石膏、茵陈共为君药以泻火、清热、利湿；泽泻、猪苓、茯苓利水渗湿，白术健脾而运化水湿，四药为臣；当归、水牛角丝、生地、丹皮养血凉血，兼顾宿疾亦为臣；知母清热，桂枝助膀胱气化，两药共同佐助君臣之药以加强治疗作用。上药水煎，4h 服 1 剂。嘱其服药时少量多次分服，以防拒药。11 月 13 日二诊：患者服药 2h 后体温开始下降，2 剂药尽则体温即降至正常。患者精神好，四肢远端转温，大便已解，舌苔退去大半，脉沉。继用小柴胡汤 3 剂，每日 1 剂调理，高热痊愈出院。[127]

按：患者素体本虚，又受湿热侵袭，湿热传里，里热内盛，阳气郁闭不能达于四末，故四肢厥逆；湿邪困阻，清阳不升，故头闷痛；而且湿邪性黏腻，最缠绵难祛，故不去湿则病难痊愈。舌象脉象也支持湿热内炽的诊断。本病例说明：只要认真辨证，合理组方用药，中药也能使急症、痼疾尽快痊愈。

参考文献

[1] 李玉衢，张文菊. 中西医结合治疗慢性肺心病右心衰竭 31 例. 山东中医杂志，1999，18（8）：363～364

[2] 郑光琴. 中西医结合治疗肺心病心衰 32 例. 四川中医，2000，18（9）：21～22

[3] 朱晓俊，张慎枢. 中西医结合治疗慢性肺心病心衰. 中国中医急症，2001，

10 (6)：361～362

[4] 黄家诏．秦家泰教授合用经方临证经验．陕西中医，2005，26（12）：1351

[5] 柳瑞凤．略论痰饮的治疗．现代中西医结合杂志，2005，14（20）：
2701～2703

[6] 杨仕平．生脉五苓散合肾气丸治疗肺心病1例．中医药研究，1996
（3）：48～49

[7] 罗红云．五苓散临证治验．中医药导报，2005，11（3）：42

[8] 樊学中，陈凤信，侯玉．五苓散的临床应用．河南中医药学刊，1994，9
（3）：13～14

[9] 刘日辉．五苓散的临床应用．中国社区医师，2005，7（10）：9～10

[10] 付海燕．五苓散加味临证验案3则．国医论坛，2004，19（6）：52

[11] 梁爱武．五苓散治疗慢性阻塞性肺疾病急性加重期临床观察．广西中医药，
2003，26（2）：12～14

[12] 吴文萍．五苓散加味治疗哮喘病36例．江西中医药，1995，26（6）：59

[13] 傅灿鏊．经方应用医案三则．实用中医药杂志，2001，17（6）：36

[14] 牛文贵．真武汤合五苓散加减治疗慢性心力衰竭．山西中医，2005，21
（2）：51

[15] 尚振铎．芪附芎丹五苓散治疗慢性充血性心力衰竭60例小结．实用中西医
结合杂志，1997，10（10）：941

[16] 马有凤，常广树．五苓散佐治充血性心力衰竭．实用中医内科杂志，2002，
16（1）：11

[17] 张磊．五苓散加减治疗右心衰竭50例．吉林中医药，2004，24（12）：50

[18] 范红玲．中西医结合治疗慢性心力衰竭58例．河南中医，2002，22
（4）：23

[19] 李世辉．温阳化瘀汤治疗心源性水肿30例．云南中医中药杂志，1996，17
（6）：6～7

[20] 陈培城．古方验案二则．天津中医，1996，13（6）：37

[21] 陈长华．辨证论治心力衰竭50例．福建中医学院学报，1995，5（1）：14

[22] 张秋霞，韩钢，聂惠民．临症治验四则．中国医药学报，2000，15（1）74

[23] 吕会民．五苓散加减治疗高血压病50例临床观察．现代中西医结合杂志，
2000，9（1）：51

[24] 梁碧伟．不同剂量抑平舒与天麻钩藤五苓散合用治疗高血压临床研究．云
南中医中药杂志，2001，22（3）：17～19

[25] 陈浩．温阳利水法治疗高血压病48例．陕西中医，1994，15（9）：392

［26］夏丽娜，陈云慧，陈竹碧．五苓散应用举隅．国医论坛，2004，19
　　　（6）：11

［27］陈华法．黄芪五苓散加减治疗冠心病下肢水肿 20 例．浙江中西医结合杂
　　　志，1998，8（2）：126

［28］江瑞云，陈建杉，江泳．五苓散异病同治验案 3 则．国医论坛，2000，15
　　　（6）：11

［29］赵清理．活用经方经验拾零．河南中医，1998，18（2）：3～4

［30］马鸿斌．曹玉山治疗扩张型心肌病经验．中医研究，2000，13（6）：7

［31］李粉萍，薛敬东，张瑞霞．应用五苓散治疗疑难杂证经验．陕西中医，
　　　2004，25（2）：147～148

［32］韩建国，韩鹏．五苓散加味治疗心包积液例析．实用中医内科杂志，2006，
　　　20（1）：89

［33］王柏根，王凤杰．五苓散的临床运用．河南中医，2005，25（6）：10

［34］安欣欣．调理脾胃法治疗内科疾病验案举隅．甘肃中医学院学报，2003，
　　　20（1）：42～43

［35］唐吉明．金甲五苓散治疗肝炎后肝硬化腹水 22 例临床资料．国医论坛，
　　　1996，11（4）：26

［36］宋德新，李光，蒋凯．茵陈五苓散、大黄䗪虫丸治疗肝硬变腹水 42 例．中
　　　医研究，2001，14（3）：30

［37］吴建红，叶庆斌，熊烈，郑承庆．五苓散联合生长激素治疗肝硬化顽固性
　　　腹水 60 例．中西医结合肝病杂志，2005，15（5）：307

［38］马富忠．桃核承气汤合五苓散治疗肝硬变腹水 38 例．陕西中医，2001，22
　　　（1）：4

［39］陆保磊．五苓散合鸡鸣散治疗肝硬变腹水 69 例．河南中医，2003，23
　　　（9）：78

［40］缪锡民，占雅琴．五苓散加味配合腹水超滤回输治疗难治性腹水 46 例．浙
　　　江中医学院学报，2005，29（4）：13

［41］赵国庆．王炯副主任医师应用柴胡五苓散验案五则．甘肃中医，2001，14
　　　（3）：11

［42］陈军民，张宛冬．五苓散加味临床应用．中国中医基础医学杂志，2002，8
　　　（8）：45

［43］梁仁永．五苓散治疗晚期肝硬化腹水体会．中医药临床杂志，2004，16
　　　（5）：467

［44］臧维林，臧波．应用实脾饮合五苓散加减治疗肝硬化腹水．河北中西医结

合杂志，1998，7（6）：880～881

［45］李统生．加味五苓散治疗肝硬化腹水32例．中医研究，1998，11（5）：24～25

［46］徐月珍，祁宝菊．验案二则．邯郸医学高等专科学校学报，2000，13（4）：289

［47］张双斌．茵陈五苓散临床应用举隅．湖北中医学院学报，2000，2（2）：44

［48］王霞，史丽．五苓散新用验案3则．国医论坛，1999，14（5）：14

［49］段俊英．五苓散临床新用验案．光明中医，2005，20（4）：49

［50］赵大国，范国印，时全福．五苓散治疗功能性消化不良的临床研究．中国自然医学杂志，2002，4（1）：27

［51］吕军，胡刚宇，周高良．五苓散治疗功能性消化不良疗效观察．浙江临床医学，2000，2（1）：48

［52］雷小宇．五苓散治疗急性单纯性胃炎68例．实用中医药杂志，2003，19（9）：472

［53］杨会双．五苓散临床应用举隅．河北中医，2001，23（5）：362～363

［54］陈敏，何佰芬．五苓散临床运用点滴．吉林中医药，1996，（4）：35

［55］王宗坚．五苓散治验三则．海南医学，2003，14（6）：71

［56］李欣．胃痛从湿论治体会．实用中西医结合临床，2002，2（3）：34

［57］熊建平，张如苗．五苓散临床运用举隅．陕西中医，2004，25（1）：77～78

［58］李文才，罗锡万．五苓散新用3则．福建中医药，2000，31（2）：34

［59］邹兰谷．五苓散的临床应用．江苏中医，1995，16（6）：36

［60］何国强，张和平．周世印治疗脘腹胀满的经验．河南中医，2004，24（6）：16

［61］马仁贤．五苓散临证治验举隅．甘肃中医，2003，16（12）：10

［62］刘忠胜，张学端．异病同治话"五苓"．长春中医学院学报，1996，12（55）：56

［63］张甫圣．胃下垂1例治验心得．甘肃中医，1996，9（2）：20

［64］李金红，于世良．五苓散治疗胃中停水．湖北中医杂志，2005，27（4）：40

［65］李玲，李丽娜．茵陈五苓散治疗药物性肝病5例．福建医药杂志，1997，19（2）：84～85

［66］秦应娟，杜林．脂肪肝中医论治五法．河南中医学院学报，2004，19（21）：12

[67] 张利峰，周桂芹．中药治疗急性肾炎 14 例疗效观察．山东医药，2004，44
    （22）：64

[68] 赵高明．经方治疗急性肾炎 48 例．实用中医药杂志，2001，17（2）：16

[69] 王东梅，李彤．健脾渗湿、泻肺降气法治疗急性肾炎．中国初级卫生保健，
    1999，13（3）：47

[70] 陈立德．五苓散治疗泄泻、水肿的体会．湖南中医杂志，12（5）：35

[71] 古风交，王晓娜．五苓散临证治验举例．陕西中医，2006，27（1）：105

[72] 刘静仪．五苓散临床运用．四川中医，2001，19（10）：76

[73] 吴省英．春泽汤加味方治疗劳淋 32 例体会．新中医，1997，29（3）：25

[74] 邹风华，张东军．五苓散为主治疗早期肾功能不全 20 例．中医药信息，
    2002，19（1）：48~49

[75] 李攀．黄花五苓散治疗慢性肾衰竭．中国中西医结合肾病杂志，2004，5
    （9）：538

[76] 宋炜，宋维明，王润德．慢性肾功能衰竭血液透析并发症的中医治疗．河
    北中医药学报，2000，15（1）：11

[77] 张西相，徐淑凤．蒲兰五苓散加减治疗慢性肾炎 36 例．国医论坛，2001，
    16（3）：16

[78] 陈勇，邱祖萍．五苓散治疗泌尿系疾病的体会．吉林中医药，2001，
    （5）：55

[79] 黄家诏．经方临证验案录．辽宁中医杂志，2005，32（11）：1200

[80] 董选．经方治验二则．黑龙江中医杂志，1995，（1）：31

[81] 黄瑞细．五苓散临床应用举隅．新中医，2001，33（8）：61

[82] 项祺，项志兵．治疗水肿的临床经验．山西中医，2003，19（4）：3

[83] 陈克敏．五苓散临床应用体会．湖北中医杂志，1999，21（4）：179

[84] 李庆礼．五苓散临证运用 3 例．现代中西医结合杂志，2002，11（19）：10

[85] 陈国权．立足肝木疗杂症三则．中国临床医生，2004，32（11）：55

[86] 郑艳华．陈瑞春应用五苓散经验．江西中医药，2003，34（241）：5~6

[87] 王文甲．五苓散验案．山西中医杂志，1997，6（4）：254

[88] 李义兵．五苓散治尿失禁验案．河南中医，1996，16（1）：25

[89] 杜保宏．五苓散临证举隅．河南中医，2004，24（4）：8~9

[90] 谢慧明．老年癃闭治验 3 则．江西中医药，1995，26（1）：15

[91] 沈绍英．癃闭验案四则．四川中医，1994，（7）：32~33

[92] 张宁．五苓散治疗小便不利的临床体会．中国医药学报，1999，14
    （1）：50

［93］郭聂涛．中西医结合治疗原发性肾病综合征临床观察．实用中西医结合临床，2003，3（5）：8

［94］韩桂华，常明华，张素红．五苓散加味治疗肾病综合征．中国民间疗法，2000，8（4）：45～46

［95］冯改英，王仲．中西医结合治疗肾病综合征．山西中医，1995，11（4）：18

［96］赵红缨，李文龙，宋清，等．中西医结合治愈难治性肾病综合征1例．云南中医中药杂志，1997，18（3）：19～20

［97］毛新宽．五苓散加味治疗肾积水32例．国医论坛，1997，12（6）：14

［98］盛辉．五苓散在肾积水中的应用．浙江中医学院学报，1996，20（2）：29

［99］彭立元，王秀荣．五苓散治疗外科病举隅．菏泽医专学报，2000，12（3）：96

［100］秦贞照，秦元亨．肾积水腰痛．山东中医杂志，1999，13（10）：461

［101］朱奎华．五苓散化裁治疗特发性水肿40例．实用中医内科杂志，2000，14（1）：14

［102］李盛富．自拟消肿汤治疗特发性水肿50例．福建中医药，2001，32（5）：29～30

［103］李希岐．加味五苓散治疗特发性水肿100例．河北中医，1999，21（1）：24

［104］陈俊德．二仙五苓散对特发性水肿血液流变学改善作用的观察．安徽中医临床杂志，2003，15（4）：306～307

［105］孙立亭，李莉，王民．参芪五苓散治疗特发性水肿56例．河南中医．2001，21（1）：49

［106］刘战河，杜小清，舒畅．辨证治疗特发性水肿．河南中医，2005，25（4）：75

［107］祁金花．五苓散临床应用举隅．宁夏医学杂志，2000，22（9）：545～546

［108］刘华峰，杜玉秀．五苓散临证运用举隅．河南中医，2004，24（2）：13

［109］张月霞．五苓散治疗血尿20例．中医研究，2000，13（1）：38～39

［110］向彩春．乙肝相关性肾炎的中医证治探讨．四川中医，2002，20（4）：12

［111］孟庆春．慢性肝炎合并疾病2例治验．新中医，1996，（增刊）：23～24

［112］闫冬梅．中医辨证治疗淋证（不稳定性膀胱）的经验．北京中医杂志，2003，22（3）：35

［113］闫红霞．茵陈五苓散治疗眩晕21例观察．河南诊断与治疗杂志，1997，11（1）：59

[114] 刘亚来，于庆春，于俊英．茵陈五苓散治疗高脂血症患者 21 例疗效观察．山东医药，2004，44（22）：77

[115] 戴小曼．胃苓汤治疗高脂蛋白血症 50 例临床观察．湖南中医学院学报，1998，18（1）：34

[116] 王玉明，张云云．五苓散加味治疗高尿酸血症临床观察．北京中医杂志，2003，22（1）：19

[117] 高金鑫．五苓散治疗肾性尿崩症 8 例．辽宁中医杂志，1999，26（6）：264

[118] 麻广宇．五苓散治疗尿崩症 1 例．内蒙古中医药，1996，增刊：111

[119] 李乐愚．调理三焦法治疗 2 型糖尿病合并血脂代谢异常 34 例．中国中医档案，2002，20（4）：514

[120] 沈兆熊．仲景方治疗消渴举隅．江苏中医，1999，20（5）：30

[121] 柳红芳，仝小林．成方在糖尿病肾病治疗中的应用．实用中医内科杂志，2001，15（2）：1

[122] 毛振营．五苓散合血府逐瘀汤治疗糖尿病肾病 160 例．光明中医，2003，18（109）：15

[123] 包晋，李永康．五苓散加味治疗痛风性关节炎 48 例疗效观察．云南中医中药杂志，2004，25（4）：4

[124] 唐贞力，张荣华．茵陈五苓散治疗急性痛风性关节炎 98 例疗效观察．云南中医中药杂志，2002，23（6）：19

[125] 戚莎莉．五苓散加减治疗着痹 23 例．湖南中医药导报，1997，3（4）：62

[126] 黄文杰．中西医结合治疗多发性变异痛疗效观察．现代中西医结合杂志，2003，12（17）：1881～1882

[127] 马彦玲．再障合并上感高热治验．实用中医内科杂志，1999，13（4）：44

第二章

神经科病证

一、急性脑血管病

急性脑血管病是由于各种血管性原因引起的一种非外伤性脑局部血液循环障碍，出现局灶性神经损害的一组疾病。又称脑卒中、中风。在临床上根据病因病理不同分为出血性和缺血性两大类。本病临床表现特点：一是起病急骤，往往在瞬间、数分钟、数小时，最多1~2天内脑部损害症状即达到高峰；二是脑部受损症状的局灶性。主要表现为头痛头晕、意识障碍等全脑症状与偏瘫、失语等局灶症状。

本病归属于中医学"中风"、"暴厥"、"薄厥"、"偏枯"、"卒中"、"半身不遂"等病证范畴。由于患者脏腑功能失调，或气血素虚，加之气候骤变、劳倦内伤、忧思恼怒、嗜食厚味、用力过度，而致瘀血阻滞、痰热内蕴，或阳化风动，血随气逆，导致脑脉痹阻或血溢脑脉之外，引起昏扑不遂，发为中风。其病位在脑，与心、肾、肝、脾密切相关。其基本病机为气血逆乱，上犯于脑。

【临床应用】

袁氏[1]等观察抵当汤合五苓散加味配以西药常规处理治疗急性脑出血的临床疗效。治疗方法：两组均予保持呼吸道通畅，吸氧，营养支持疗法，维持水、电解质及酸碱平衡，防治并发症，控制脑水肿，调控血压等对症处理；并予脑复康8g入液静脉滴注，每日1次。治疗组加用抵当汤合五苓散加味汤剂口服或鼻饲，基础组方为水蛭15g，虻虫9g，大黄9g，桃仁9g，葛根15g，川芎9g，丹参30g，桂枝6g，茯苓12g，白术12g，泽泻9g，猪苓9g，牛膝15g，益母草30g，黄芪30g。每日1剂，水煎取汁300ml，每次100ml。两组均治疗28天。两组临床疗效比较：结果示治疗组临床综合疗效优于对照组（$P < 0.05$）；两组治疗前后日常生活能力改善情况比较：结果示两组均有改善，而治疗组改善优于对照组（$P < 0.05$），两组存活病例血肿吸收情况比较：结果示治疗组吸收情况优于对照组（$P < 0.05$）。余氏[2]等以冰黄五苓液直肠滴注治疗急性脑出血76例，并与常规治疗的62例作对比观察。治疗方法：对照组西医常规治疗，包括降低颅内压、控制血压、保护脑细胞、维持水电解质平衡、有感染者加用抗生素、保持呼吸道通畅、吸氧等。治疗组在对照组基础上给予冰黄五苓液直肠滴注。方由冰片、大黄、黄芩、猪苓等组成，由本院制剂室制成混悬液，每瓶100ml，含生药106.3g，灭菌封装于无菌瓶中。使用时先将冰黄五苓液加热至37.5℃，接一次性输液管，除去针头，连接中号导尿管，按灌肠常规，令患者左侧卧位，将导尿管插入肛门内10～11cm，以每分钟30～35滴速度点滴，每天1次，连用14天，2组均在治疗后第7天、第14天、第21天分别进行神经功能缺损评分，行头颅CT复查，测量血肿量。同时观察消化道的应激出血情况，治疗前后肝肾功能检查。治疗结果：2组临床疗效比较治疗组76例中，基本痊愈10例，显著进步26例，进步31例，无变化9例，总有效率为88.16%，对照组62例中，基本痊愈3例，显著进步14例，进步31例，无变化11例，恶化2例，死亡1例，总有效率为77.42%。2组总有效率比较，差异有显著性意义（$P < 0.05$），提示治疗组疗效优于对照组。

二、癫痫

癫痫是由多种病因引起的慢性脑部疾患，临床主要表现为癫痫发作，它以大脑神经元过度地、反复超同步化放电为主，出现发作性、突然性、短暂性脑功能障碍为特征。按照脑内异常病变的部位和放电扩散范围的不同，可能表现为运动、感觉、意识、行为、自主神经等不同程度的障碍。

本病属于中医学"痫证"范畴。中医学认为本病的发生与多种因素有关。既有先天禀赋之因也有后天失养之因。本病病机错综复杂，一般而言，肝、肾、脾亏虚是本病主要病理基础，由此而产生之风阳、痰火、血瘀是本病的重要因素。

【病案举例】

1. 刘某，女，46 岁，农民。因患头痛半年，渐出现左眼视物不清，左侧上下肢不自主抽动月余，而去某市级医院就诊，经脑 CT 等检查，疑为"前额窦骨瘤"。院方建议其行手术摘除。患者因恐于手术，而转中医诊治。查其神志清，对话自如，见左上下肢时有抽动，并问知其小便不利，口中痰水多。舌色淡、苔滑体润，脉弦滑，诊为"水癫"。投五苓散加味：茯苓 30g，泽泻 25g，猪苓、半夏各 15g，白术、桂枝各 10g。3 剂，水煎温服，日 1 剂。二诊时，患者诸症明显减轻，继投 3 剂，药后患者头颈活动自如，左眼视物清晰，头痛基本消失，惟左侧肢体尚有抽动。原方再给 5 剂，果然药后病愈。1 年后随访，情况良好。[3]

2. 罗某，男，31 岁，干部。2002 年 1 月 5 日就诊，诉患癫痫病已达 8 年，虽坚持服用鲁米那、苯妥英钠等抗癫痫治疗，但病情一直控制不理想，时有发作，间歇时间长短不一。近 1 月来，发作次数又有增加（1 次/1～2 天）。故特来我院求中医治疗。自述每次发病前感觉有一股气自下往上冲逆，而致心中烦乱不安，欲吐涎沫，且觉背心冷，继则晕厥，不省人事，少顷，自行苏醒，醒后则如常人。观其舌淡暗，苔白润，脉弦滑，追问二便情况，述小便频数，然量却不多，大便偶见溏泄。证属太阳膀胱蓄水，水气上逆，蒙蔽清阳，方以五苓散加减。茯苓 30g，泽泻 30g，白术 10g，猪苓 10g，桂枝 10g，川芎 10g，郁金 10g，甘草 5g，连服 5 剂后，小便明显增多，癫痫基本控制，于原方中去猪苓，加蜜远志 6g，以安神开窍，再服 5 剂后，癫痫未见发作。随访 1 年，未见反复。[4]

按：本例为一癫痫患者，其症见口吐涎沫，小便频数，量少，此乃水饮停于下，逆于中，胃气不降而致；饮犯于上，上蒙清阳则眩。《金匮要略》中就有"假令瘦人脐下有悸，吐涎沫而癫眩者，此水也，五苓散主之"。故治以五苓散以温化下焦，通利水道，使水饮从小便而去。正所谓通过利下窍而达到利三焦，除三焦之病变的功能。

三、特发性面神经麻痹

特发性面神经麻痹系茎乳孔内急性非化脓性炎症，引起的周围性面神经麻痹。临床表现以一侧面部表情肌瘫痪为要点，部分患者可以自行缓解。本病的病因尚未完全阐明，激发因素可能系风寒、病毒感染和自主神经不稳引起局部的神经营养血管痉挛，导致神经缺血水脱髓鞘，严重者可有轴突变性。

本病属于中医学"口僻"、"面瘫"、"吊线风"、"口眼歪斜"、"歪嘴风"等病证范畴。本病多由于人体正气不足，络脉空虚，风邪乘虚入中头面阳明脉络，使颜面一侧营卫不和，气血痹阻，经脉失养，肌肉弛缓不收而发病。内外合邪、虚实兼夹为本病的病因病机特点。

【病案举例】

李某，男，67岁。1993年6月16日就诊。患者口角右斜下垂，上下唇不得闭合，口角处不断流涎，言语謇涩，面色萎黄，表情淡漠。此前自觉终日疲乏，肢体酸楚沉重，头部钝痛如裹，下肤浮肿，按之凹陷，小便不利，舌淡苔白厚腻，脉濡缓。既往有肝硬化史。处方：五苓散加冬瓜仁30g，薏苡仁30g，地龙15g，滑石15g，益智仁30g。共两诊，10剂而愈。[5]

按：此例系湿邪为患而发为面瘫。湿为阴邪，最易阻碍气机，使阳气不得舒展；湿渗于经脉，营卫滞涩，络脉张弛失常，故容貌失其常态，面瘫发作。治以通阳气、引湿下行法，病愈。

四、反射性交感神经营养不良综合征

反射性交感神经营养不良综合征（RSD）是自主神经对损伤（包括手术）产生的异常反应，以超过原先损伤或手术后疼痛等为特

征。过去有多种命名如 Sudeck's 萎缩、灼性神经痛、肩手综合征和创伤后骨萎缩等，近年来始定为交感反射性萎缩。西医治疗 RSD 的方法有交感神经阻滞或切除、物理疗法和药物治疗，并认为交感神经阻滞或切除最有效。

RSD 属中国传统医学"痹症"范畴，认为损伤早期经脉受损，血溢脉外，气滞血瘀，致使气血运行不畅，不通则痛。卫气虚，无力推动津液运行故肿胀难消；卫阳不能达表，卫外不固则怕冷，汗出。气血凝涩，经络痹阻，皮肤、爪甲失却濡养故皮肤变薄萎缩，指甲脆弱。筋骨关节失去濡养，寒邪入侵关节故关节拘急。久病入络，扰乱心神，故可见精神症状。治宜活血化瘀，消肿止痛，温经通络。方用补阳还五汤和五苓散加减。

【临床应用】

戴氏[6]等应用中药内服、局部熏洗、手法按摩和神经阻滞等综合疗法，治疗 29 例下肢 RSD 患者，效果明显。治疗方法：内服补阳还五汤和五苓散加减，黄芪 30g，当归 6g，赤芍 6g，地龙 10g，炙蜈蚣 5g，川芎 10g，桃仁 5g，红花 5g，猪苓 8g，茯苓 8g，泽泻 15g，桂枝 6g，独活 10g，木瓜 10g。骨折者加续断 10g，自然铜 30g。每日 1 剂，水煎分 2~3 次服。外用海桐皮汤熏洗：海桐皮 30g，伸筋草 15g，透骨草 15g，红花 10g，威灵仙 10g，川椒 5g，茯苓 10g，泽兰、泽泻各 10g，大腹皮 10g，苏木 10g，木瓜 10g。第 2~3 日 1 剂，煎水熏洗，根据病情每日熏洗 2~4 次，每次 30~60min。手法按摩：常用方法有用手掌沿皮肤由远向近做缓慢抹法，或做缓慢深部推摩，以及关节间隙震法和拇指推法，并配合点穴手法。点穴常用伏兔、血海、犊鼻、膝眼、阳陵泉、足三里、解溪、太冲、委中、承山等穴位。手法强调轻柔，缓慢。神经阻滞：应用方法有局部痛点或小腿环形阻滞，单独腘窝部胫神经干或腓总神经干阻滞，椎旁阻滞。封闭药物分两种：1 号方药用 2% 利多卡因 4~20ml、地塞米松 2~5mg 或强的松龙 25mg、维生素 B_1 200mg、维生素 B_{12} 500mg。2 号方为 1 号方加川芎嗪 10~50mg。每次 6~25ml，根据病情 1~5 天治疗 1 次，5 次 1 个疗程。注射后局部做轻柔按摩。治疗结果：本组 29 例，显效 20 例，占 69%；有效 7 例，占 24.1%；无效 2 例，占 6.9%。其中治疗

1 周显效 6 例，2 周显效 12 例，3 周显效 2 例。7 例治疗 3 周有效患者继续治疗 2 周，进一步巩固和改善了关节功能。2 例经 4 周治疗无效。20 例显效患者中踝足和小腿占 17 例，膝部占 3 例。2 例无效患者都发生在膝部，1 例为膝内侧副韧带伴交叉韧带损伤行手术修补患者，另 1 例是髌骨骨折保守治疗的患者，2 例最终关节僵直。20 例显效患者治疗后，没有复发；7 例有效患者，活动时间过长，肢体肿胀有加重，关节部位疼痛但可耐受，经休息、局部熏洗和按摩，症状可消失。

五、排尿性晕厥

排尿性晕厥为排尿过程中或排尿终了时突然发生短暂意识丧失的一种病症。该病症虽发作时短，醒后如常，但发作突然，昏厥跌扑，常伴意外损伤，尤其反复发作者，恐惧之感长期伴随，严重影响着患者的身心健康，临证不得轻视，现代医学对此无特殊疗法。众多医家认为，排尿性晕厥勿需特殊治疗，但对屡有发生者，必须根据患者之体质，予以中药调治，并要求患者避免劳累，不过量饮酒，睡醒后不要立即起床小便，小便时不要太用力。如此，方能有效地防止复发，彻底治愈疾患。其中证属寒饮上蒙清窍型，可用五苓散加减治疗，取得较好疗效。

【病案举例】

史某某，男，26 岁，1999 年 7 月 20 日初诊。患者于 1 月前饮冷有过，夜卧受寒，黎明起床小溲，排尿未毕，头目眩晕，随即扑地，不省人事，约数分钟清醒。此后每周发作 2～3 次，皆发于夜间。就诊时患者自诉无不适之感。查：形体消瘦，血压 16/10kPa，心肺听诊未见异常。心电图示：窦性心律（68 次/分）；正常心电图范畴。舌淡，苔白滑，脉弦细滑。诊断：排尿性晕厥。证属寒饮损伤中阳，水邪上蒙清窍。治宜利水渗湿，温阳开窍。投以五苓散加味：茯苓、猪苓、泽泻各 15g，白术 10g，桂枝 12g，石菖蒲 9g。药服 7 剂，夜尿昏厥发作 1 次。又进 7 剂，昏厥未作。随访 1 年，病情无复发。[7]

按： 仲景云："假令瘦人，脐下有悸，吐涎沫而颠眩，此水也，五苓散主之。"本患者虽无脐下悸动及吐涎沫之表现，但有贪凉饮冷损伤脾阳之病史，脾阳受损，水饮不化，夜间阴盛，天人相应，阴水上乘清阳之位，故眩扑昏作。异病同治，投以五苓散加石菖蒲，利水渗湿，温阳开窍，药证合拍，效著功收。若年事较高，合用金匮肾气丸则收效更佳。

六、植物神经功能紊乱

植物神经功能紊乱是因长期的精神紧张，心理压力过大，以及生气和精神受到刺激后所引起的一组症状群。可由长期的精神紧张，心理压力过大，以及生气和精神受到刺激后所引起。临床表现为情绪不稳，烦躁焦虑，易紧张，恐惧害怕，敏感多疑，委屈易哭，悲观失望无愉快感，入睡困难，睡眠表浅，早醒梦多，身疲乏力，记忆力减退，注意力不集中，反应迟钝等，或有胃肠功能紊乱的表现，如没有食欲，进食无味，腹胀，恶心，打嗝，烧心，胸闷气短等。患者常以自觉症状为主，虽然做过多次检查，但结果往往都比较正常。过去对于植物神经紊乱的患者在临床上，常按精神病、抑郁症用一些抗精神病药进行治疗，往往疗效不好，而且容易产生耐药性和依赖性。在增加药量的同时对身体也产生了不良影响。使用中医中药治疗，可取得良好疗效。

【病案举例】

熊某，男，35岁，工人，缘于1995年7月酷暑之日，于大汗之后淋冷水浴，随即又在空调房中酣睡。当时甚觉凉快，醒后即感周身不适，说不出的难受，烦躁，口渴，心悸，自汗，且伴少腹拘急，小便涩滞灼热，淋沥不畅，在某医院住院治疗，诊断为植物神经功能紊乱，因工作需要，症状无明显缓解即出院。后又回当地经用中西药反复治疗，心悸，自汗症状时有缓解，然其心烦，尿频，小便灼热，少腹隐痛诸症不减，并在饮酒及劳累后加剧，且口干口苦，喜饮热饮，纳可，大便干结，睡眠尚正常，舌暗红，苔薄黄，脉细弦滑，1997年5月29日住省中医院，即辨证为膀胱湿热兼心气不足，治予清热利湿剂，拟八正散加减：生地20g，木通10g，淡竹叶10g，生甘草10g，丹皮10g，生栀子10g，柴胡10g，枳实15g，白芍10g，乌药10g，川楝子15g，生山楂20g。服上药5剂后，患者少腹胀痛依旧，尿频灼热，小便涩滞感反而加剧，大便通畅，但肛门出现灼热感，且心烦，渴喜热饮，舌暗红，苔薄稍黄，脉沉缓。考虑药不对症，当属辨证不确切故又细究病因：患者缘于酷暑大汗之际淋冷水浴，睡空调房而致病，病因当为寒湿郁闭皮毛风寒外束，内干于肺，肺失宣肃，津液输布失常气机郁阻故致郁证，改用五苓散，取其通阳化气利水之功。处方：桂枝6g，白术15g，泽泻10g，猪苓15g，茯苓20g，生甘草6g，玉米须3g，白茅根15g，郁金10g，远志6g，石菖蒲6g，服上药3剂，患者两便灼热感明显减轻，稍觉少腹隐痛。药已见效，守方7剂后痊愈出院。[8]

七、血管性头痛

血管性头痛是指头部血管舒缩功能障碍及大脑皮层功能失调，或某些体液物质暂时性改变所引起的临床综合征。以一侧或双侧颞部阵发性、搏动性的跳痛、胀痛或钻痛为特点，可伴有视幻觉、畏光、偏盲、恶心呕吐等血管自主神经功能紊乱症状。它包括偏头痛、丛集性头痛、高血压性头痛、脑血管性疾病所引起的头痛。偏头痛是一类有家族发病倾向的周期性发作疾病，表现为阵发性发作的偏侧搏动性头痛，伴恶心、呕吐及羞明，经一段间歇期后再次发病，在安静、黑暗环境内或睡眠后头痛缓解，在头痛发生前或发作时可伴有神经、精神功能障碍。

本病属于中医学"头风"、"脑风"、"偏头痛"、"厥头痛"等范畴。中医学认为偏头痛在中医多属内伤头痛。头为清阳之府，三阳经脉均循于头面，厥阴肝经与督脉会与巅顶，五脏六腑之阴精、阳气皆上奉于头，故凡经络脏腑之病变皆可发生头痛；若风寒湿热之邪外袭，或痰浊、瘀血阻滞，致使经气逆上，经气上干于清道，不得运行，则壅遏而痛。本病多因风、火、痰、瘀以及肝、脾、肾等脏腑功能失调，复感外邪而诱发。临床见之多虚实夹杂，本虚标实，上实下虚。发作期以实证为主，缓解期虚实并存。

【临床应用】

路氏[9]等应用五苓散加味治疗血管扩张性头痛31例，取得良好疗效。31例患者中，男6例，女25例；年龄最大65岁，最小13岁；

病程最长 10 年，最短 3 个月。脑血流图检查示：双侧额乳导联、枕乳导联中，至少有 1 个以上的导联波幅＞0.25，波形有三峰型、陡直型、类乳头型及转折型。其中 7 例血压升高（20～23.33/12～14kPa）。共同的症状是头痛昏蒙，头重如裹，头胀，舌苔薄白腻，脉细或弦滑。治疗方法：按中医辨证属于湿浊内停，上蒙清窍。因而选用五苓散（桂枝 10g，白术 15g，泽泻 15g，猪苓 12g，茯苓 20g）为主方随症加减。眩晕耳鸣加天麻 10g，代赭石 20g，石决明 15g，脘闷纳呆加佩兰 12g，白豆蔻 6g，厚朴 10g；泛恶欲呕加半夏 12g，陈皮 12g，生姜 5 片；倦怠乏力、少气懒言者加党参 15g，黄芪 12g；心烦、急躁易怒者去桂枝，加栀子 6g，钩藤 15g，夏枯草 10g。水煎服，日 1 剂。治疗结果：痊愈 15 例，显效 7 例，有效 6 例，无效 3 例，总有效率 90.32%。服药最少 15 剂，最多 40 剂。其中，血压升高者 7 例，有 5 例血压恢复正常。

【病案举例】

1. 陈某，女，43 岁。1995 年 8 月诊。患者自诉头痛反复发作 10 余年，近几年益增。痛时如掣如搏，从后头起始渐向头顶、前额或两侧扩展，或伴头晕头胀，痛甚每增呕恶。查血压正常，二便调畅，月经无异。西医按血管性头痛治疗，中药屡进祛风、活血、止痛之品，云所服全蝎、蜈蚣可以斤计，虽时获暂缓而终不歇。舌苔白润，中根稍腻，脉弦缓。遂投五苓散加味：茯苓 30g，猪苓 15g，白术 20g，泽泻 30g，桂枝 15g，半夏 15g，牛膝 30g，5 剂后头痛大减，再 5 剂竟然痛息。随访半年未发。[10]

按：日·矢数道明常以五苓散治疗多种头痛，认为"本方具有调整头部内某一侧的水肿和脑压的作用"。可见水湿上泛以致头痛并非鲜见，而五苓散所治的头痛当与水气水饮有关。"头为精明之府"，乃清空之地，只留得清气，容不得浊气，倘水湿痰饮上泛，使"阳气者闭塞"，轻者如蒙如裹，重则昏胀瞀闷，眩晕疼痛。仲景治"服桂枝汤或下之，仍头项强痛，小便不利者，以桂枝去桂加茯苓白术汤主之"，即是以利水去饮以解痉止痛。经云"诸痉项强皆属于湿"，湿滞太阳经脉，故加茯苓、白术以祛之，实与五苓散一义。

2. 赵某，男，13 岁，2001 年 10 月 9 日来诊。患偏头痛 1 年余，并伴有小便次数增多，唾液分泌增加等症状，经中西医治疗1年效果不明显，求治于余。刻下：右侧偏头痛时作时止，发作时呈重痛难忍，严重时有呕吐现象，呕吐物为清水痰涎，饮食减少，口水增多，小便每半小时1次，排尿量少，但无尿痛等异常感觉，情绪低落，舌质淡，苔薄白而水滑，脉濡细。综观脉症，乃下焦蓄水，水邪上犯所致。治当化湿利水，水去则诸症自解。处以五苓散原方，服药3剂，小便次数恢复正常，口水明显减少，头痛减轻。服药7剂，口水接近正常，头痛进一步减轻，情绪好转。后以疏肝健脾之药调理而获全功。[11]

3. 褚某，女，33岁。半年前无明显原因出现头痛，以前额、巅顶为主，呈持续性头痛，头沉如戴皮帽一样。头痛时轻时重，严重时恶心欲吐，不能进食。曾查脑电图、X线副鼻窦片等，均未见异常。脑血流图示波形为陡直型，其中右额乳导联波幅0.280，右枕乳导联波幅0.270，血压12/8kPa，并感体倦乏力，舌质淡红，舌苔薄白腻，脉细。西医诊断：血管扩张性头痛。中医辨证：湿浊内阻，上蒙清窍。处方：桂枝12g，白术15g，茯苓20g，泽泻15g，猪苓12g，厚朴10g，白豆蔻6g，佩兰12g，半夏12g，陈皮12g，党参12g，生姜5片。服药18剂，自觉症状消失，精神体力均佳，复查脑血流图均在正常范围。[9]

八、三叉神经痛

三叉神经痛，又称痛性抽搐，是指累及面部、限于三叉神经的一支或几支分布区反复发作的阵发性剧痛，是最典型的神经痛。

本病属于中医学"面痛"、"偏头痛"、"头风"、"齿槽风"等范畴。本病病因主要为风、火、痰、瘀、虚，其中初起以风邪、风火多见，病久则多兼痰、兼虚、兼瘀。病机较为复杂，概而言之有外感与内伤之别，同时又与风邪密切相关。风邪每与寒、火、痰兼夹合邪，以致风寒凝滞，或风火灼伤，或风痰壅阻三阳经络而发为疼痛，风为阳邪，善行而数变，故可来去突然，反复发作。内伤致病，每与肝胆郁热、胃热炽盛上炎、阴虚阳亢而化风等密切相关，进而风火攻冲头面，上扰清窍，而致疼痛；或由头面气血瘀滞，阻塞三阳经络，不通则痛，亦为内伤致病之因。外邪致病，日久不愈，反复发作，常可循经入里，化热伤阴；病久则血行迟涩，血瘀络痹而成顽痹。而内伤致病亦多随感受外邪，使病情加重，故内外合邪为患是本病发生的又一临床特点。

【临床应用】

日本学者森本昌宏[12]应用五苓散和柴苓汤治疗原发性三叉神经痛，进行临床效果的观察。研究对象为以卡马西平为主进行治疗的原发性三叉神经痛患者62例，对其中26例给予柴苓汤提取剂（3.0g/d，一日3次，饭前服用）连续治疗4周，对其余36例给予五苓散提取剂（2.5g/d，服法同前）。治疗结果：根据患者自身的评价，柴苓汤组明显改善6例，改善8例，稍改善10例，不变2例，无恶化例，改善以上者占53.8%。五苓散组明显改善4例，改善13例，稍改善15例，不变4例，无恶化例，改善以上者占47.2%。而且两组中多数患者的卡马西平用量减少。

参考文献

[1] 袁丹桂，徐成森，卢泓，等抵当汤合五苓散加味治疗急性脑出血疗效观察. 中国中医急症，2005，14（2）：112～113

[2] 余尚贞，罗民新，艾立新，石青. 冰黄五苓液直肠滴注治疗急性脑出血76例疗效观察. 新中医，2004，36（5）：37

[3] 熊建平，张如苗. 五苓散临床运用举隅. 陕西中医，2004，25（1）：77～78

[4] 罗红云. 五苓散临证治验. 中医药导报，2005，11（3）：42

[5] 孙伯川. 辨治面瘫两案. 山东中医杂志，1994，13（6）：272～273

[6] 戴庆生，赵和庆，诸方受. 中西医结合治疗下肢反射性交感神经营养不良综合征. 中医正骨，2000，12（1）：21～22

[7] 南晋生. 经方治疗排尿性昏厥验案举隅. 四川中医，2003，21（1）：47

[8] 蒋小敏，秦婉玲. 五苓散运用一得. 江西中医学院学报，1997，12（1）：12

[9] 路习刚，杨王可，朱海. 五苓散加味治疗血管扩张性头痛31例. 河南中医药学刊，2000，15（2）：33

[10] 郜中平，甘露. 五苓散新用. 江苏中医，2001，22（8）：35～36

[11] 荣晓琦，张保伟．五苓散治验 4 则．河南中医药学刊，2001，17
（4）：31~32

[12]〔日〕森本昌宏．五苓散和柴苓汤对原发性三叉神经痛的临床效果．国外
医学中医中药分册，1995，17（4）：26

第三章

外 科 病 证

一、泌尿系结石

泌尿系结石是最常见的泌尿外科疾病之一，男性多于女性，约为3:1，形成机制尚未完全阐明，有多种学说。除手术外，对多数尿路结石还没有十分理想的治疗方法。气滞、湿热在本病发病中起重要作用，两者互为因果。气滞者，湿热不化；湿热者，气机不达。再者气滞则血行不畅，或湿热内蕴妨碍气机，均可导致气滞血瘀，故治疗多清利湿热，行气活血。有医家用五苓散加减治疗本病取得了较好的疗效。

【临床应用】

杨氏[1]用加味五苓散治疗泌尿系结石40例，取得满意疗效。治疗方法：以加味五苓散治疗，方由白术、泽泻、怀牛膝各30g，金钱草50g，白芍20g，茯苓、猪苓、桂枝、石韦、三棱、莪术各10g组成，水煎服，每日1剂。治疗结果：本组40例，治愈28例，有效7例，无效5例，总有效率为85%，治疗时间最短者3天，最长者76天，平均35.5天。朱氏[2]等运用自拟加味五苓散治疗泌尿系结石65例，收到良好疗效。治疗方法：本组65

例均采用自拟加味五苓散加减治疗，基本方：猪苓、茯苓、海金沙（布包）各15g，泽泻、金钱草、鳖甲各30g，白术、枳壳、乌药、鸡内金各10g，桂枝6g。随症加减：湿热盛者，去桂枝，加茵陈15g，山栀10g；腰腹疼痛明显者，加延胡索10g，白芍15g，甘草6g；尿血者，加白茅根30g，蒲黄15g；肾虚者，改桂枝为肉桂，加怀牛膝15g；夹瘀者，加王不留行子10g，琥珀末（冲）6g。每日1剂，水煎分2次服。10天为1个疗程，治疗3个疗程后，进行统计，观察疗效。治疗结果：51例治愈，10例好转，4例无效。总有效率为93.8%。李氏[3]应用五苓散加味治疗泌尿系结石30例。药物组成：白术15g，桂枝10g，肉桂3g，泽泻10g，猪苓6g，茯苓15g，白术10g，芒硝10g，金钱草30g，地龙15g。每日1剂，水煎取汁600ml，分3次温服。治疗结果：痊愈24例，占80%；有效4例，占13.3%；无效2例，占6.7%，总有效率93.3%。张氏[4]等运用五苓散加味治疗泌尿系结石症66例，取得了较好的临床效果。治疗方法：治疗组采用五苓散加味，每日1剂，水煎300~400ml，早晚2次分服；对照组服用自拟排石汤，每日1剂，水煎300~400ml早晚2次分服，并配合结石排出仪治疗，1日1次，以上两组均以15天为1个疗程，共治疗观察4个疗程，观察期间停用其他有关治疗方法，治疗结果：治疗组66例，治愈51例（77.27%），有效10例（15.15%），无效5例（7.58%），总有效率92.42%；对照组45例，治愈19例（42.22%），有效12例（26.67%），无效14例（31.11%），总有效率68.89%，两组疗效比较，经Ridit分析，$P < 0.01$，说明治疗组疗效优于对照组。廖氏[5]运用五苓散加味治疗泌尿系结石阳虚患者18例。药物组成：桂枝12g，猪苓15g，茯苓30g，白术12g，泽泻15g，肉桂3g（焗服），北黄芪15g，金钱草30g，海金沙（包煎）20g，琥珀末1.5g（冲），地龙干30g，鸡内金12g。服药方法：每天1剂，1个月为1疗程，连服1~3疗程。另嘱患者平时多饮水和跳跃（如跳绳活动），以促进排石。疗效观察：18例经1~3疗程治疗后，均排出结石，症状消失，尿常规检查正常。其中服药最少者6剂，最多者82剂，平均28剂。服药1个疗程内排石12例，2个疗程排石3例，3个疗程排石3例。项氏[6]采用五苓散加味

与西医结合治疗尿路结石49例，取得满意疗效。治疗方法：对照组：给予西医综合治疗，适当止血、止痛、抗炎及解痉等治疗7~10天。治疗组：在西医治疗基础上，给予服用五苓散加味。基本方组成：猪苓、泽泻、海金沙（布包）、茯苓各15g，白术、鸡内金、枳壳、乌药各10g，金钱草30g，桂枝6g，滑石20g。每日1剂，水煎分2次服。7天为1疗程，一般服用2~3个疗程。治疗结果：治疗组有效率为95.90%，对照组59.90%，两组疗效对比 $P < 0.01$ 。吴氏[7]以中药为主配合适当西药治疗泌尿道结石，疗效十分显著。治疗方法：采用五苓散为基本方，根据患者临床证候适当加减配伍，每日1剂，每剂煎服3次，每次取汁约500ml，日服3次，连服15剂为1疗程。另外配合肌内注射黄体酮，每日1次，10~20mg，若有腰痛明显者，给予口服山莨菪碱片，每日3次，每次10mg，并嘱患者多饮水，适当跳跃活动。如合并尿路感染者静脉点滴或口服喹诺酮类或头孢类抗菌药物以控制感染。治疗结果：51例患者治愈42例（占82.35%），好转7例（占13.7%），未愈2例（占3.92%），总有效率为96.07%。孙氏[8]运用五苓散加味治疗输尿管结石23例，取得较好疗效。治疗方法：方用五苓散加味，茯苓15g，猪苓15g，泽泻12g，白术12g，桂枝6g，白芍18g，海金沙30g，鸡内金6g，金钱草30g，甘草9g。加减：有血尿者加白茅根、阿胶；湿热明显者加滑石、木通；病久肾虚加牛膝。每日1剂，水煎取汁400ml，分2次温服。治疗结果：本组23例，治愈17例，占73.9%；好转4例，占17.4%；无效2例，占8.6%。总有效率91.4%。

【病案举例】

1. 陈某，男，28岁，教师。1994年4月14日就诊。主诉病起2天，左侧腰部疼痛，放射至少腹，小便涩滞，淋漓不畅，查体：体温正常，腹软，左侧肾区叩击痛明显，舌质淡红、苔白，脉弦。小便检查：红细胞（＋＋＋），脓细胞（＋），草酸钙结晶（＋＋）。腹部平片检查：左输尿管下段有1cm×0.8cm的结石阴影。诊断：左输尿管结石。单服加味五苓散，2剂后复诊，腰痛减轻，尿渐转畅，继服3剂后排出黄豆大小结石1枚，诸症若失，复检尿常规正常，腹部平片检查阴性，随访至今未见复发。[1]

2. 顾某，男，48 岁。工人。1996 年 10 月 11 日就诊。自诉左侧腰腹部阵发性疼痛 2 月余，痛剧时有恶心、呕吐。舌质淡、苔薄白，脉弦。B 超检查示：左输尿管上段结石伴左肾轻度积水，结石大小为 0.6cm×0.7cm。以加味五苓散加减治疗：猪苓、茯苓、白芍、海金沙（布包）各 15g，泽泻、金钱草、鳖甲各 30g，白术、枳壳、乌药、延胡索、鸡内金、姜半夏各 10g。服 7 剂后，排出黄豆大小结石 1 枚，诸症遂除。复查 B 超示结石消失。[2]

3. 胡某，男，28 岁，教师，1992 年 12 月 4 日就诊。主诉：腰部疼痛，伴乏力、纳差 2 天。症见面色少华，烦闷，手足心热，排尿无力，舌淡红，苔薄黄腻，脉沉细弱。体征：形体稍胖，心肺正常，腹部柔软，脊肋角有压痛和叩击痛。查血、尿常规正常。患者偏嗜肥甘厚腻之品，常饮酒。曾患肾结石住院。B 超检查示：左肾盂内见一横径为 0.8cm×1.2cm 结石，经中西药治疗，结石未下。今 B 超核实，大小如前。诊为肾盂结石。辨证属脾肾虚弱，湿热阻滞。以五苓散加味方，加人参 15g，虎杖 30，怀牛膝 15g。5 剂后精神振奋，小便正常。10 剂后腰痛剧烈，难以忍受，随后尿中排出 1 枚豌豆大小结石。嘱其服补中益气丸合六味地黄丸以善后。随访未见复发。[3]

4. 患者，女，52 岁，1999 年 4 月 1 日初诊，主诉：右腹部阵发性绞痛 2 天，患者 2 天前突发右腹部绞痛，阵发性加重，向会阴部放射，伴有呕吐，无畏寒发热，在家服用中药 2 剂，效果不显，即来我院急诊，B 超检查提示：右肾结石，大小约 1.0cm×1.2cm，刻诊症见：腰部阵发性绞痛，上腹痞闷，恶心，小便稍频，舌淡苔薄白，脉弦数，尿常规检查：白细胞（＋＋），红细胞少许，潜血（＋＋＋），据症诊为石淋，予以五苓散加味，连服 10 剂，4 月 11 日复诊：患者一切良好，腰已不痛，于 4 月 9 日曾排出结石一块，约 0.3cm×0.5cm 大小，B 超检查双肾炎性图像，右肾轻度积水，照上方继服 15 剂，5 月 3 日复查 B 超，双肾输尿管无异常，尿检验正常。[4]

5. 李某，男，38 岁，工人，1990 年 11 月 28 日初诊。主诉：右侧腰部隐痛 4 个月。患者于 1990 年 8 月 30 日，因右侧腰部隐痛伴小便频就诊我院，小便常规检查白细胞（＋），红细胞（＋＋），曾服抗菌消炎西药缓解。11 月 23 日又见右侧腰痛，并向下腹部放射，11

月 25 日 X 线腹部平片提示：右肾区有一致密阴影为 0.5cm ×0.8cm，确诊为右肾结石。症见神疲乏力，畏寒，四肢不温，口淡，纳呆，尿短，右肾区隐痛并有轻度叩击痛，舌质淡红，苔薄白，脉弦尺沉，诊断：石淋（脾肾阳虚）。治疗原则宜温阳利水通淋。以五苓散加味：桂枝 12g，猪苓 15g，茯苓 30g，白术 12g，泽泻 15g，肉桂 3g，北黄芪 15g，金钱草 30g（焗服），鸡内金 12g，海金沙（包煎）20g，小蓟 15g，琥珀末 1.5g（冲服），地龙干 30g，共服 6 剂，见一横径为 0.8cm 的结石排出，临床症状消除，再经 X 线腹部平片复查，右肾区致密阴影消失，随访至今未复发。[5]

　　6. 刘某，女，30 岁，1993 年 10 月 27 日初诊。自述 2 天前无明显诱因突然出现下腹部阵发性绞痛，痛时放射至右侧腰部，伴有恶心、小便艰涩、尿道疼痛，腹部 B 超提示：右肾积水，右输尿管梗阻。双肾、输尿管 CT 扫描示：右侧输尿管膀胱入口处，可见 7mm × 7mm ×8mm 大小高密度结石影，其上输尿管及右侧肾盂明显扩张，呈水样密度。西医诊断为右侧输尿管结石。请邹师诊治　察其舌质淡红，苔薄黄腻，脉弦滑，脉症合参，辨证为膀胱湿热，气化不利。治以清热利尿、通淋排石，方用五苓散加减：白术 12g，茯苓 15g，猪苓 15g，泽泻 2g，海金沙 12g，金钱草 20g，车前子 20g（包煎），鸡内金 10g，大黄 9g，三棱 9g，白术 9g，琥珀 9g（冲服），白芍 20g，甘草 10g，每日 1 剂，水煎服。10 剂后诸症皆失，进退继服 15 余剂，复查腹部 B 超，提示双肾、输尿管及膀胱均未见异常，病告痊愈。[9]

二、肛肠疾病术后尿潴留

　　肛肠疾病手术后由于麻醉作用，使阴部感觉丧失，同时阻滞盆腔内脏神经，引起膀胱平滑肌收缩无力和尿道括约肌痉挛，且手术后疼痛，引起膀胱颈痉挛，从而造成排尿困难。术后尿潴留是肛门直肠手术后最常见的并发症之一，约占该类手术患者的 65% 左右，中、老年男性患者尤为突出，以往多采用导尿的方法，极易损伤尿道，引起感染。采用中西医结合方法治疗，可取得良好效果。五苓散通阳化气，利水渗湿，用于肛肠疾病术后尿潴留的治疗，为治疗肛肠病术后尿潴留的新途径，值得推广应用。

【临床应用】

宋氏[10]利用五苓散配合针灸治疗肛肠病术后尿潴留126例，疗效显著。治疗方法：患者术前小便常规及血常规检查均正常，麻醉均采用局麻或腰俞麻醉。施行肛肠手术后，患者小腹部胀疼不适，有尿意，但排便时点滴而出或点滴不出，经少腹部按摩或热敷后无效者，即开始口服中药汤剂，药用泽泻、滑石各30g，猪苓20g，白术15g，桂枝3g，甘草10g。水煎2遍后取汁300ml，分2次口服，同时配合针刺足三里、中极、三阴交、阴陵泉等穴，反复捻转提插强刺激，体虚者灸关元、气海。治疗结果：本组126例，治愈124例，2例药物治疗无效后导尿，治愈者全部在服药针灸2h内排出小便，未发现并发症和后遗症等不良反应。李氏[11]等采用中药五苓散治疗肛肠疾病术后排尿沥漓不畅61例，取得了较满意疗效。61例患者主要表现为术后排尿不畅，有尿等待，尿线细，排尿后仍觉尿意未除，症状持续2天以上。除外前列腺肥大及泌尿系感染可能。查体：耻骨上膨隆，叩诊浊音。且传统诱导法（热敷、按摩、听流水声）无效。治疗方法：①情志调护：向患者解释术后尿潴留的原因及将采取的治疗方法，缓和患者的情绪，有利于治疗顺利进行。②中药治疗：以五苓散为主方：猪苓10g，泽泻15g，白术10g，茯苓10g，桂枝5g。若见舌红，苔黄腻，脉滑缓，为下焦湿热较甚，可加用清热利湿浊之冬葵子10g，车前子15g，滑石15g，生甘草3g，酌减桂枝用量。若见少腹胀满疼痛，舌质暗，脉涩缓，可佐行气开郁之沉香2g，槟榔10g，枳实6g，乌药6g，上方煎汤取汁200ml，1日2次分服。疗程3天。治疗结果经3剂治疗，原排尿不畅症状消除为有效。其中58例有效（占95.2%），无效者3例，占（4.8%）。

【病案举例】

龚某，男，36岁，工人。1992年3月2日就诊。患者于混合痔术后6h，小便欲解不能，小腹膨隆，痛苦难忍。虽经热敷及按摩，仍不能排尿。即给予五苓散加味治之：桂枝6g，白术10g，泽泻10g，猪苓10g，茯苓10g，杏仁10g，桔梗6g，1剂，煎汤趁热服下。药后1h，小便得以畅解，病乃获愈。[12]

按：痔瘘术后的组织损伤、疼痛、麻醉、紧张心理、敷料填塞、环境因素等原因，反射性地引起膀胱颈及尿道括约肌痉挛，而使小便欲解不得，形成尿潴留。祖国医学称之为"癃闭"。《素问·宣明五气论》说："膀胱不利为癃。"《素问·灵兰秘典论》说："膀胱者，州都之官，津液藏焉，气化则能出焉。"说明癃闭的发病机制是膀胱气化功能失调，故笔者常用五苓散为主方以通阳化气利水，并加杏仁、桔梗等宣肺药物，使气行则水行，并取其提壶揭盖之意，使开上以通下，从而使小便得以畅解。

三、脑震荡后遗症

【病案举例】

陈某，女，42岁，20余天前跌倒，当时失去意识约5min，逆行性遗忘，伴头晕头痛，头右后侧有一肿胀性包块，直径5cm，头颅CT未见脑实质损伤，仅为头皮下血肿。其后遗症头晕重，记忆力下降，时有眩晕，恶心欲吐，不欲饮食，身重困倦，舌淡苔薄腻。予五苓散合通窍活血汤，药用：茯苓、泽泻各15g，猪苓、白术、桂枝各10g，细辛5g，白芷、川芎各10g，生姜6g，桃仁10g，红花6g。每日1剂，分2~3次温服，服2剂后眩晕，恶心欲吐，食欲均好转，5剂病去大半，但神疲易倦，加炙黄芪15g，党参10g，7剂病愈。[13]

按：五苓散原治伤寒后发热，呕恶，小便不利之蓄水证。茯苓、泽泻、猪苓利小便，导小便下行；白术健脾燥湿；桂枝温阳化气以行水。药理实验表明，五苓散有利尿作用，使尿量增加112%，同时增加尿中Na、K、Cl的排出量。本方的利尿及排钠作用接近或超过西药一般的利尿药，且不影响动物活动能力。方中的每味药均有利尿作用。伤科之症，或外伤、或劳损，多瘀滞，"血不利则为水"。脑震荡后遗症其病机多为瘀血内停，阻塞络脉，或肝郁气滞，心神不宁，或体质虚弱。此患者一派湿邪郁结之水饮症，以五苓散化气利水，水气下行，诸症可减。因其外伤引起，以桃、红、芎、辛、芷、姜仿通窍活血汤意行气活血通窍止痛。且水湿为标为重，故利水渗湿为主，活血化瘀为辅，如是紧扣病机，方能疾病向愈。

四、乳腺增生病

乳腺增生病是乳腺组织的良性增生性疾病，既非炎症，也非肿瘤。其发病率占育龄妇女的 40% 左右，而占全部乳房病的 75%，是最常见的乳房疾病。乳腺增生病临床上分为单纯性乳腺上皮增生症和囊肿性乳腺上皮增生症。病理上分为乳腺组织增生（乳痛症）、乳腺腺病（小叶增生期、纤维腺病期、纤维化期）、乳腺囊肿病。主要临床表现为乳腺单发或多发性结节或境界不清的乳腺增厚区，不同程度的疼痛或胀痛，与月经有相关性，少数患者可见有乳头溢液或溢血性分泌物。

乳腺增生病属于中医学"乳癖"范畴。中医学认为本病的病因病机是肝气郁结、痰凝血瘀、冲任失调；其中冲任失调为发病之本，肝气郁结、痰凝血瘀为发病之标；病位在肝、脾、肾；病性是本虚标实。五苓散出自张仲景《伤寒论》，具有利水渗湿，温阳化气之功效。临床主要用于治疗水湿内停之水肿等症，然而本方亦可加减用于治疗乳腺增生病，健脾利湿化痰，达到止痛消肿散结的作用。

【病案举例】

患者女，36 岁，右侧乳房上方有一肿块且胀痛 4 个月，经期胀痛尤甚，伴口淡乏味，腹胀便溏，四肢沉重无力。查体：右侧乳房上方有一 2～3cm 肿块，扁圆形，边界清楚，推之活动，表面光滑，舌质胖而滑润，苔白腻，脉弦滑，诊为乳腺囊性增生病，证属脾虚湿盛，气滞痰凝之象，治以健脾利湿，理气化痰：茯苓 9g，猪苓 9g，泽泻 12g，白术 9g，桂枝 6g，加牡蛎、柴胡、路路通、丹参，水煎服，1 剂/天，1 个月为一疗程，2 个疗程而愈。[14]

五、血栓性深静脉炎

血栓性深静脉炎是指血在深静脉血管内发生异常凝固而引起静脉阻塞、血液回流障碍的疾病。其主要表现为肢体肿胀、疼痛、局部皮温升高和浅静脉怒张四大症状，好发于下肢髂股静脉和股静脉，可并发肺栓塞和肺梗死而危及生命。亦称为下肢深静脉血栓形成。

中医学称本病为"股肿"，其病因主要是因为创伤或产后长期卧床，以致肢体气血运行不畅，气滞血瘀，瘀血阻于脉络，脉络滞塞不通，营血回流受阻，水津外溢，聚而为湿，而发本病。本病在治疗早期多采用清热利湿、活血化瘀法，后期则重视健脾利湿、活血化瘀。五苓散利水渗湿，故可加减用于本病的治疗。

【病案举例】

患者男，32 岁，因左下肢疼痛肿胀半月余就诊，体检：体温37.6℃，左下肢膝上 15cm 较健侧粗 4cm，膝下 15cm 较健侧粗3.5cm，肤色未变，Homans 征（＋），腓肠肌有饱满紧韧感，舌尖红，苔白腻，脉滑，证属湿瘀阻滞，流注下肢而成，治以祛湿活血通络。茯苓 9g，猪苓 9g，泽泻 12g，白术 9g，桂枝 6g，加黄柏、桃仁、红花、川芎、金银花，水煎服，1 剂/天，10 天后体温降至正常，继服 30 天，患者症状和体征完全消失。[14]

六、女性小便频急

【临床应用】

严氏[15]运用四逆五苓散治疗 78 例女性小便频急。治疗方法：予四逆散合五苓散。药用：柴胡 15g，白芍 15g，枳壳 15g，桂枝 15g，白术 15g，茯苓 15g，泽泻 24g，猪苓 15g，甘草 6g。若少腹胀满较重者加香附、川芎；偏热者加炒川楝子、车前草；气虚者加黄芪；肾虚者加菟丝子、杜仲。均作汤剂煎服，1 日 3 次。10 剂为一疗程。治疗结果：经 2 个疗程治疗症状消除者为治愈，症状减轻未愈者为好转，症状未减者为无效。经 1 疗程治愈者 36 例，2 疗程治愈者 30 例，共66 例，好转 7 例，无效 5 例。其中治愈者有 9 例半年内症状再现，仍以上方治疗消除。

【病案举例】

刘某，女，25 岁。尿急 2 年，每有尿意即急不可忍，需立即临厕，如不及常有少量尿液溢出湿衣裤，并有尿频，每尿量少，排后有尿意未尽感，无尿痛，小便清，因其尿急常不愿外出，恐难觅厕所，备感苦恼，经多方治疗无效，尿常规、B 超检膀胱、膀胱镜检查均未见异常。患者形色如常，别无他苦，脉弦细，舌薄红，苔薄白。诊为妇女小便频急，因脾气虚，膀胱蓄尿功能失常，故溲频尿清而有尿意未尽，肝郁而发致疏泄过度则尿急迫，适当健脾疏肝，使排尿量增多即可缓解尿频，处以四逆五苓散，6 剂后尿急减轻，次数减少，已无尿意不尽感，进 20 剂后症状全消，继用补中益气丸续服善后。[15]

七、肾绞痛

肾绞痛是泌尿系结石梗阻引起的腰、腹部的剧烈疼痛。一般镇痛药物往往难以奏效。

【临床应用】

刘氏[16]采用五苓散治疗肾绞痛 20 例，疗效显著。临床资料：男12 例，女 8 例；年龄最大 74 岁，最小 32 岁，平均 43 岁。治疗方法及药物组成：采用利尿解痉治疗。方用五苓散：猪苓、茯苓、泽泻、白术各 20g，肉桂 10g，水煎服。治疗结果：本组病例服药 20min 后疼痛症状明显减轻。服药 1 剂疼痛症状消失者 11 例；服药 2 剂疼痛症状消失者 8 例；服药 3 剂以上疼痛症状消失者 1 例。

【病案举例】

李某，男，43 岁，有肾结石病史，1994 年 4 月 19 日就诊。患者晚饭后小便，便后突发左下腹疼痛，痛如刀割，放射到左腰部，痛时有排尿感。诊见患者左侧腰腹剧痛，坐卧不宁，辗转不安，伴恶心呕吐，出冷汗。诊为肾结石。治宜利尿解痉，方用五苓散 1 剂，水煎服。服药约 20min，疼痛大减，服药 2 剂痛除。[16]

八、肠癌术后综合征

直肠癌病因多属禀赋不足，脾胃气虚，痰瘀互结，邪羁酝毒，湿毒久留，尤其术后多正气大伤，每因疲劳，饮食不慎，情志不畅而发为泄泻，纳呆，口干不欲饮，恶心泛吐，肢体浮肿等症，即西医谓之"肠癌术后综合征"，应治病求本，紧守病机，抓住脾胃连肝胆，络大肠，既受肝胆调畅之节，又制大肠水湿之变的特点，选用五苓散温中州，散水气，半夏厚朴汤畅肝胆，行气机，木得土助，升腾轻健，土得木助，运化轻灵，二方合用，统领肝脾，络属大肠。

【病案举例】

徐某，女，60 岁。初诊：2001 年 9 月，因肠癌术后半月初诊，术前诊为直肠管状腺癌期（$T_3N_2M_0$）。现形体稍胖，易汗出，纳呆，乏力，口渴不欲饮，大便稀，不成形，并伴有食物残渣，不能多食，极易腹胀，双下肢浮肿。视其精神不振，情绪低落，平素乘车即感眩晕，舌淡胖，苔厚腻，脉滑。拟方：茯苓、猪苓、泽泻各30g，白术20g，桂枝12g，制半夏、厚朴、苏梗各10g，生姜3片，红枣10枚。

按：患者形体略胖，汗出，口渴而不欲饮，表明水湿内停，病在大肠，当属下焦，无明显热象，又兼乏力，纳呆，不能多食，便溏夹谷，提示中虚气弱，当用五苓散化气散邪；再者，现代实验证明茯苓多糖和猪苓多糖有提高机体免疫力和抗肿瘤的作用，这也是使用本方的一个佐证。大病术后，重创中焦运化之功，且情绪低落，当疏理肝气，健脾助运为主，选用半夏厚朴汤重在流畅肝胆，祛痰行湿，一者肝胆得疏可资脾运，二者痰湿得祛能解脾困，两方标本兼顾，合而治之，当有效。续观疗效。

二诊：2002年9月14日。患者服药后纳食好转，乏力症状减轻，汗出仍有，但有所减少，夜寐较前安，今见腰痛。舌淡胖，苔薄白，脉弦滑。拟方：制半夏10g，茯苓30g，厚朴10g，猪苓30g，党参、泽泻各15g，桂枝、白术各10g，牛膝、制薏苡仁各15g，煨木香12g，生姜3片，红枣10枚。

按：经云"中病即止"，患者服药后腹胀有所减，下肢肿胀也好转，提示湿邪稍去，因此，泽泻随之减量，患者阳虚不甚，桂枝量稍减，然而，湿性缠绵，当温中健脾，釜底添薪，遂遣党参组成四君子补脾升清，薏苡仁和煨木香健脾化湿，牛膝益肾壮阳。

三诊：2002年9月21日。泄泻有所反复，水样便，小便有白细胞。舌脉同前。拟方：茯苓、猪苓、泽泻各30g，白术20g，桂枝、制半夏各10g，生薏苡仁30g，苏梗10g，玉米须30g，冬瓜仁20g，生姜3片，红枣10枚。

按：在传统医学中"脾主大腹"，大肠的吸收功能归属中州，肠癌手术后，正气受伐，水湿下趋，其气之复绝非一日之功，当缓图之，病情虽有反复，源于凤根未除，故原方五苓散续用，白术加量，健脾利湿的同时亦有利小便实大便之意，玉米须和冬瓜仁利水通渎，俾使水道流畅。因厚朴下气作用较峻，暂去之。

四诊：2002 年 10 月 26 日。药后大便一日一行，夜间睡眠可，有时多梦，眩晕偶作。尿常规：白细胞 0～1。舌淡胖。拟方：茯苓、猪苓各 30g，夜交藤、白术各 20g，桂枝、制半夏、厚朴、苏梗各 10g，薏苡仁、鸡血藤、益母草各 20g，生姜 3 片，红枣 10 枚。随后，患者病情稳定，无甚大变，均以两方为基本方加减运用，1～2 月复诊 1 次，每剂药服用 2 天。[17]

按：在该病案中，病家饱受久恙，又逢术后，正气溃败，邪毒凌盛，气郁日久，初诊时一派脾虚气滞湿停之象，紧扣病机，投以原方，挽脾胃，疏肝胆，调水湿，初收其功，复诊果见湿邪稍去，但脾胃久受侵凌，气化升腾乏力，中州火衰焰微，遂添制薏苡仁健脾胜湿；煨木香暖中焦散阴寒；牛膝温少火去水湿，同献臣力，毕竟病已至晚，沉疴难以速胜，故加重薏苡仁用量培补后天，以标本双图，三诊\四诊时病势趋稳，切不可毕其功而速胜，故仍倚原方为其救，加玉米须和冬瓜仁护肾祛邪，缓图缓消。总之，"万变不离其宗"，既知其常又达其变，做到坚定中有灵活，灵活中有坚定，故能奏效。

九、泌尿系感染

泌尿系感染属于中医学"淋证"范畴。湿热蕴结、膀胱气化失司是其主要病机，正如《诸病源候论·淋病诸候》所说："诸淋者，由肾虚而膀胱热故也。"治宜清热通淋、化气行水，湿去热清，膀胱恢复其气化之职，小便通畅，则诸症自消。方用五苓散可获效。

【病案举例】

1. 张某，女，28 岁，工人，1999 年 8 月 19 日初诊，右肾盂肾炎病史已 4 年，近 2 天来尿频、尿急、尿痛，尿道有灼热感，伴头晕乏力，腹胀纳减，腰脊酸痛。轻度发热，口干欲饮，尿赤便秘，舌尖红赤，苔薄白微腻，脉弦滑。来诊时，体温37.5 ℃，心肺体检正常，腹平软，下腹轻压痛，两肾区轻度叩击痛，尿化验：白细胞 20～30 个/HP。辨证属脾肾两虚，湿热蕴结，膀胱气化失司，治以五苓散合八正散化气行水，清利湿热，药用：猪苓、茯苓各 15g，泽泻 20g，白术 15g，桂枝 10g，黄柏 10g，生大黄 10g，车前子（单包）20g，每日 1 剂，分 2 次水煎服。服药 5 剂后，尿频、尿急、尿痛渐除，头晕乏力亦减，惟腹胀纳减，腰脊酸软依然。查舌质偏红，苔薄白，脉弦细，守原方去黄柏，加菟丝子15g（单包），山茱萸15g，山药20g，炒枳壳10g，再进7剂，痊愈。以六味地黄丸连服3个月固本善后。[18]

按：《诸病源候论》说："诸淋者，由肾虚而膀胱热故也。"尿路感染多属热淋，本案选五苓散温肾化气以利水，合八正散意，清热利湿以通淋，如是湿热摒除，气化得利病自去，然热必伤阴，肾虚主要表现肾阴不足，故后期拟六味地黄丸以善后。五苓散，为《伤寒论》蓄水证而设，属逐内外水饮之首剂。现代药理实验表明，五苓散有利尿作用，同时增加尿中Na^+、K^+、Cl^-的排出量。本方的利尿排钠作用接近或超过西药一般的利尿药，且不影响动物活动能力。方中每味药都有利尿作用。

2. 覃某，女，24岁，1991年7月5日初诊。病已2天，尿频、尿急、尿刺痛、舌边尖红、苔黄滑，脉弦数，小便镜检脓球（＋＋），西医诊断泌尿系感染。泌尿系感染，中医学谓之淋病，责因湿热蕴积下焦，膀胱气化失常，导致排尿淋漓涩痛。方投茵陈五苓散（汤）：茵陈20g，茯苓、猪苓、泽泻各10g，白术、桂枝各3g，水煎，日服1剂，分4次服。五苓散淡渗除湿、通阳化气，茵陈"禀北方之色，经冬不凋，受霜承雪，能除热邪留结"（柯韵伯《伤寒来苏集》）。茵陈五苓散适应本案病机，迭药5剂，患者症状告失，复查小便无异常。[19]

3. 郑某，女，28岁，1991年12月13日就诊。因劳累过度，1周前出现尿频、尿急、排尿时灼热刺痛，伴发热畏寒、大便秘结，腰酸，少腹急痛，舌红，苔黄，脉滑数。尿检：红细胞（＋），白细胞（＋＋＋），尿蛋白（＋）。遂给予五苓散加蒲公英20g，地榆15g，仙鹤草30g，生地20g，赤芍15g。服药6剂，诸症消失，尿检（－），病告痊愈。[20]

4. 张某，女性，28岁，无业，2002年6月8日初诊。该患者3天前出现尿急、尿频、尿痛、尿意不畅，同时又出现恶心、纳差、腹胀、口渴不饮，尿常规示：pH5；尿白细胞500/μl；尿隐血250/μl。给予五苓散加减：桂枝10g，茯苓15g，猪苓10g，泽泻10g，白术

10g，车前草 20g，金钱草 20g，蒲公英 15g，凤尾草 20g，5 剂后复查小便未见异常，临床症状消失。[21]

5. 某男，47 岁，小便尿道灼热涩痛 1 年余，多次做血、尿常规及 B 超检查，均无异常发现，曾服多种抗生素无效。后又求治于中医，服用八正散、猪苓汤等清热利湿之剂，小便灼热感减轻，但头晕目眩，停药后小便短少、灼热加重。于 1996 年 5 月求诊于余，病者面色萎黄，小便量少而数，短涩灼热，有轻微的疼痛，夜尿 5～6 次，合房射精时尿道也有灼热痛感。口干而不欲饮，强饮水后，小便暂可量多色淡，灼热缓解，但头晕目眩，干呕或呕吐清水。舌淡，体胖，脉细缓。诊为：淋证。辨证气不化水，水湿停聚。治宜温阳化气利水。用五苓散治之。方药：泽泻 30g，桂枝 12g，白术 15g，茯苓 15g，猪苓 15g。服药 3 剂，头晕目眩、干呕和口渴症状消除，夜尿减至 3～4 次，尿道灼热涩痛减轻，停药 3 天，疗效尚稳定。继用上方服药 6 剂，夜尿 1～2 次，余症皆除。为巩固疗效，再服上方 3 剂，桂枝减至 6g，隔日 1 剂，随访 1 年未复发。[22]

按：本例患者属淋证，诸医皆用清热利湿剂无效，均为口干渴、尿道灼热涩痛所迷惑，误为热证，久治不愈，忽视了辨证求因这一要点。水液的代谢，由脾的输转功能和肾的蒸腾气化作用来完成，患者本阳气虚衰，医者又屡用寒凉伤阳之品，致使阳气一虚再虚。阳虚气不化津上承，则口干渴；不能化液下润，则尿道灼热涩痛；水蓄下焦，膀胱气化不利，则小便短数。这是本例误诊失治的关键。五苓散出自《伤寒论》，原为太阳蓄水证而设，功能温阳化气利水。本例用此方符合病机特点，故收良效。

6. 王某，男，9 岁。4 天来，小便淋沥不尽，1 日小便 20 余次，尿急，尿痛，烦渴，身重，小腹有坠胀感。查小便常规：白细胞6/HP，红细胞 6/HP。脉濡，舌苔白。其母补述：患儿 1 周前曾患感冒，恶寒，流清涕，曾服姜汤 2 碗，发汗后，恶寒诸症消失，但感身重，烦渴，2 天后出现小便不利等症。此系表邪不解，病邪循经入腑，以致膀胱气化不利，而致淋证。处方：桂枝 6g，猪苓 12g，茯苓、白术、泽泻、萹蓄、瞿麦各 10g，通草、淡竹叶各 6g。连服 3剂，诸症趋平，查小便常规示白细胞少许，红细胞（＋）。予原方加重淡竹叶、黄芩之量，再服 3 剂，查小便常规正常。[23]

7. 闫某某，女，24 岁，农民，于 1990 年 10 月 12 日就诊。主诉：尿频、尿急、尿痛间断发作共 5 年，加剧 1 个月。5 年前因月经期淋雨诱发本病，反复发作，治疗效果不佳。1 月前无明显诱因而发尿急、尿痛、尿频、尿时牵引小腹疼痛，小便 1 日 20 余次，伴有腰痛、带下多等症，收入院治疗。查尿蛋白（＋＋），白细胞（＋＋）、脓球（＋）、上皮细胞（＋＋），尿素氮 20mg%。血常规：白细胞 1.0×10^9/L，中性粒细胞 0.84，淋巴细胞 0.16，尿培养为白色葡萄球菌感染。西医诊断为：慢性肾盂肾炎急性发作，投以大量抗菌素治疗月余，症状不缓解，遂请中医会诊。见患者面目浮肿，痛苦面容。症状如上述，舌质边尖红，苔白腻，脉沉数。证属湿邪淫肾，膀胱气化不利。选用猪苓汤治之，方如下：猪苓 12g，泽泻 15g，茯苓 15g，滑石 12g，阿胶 9g（冲服）、蒲公英 20g，地榆 15g，白茅根 30g，甘草 6g，水煎服 7 剂。药后，自述尿频消失，但小便时疼痛，腰痛，仍服上方加柴胡 20g、五味子 20g，服 10 剂，尿急，尿痛，尿频等症消失，略感腰痛，上方加杜仲 20g、金银花 15g，服药后上症消失，尿培养及尿化验均转为阴性。嘱其上方带 4 剂回家调养。后随访 2 年一直未复发。[24]

8. 段某，女，24 岁，1993 年 3 月初诊。患者于 1 年前曾患急性尿路感染，服抗生素治疗后痊愈，但其后仍尿频，每于早晨起床后 1 ~2h 内或精神紧张时发生，严重时小便次数可达每小时 10 次左右。苔薄白，脉细滑。尿常规检查偶见少量红细胞，余无异常。前医曾投八正散之类治疗无效。据其脉症、病史，辨证为下焦湿热除而未绝，致膀胱气化失司。立法化气行水，兼渗湿泄热，祛除余邪。处方：猪苓 12g，茯苓 12g，泽泻 12g，白术 10g，桂枝 5g，白茅根、芦根各 15g，栀子 12g。服 7 剂，每天早晨的小便次数已由原来每小时 10 次左右减为每小时 2 次 ~3 次。守原方调治，继服 20 余剂，诸症皆除，尿检正常。追访 3 年未复发。

按：本例尿频起于热淋后膀胱残余之湿热未能彻底清除，影响了气化功能，气化失司，封藏失职，故频繁排尿而量少。治当针对膀胱气化失司，以化气行水为主，使膀胱气化正常，水气通利，则尿频可除。方用五苓散通阳化气，加山栀、芦根、白茅根清利下焦余邪，药证相合，故获佳效。[25]

十、颅脑术后并发症

随着神经影像技术的发展，神经外科手术越来越普遍，随之也出现了多种并发症，如术后顽固性发热，术后脾胃功能障碍如消化不良、顽固性呃逆，术后小便异常如小便不畅、尿崩、遗尿，术后头痛、健忘，等等，使用《伤寒论》经方加减治疗这些手术后并发症，可取得良好疗效。五苓散温阳化气，利水渗湿，可加减用于术后发热、消化不良及小便异常的治疗。

【临床应用】

1. 术后发热　术后发热责之"肝郁脾滞，湿热内停"，肝郁是脾滞和湿邪产生的前提，脾滞是湿邪产生的直接条件。头为诸阳之会，阳经汇聚于脑，手术损伤阳经，造成阳气不能正常敷布，郁而化热，形成湿热。治疗疏肝理脾是极其重要的环节，小柴胡汤主治病机与之吻合。在《伤寒论》原文中，小柴胡汤主治"往来寒热，胸胁苦满，心烦喜呕，默默不欲饮食"，故凡术后有恶寒发热或发热不恶寒表现者，只要舌苔白腻或黄腻不干燥，均可用小柴胡汤出入。其有湿邪偏盛者，舌苔白腻水滑，下肢微肿，小溲不利，可加五苓散治疗：茯苓24g，桂枝6g，猪苓6g，白术12g，滑石15g（包煎）。因为是湿热为患，桂枝用量不宜大，量大则有助热之弊。同样滑石不宜过多，其寒凉之性过量恐伤脾阳。

2. 术后消化不良　术后消化不良与术后大量的补液和抗生素使用以及术前肝郁不疏，术中手术本身损伤脾气，造成"肝郁脾滞，湿热内停"有关。如是寒湿，用理中汤合五苓散，重用干姜，或加附子6g（先煎）。

3. 小便异常　小便异常有尿闭（排尿困难），尿崩，遗尿，前两种临床多见。尿闭原因有二，一是患者宿有前列腺疾病，由于术后长时间卧床，造成排尿不畅；二是长时间使用导尿管，使自主排尿功能减弱。《素问·灵兰秘典论》云"膀胱者，州都之官，津液藏焉，气化则能出矣"。排尿不利，与膀胱气化功能失常有关，治疗以五苓散为基础方，温化膀胱之气而利尿。湿热者，加车前子、栀子、泽泻、滑石等清热利湿；湿热伤阴者，结合猪苓汤；寒湿者，五苓散中重用桂枝以温阳化气。因为尿闭常见腹胀，结合使用小茴香、乌药、大腹皮等温暖下元，理气消胀；兼有瘀血者，佐以化瘀利水，方用桂枝茯苓丸，或加益母草15~30g，泽兰15g，水红花子15g，瘀血严重者，虻虫、水蛭等破血之品也可加入，用量3~6g，即寓抵当汤之意。尿崩中医辨证以心火炎于上，肾水寒于下为主，膀胱气化不利为关键，故多见烦渴多饮，饮不解渴，心胸热灼，得凉方舒，尿频量多，饮后即尿，仍可使用五苓散温暖膀胱之气，分清泌浊，上以小剂量三黄泻心汤（黄芩9g，黄连3g，黄柏9g，不用大黄）清心泻火，下合肾气丸温肾散寒，尤其是方中的小量肉桂（不用五苓散中的桂枝结合牛膝10g，引火归元，有上清心火，下温肾水，以恢复水火既济的关系。当然也可用泻心汤合真武汤出入，调节心肾，既济水火；若尿崩兼见"消渴，气上撞心，心中疼热"者，用乌梅丸减附子、川椒，加天冬、麦冬、玄参，每获桴鼓之效。[26]

十一、创伤并发症

【病案举例】

王某，男，23岁，1998年9月11日门诊。自诉昨夜被他人乱拳杂腿击伤腰腹，伤后小腹隐胀掣痛，腰痛转侧不利，夜间心烦难寐，小便短数不畅，今晨见小便赤黄，特来求医。察其表情痛苦，双手撑腰，小腹胀紧，右肾区叩击痛，舌偏红、苔薄黄，脉弦有力，急查小便常规示红细胞（＋＋＋＋）。辨为肾络伤损，膀胱气化失利，治投五苓散，处方：白术10g，泽泻20g，猪苓10g，茯苓10g，桂枝6g，甘草6g。3剂。二诊：药后小便通畅，小腹胀痛明显减轻，仍感腰微酸胀，复查尿常规红细胞（＋），拟上方再进3剂。3天后再诊，诸症皆除，尿常规正常，仅感腹微酸。嘱其内服六味地黄丸调理善后。[27]

按：五苓散为仲景治疗太阳蓄水证主方。患者腰腹受伤，腰为肾府，小腹为膀胱之所居，肾与膀胱相表里，肾络损伤，血不归经下注膀胱，致使膀胱气化不利，且血水同源，"血不利则化为水"，肾络之血化作赤尿，故有腰腹胀痛、小便短赤不畅诸症。本验案见血不治血，用药始不见止血之品，而是抓住膀胱气化不利这一主病机，正确处理好病机和病症、血和水之间的关系，执简驭繁，仅采用通阳化气、清利小便之五苓散方，竟获佳效。

十二、女性尿道综合征

尿道综合征指有下尿路刺激症状，而无膀胱尿道器质性病变及明显菌尿的临床综合征，属中医学"淋证"中的"劳淋"范畴。本病为本虚标实，虚实夹杂，虚为肾元亏虚，久则脾肾两亏，以脾肾阳虚为主，肾阳虚，不能助膀胱蒸腾气化，膀胱开合失度，外邪乘虚而入，酿湿生热，内蕴膀胱，脾阳虚，不能运化水湿，湿浊内停，与膀胱热结而水道不利，阻碍下焦气机致气血运行不畅，而出现气滞、血瘀实证，是因虚致实，其反复发作亦因久病虚弱，劳倦或起居不慎感受外邪而诱发。病机为脾肾阳虚，湿热蕴结下焦。五苓散主治伤寒太阳证，内停水湿服发汗剂后，表证未解，湿热之邪入里，内蕴膀胱而小便不利，其主治症状与本病临床表现一致，故五苓散可用于本病的治疗。

【病案举例】

袁某，女，40 岁，2002 年 4 月 7 日初诊，2001 年 1 月感冒后出现尿频急，尿痛，少腹坠胀，在某院诊断为：下尿路感染，给予抗生素治疗，症状反复并出现耐药性。2002 年 2 月转求中医诊治，服食中药 30 余剂，多为车前子、滑石、黄柏、白茅根等，先症状减轻，后经常感冒，病常反复并伴气短，出汗，腹泻。在省会某医院膀胱镜检查示：膀胱三角区黏膜充血。服盐酸黄酮哌无效，慕名求诊于李师。现症：尿频数，日十余次，伴尿急尿道口不适，会阴、大腿内侧疼痛不可直坐，行走时疼痛加重，不愿活动，少腹坠胀，腰隐痛伴出汗，胸闷，气短，大便稀，舌质淡红，脉细弱，尿常规检查正常，中段尿培养阴性，证属脾肾阳虚，水湿内停，以五苓散加味：泽泻25g，茯苓 15g，猪苓 15g，白术 15g，桂枝 10g，川楝子 10g，川续断15g，黄芪 30g，服药 5 剂，自觉全身轻松，疼痛减轻，可侧坐，尿急消失。守方加制附片 3g，炒杜仲 15g，继服 25 剂，自诉精神好，仍常感冒，尿道口不适，行走已自如，效不更方，在原方基础上加当归、红花、柴胡、藿香。调服 1 月余，症状消失。随访半年，病症未发。[28]

按：五苓散的主治症状与尿道综合征临床表现异中有同，病机同是内有水湿，外邪入里与湿相结，蕴于膀胱，用五苓散实为异病同治之法。五苓散以泽泻为君，入水腑，胜热结，直达膀胱以利水渗湿，猪苓、茯苓渗湿利水，通调水道，白术健脾祛湿，助土制水，桂枝重在解肌发表，调和营卫，其次可助脾阳，温阳化湿利水。

十三、肝内外胆管多发性结石

肝内外胆管多发性结石，病理损害范围广泛，病情复杂。常并发有胆管梗阻、狭窄、感染、出血、肝脓肿等症。其主要病理损害是：梗阻性黄疸、毛细胆管炎、瘀胆性肝炎、胆汁瘀积性肝硬化等肝功能损害。手术是目前主要的治疗方法之一，通常选用胆管切开探查、取石、胆管成形做内外引流等术式。但术前、术后肝功能的恢复，是保证手术安全、成功的关键。同时，胆汁分泌异常，体液失衡，术后持续黄疸，残留结石，结石复发等症，仍是目前临床棘手的问题。

肝内外胆管结石的病机，一般为肝胆气滞、疏泄失常，邪热蕴阻、运化失司；其病理转归或蕴热初起，或湿热薰蒸，或热毒化火，逆转营血等。但气血瘀滞、湿热薰蒸则贯穿整个疾病的发展过程。而术前又以肝瘀胆阻实证为主，故以大柴胡汤、龙胆泻肝汤为主，疏肝通腑，泄热利胆。术后则以脾虚血亏、肝阴不足虚证为主，故术后以茵陈五苓散、一贯煎为主，补中益气，温中健脾，柔肝养阴。整个病程虚实并存，湿热夹杂，故须用利湿、清热、祛瘀药物，随症加减。

【临床应用】

刘氏[29]等采用中西结合围手术期治疗，且与单纯用西药治疗的57 例同类患者（外院）作对比观察。对照组：采用常规静脉补液，维生素 C，维生素 B_6，维生素 K_1、K_3，联苯双脂，肌苷，三磷酸腺苷等护肝治疗。选用青霉素、氨苄青霉素、甲硝唑、庆大霉素、二联或三联抗感染治疗，阿托品、654－2 等解痉止痛，33% 硫酸镁口服利胆。治疗组：只选用上述方案中的部分抗生素和一般静脉补液，按中医诊断辨证分型，术前以大柴胡加金铃子散加五味子为利胆Ⅰ号固定方（湿重型），龙胆泻肝汤加五味子为利胆Ⅱ号固定方（热重型）；术后以茵陈五苓散加黄芪建中汤加海金沙、金钱草为疏肝Ⅰ号方固定方（气虚为主型），茵陈五苓散合一贯煎加海金沙、金钱草为疏肝Ⅱ号方固定方（血虚为主型）。上述药物除甘草5g，其余均为15g。疗程：术前两组均治疗3～15天，术后治疗8～25天。结果：手术前治疗后黄疸、肝功能及转氨酶改善情况：手术前治疗15天后黄疸消退率治疗组为12.3%，对照组为15.8%；肝功能恢复正常率：治疗组为7%，对照组为5.3%，两组之间进行比较差异无显著意义（$P >$0.05）；手术前治疗5天、10天、15天后转氨酶好转率：治疗组分别为68.4%、82.5%及100%，恢复正常率分别为22.8%，33.3%及75.4%；对照组好转率分别为19.3%，45.6%及59.6%，恢复正常率分别为3.5%，15.8%及36.8%，两组比较差异有显著意义（$P <$0.05）；术后黄疸、肝功能及转氨酶改善情况：术后15天黄疸消退率，肝功能及转氨酶恢复正常率，两组比较差异有显著意义（$P <$0.05）；出院时残石情况：出院时残石率治疗组为15.8%，对照组为33.3%，两组比较差异有显著意义（$P < 0.05$），治疗组优于对照组；随访3年后结石复发率：治疗组为12.3%，对照组为36.8%，两组比较差异有显著意义（$P < 0.05$），治疗组结石复发率明显低于对照组。

十四、创伤性皮下积液

创伤性皮下积液是指创伤所引起的皮下局限性肿胀，由于局部软组织挫伤后皮下脂肪液化，组织液渗出，停积于皮下而形成。临床表现为伤部肿胀，按之波动感，疼痛较轻，穿刺可抽出淡黄色渗出液。但应与创伤性血肿和水肿、瘀肿鉴别。创伤性血肿受伤后立即出现局限性肿胀，疼痛明显，局部温度增高，可出现发热等全身症状，穿刺可抽出血性渗出液，水肿和瘀肿肿胀范围广，按之凹陷而无波动感，穿刺无液体。另外，水肿无压痛，瘀肿多伴有骨折脱位等其他损伤体征，亦可资鉴别。祖国医学认为该病属饮证范畴，病理产物为水，乃局部水湿留滞于皮肤腠理为患。治疗上当温阳化气利水，故以五苓散加减治疗。

【临床应用】

王氏[30]辨证运用五苓散治疗该病 65 例取得良好疗效。治疗方法：治以温阳化气利水，药用桂枝 10g，泽泻 15g，茯苓 15g，猪苓 15g，白术 15g，上肢加桑枝 10g，下肢加川牛膝 15g。每日 1 剂加水 500ml，水煎 30min，取汁 250ml，再加水 350ml，水煎 30min，取汁 150ml，将 2 次所煎取的药汁混匀，早晚分服。治疗结果：用药 15 天后观察疗效。积液吸收，肿胀完全消退者 60 例，为有效，肿胀有所减轻，但未完全消退者 5 例，为无效。有效率为 92.3%。

按：五苓散中的桂枝为温阳化气之品，气化则水行，泽泻、猪苓、茯苓利水消肿；白术健脾以助运化水湿之力。桑枝、川牛膝为引经药。诸药合用，共奏温阳化气利水之功；调动脏腑经络功能，促进血液与淋巴液循环，使组织液回流及收，达到积液消退之目的。

十五、外伤性血肿

【病案举例】

患者，女，29 岁。1983 年 7 月不慎被重物击中左膝关节上部，翌日局部红肿，步履困难，经服抗生素、活血化瘀中药治疗无效，又经外科局部抽取血水样积液等法，延至月余，血肿如初，逐到我院求治。查体左下肢活动受限，关节部肿势凸起2cm，直径8cm，触之液囊状，伴轻度压痛，肤色青紫，腱反射正常。纳食稍欠佳，二便尚可，脉象沉弱，舌淡苔薄白而润。投五苓散：猪苓 15g，茯苓 15g，泽泻 15g，白术 10g，桂枝 5g，黄芪 30g，当归 10g，白芍 30g，蒲公英 30g，白茅根 30g，王不留行 10g。服药 3 剂，肿势近乎平复。继服 2 剂，血肿消失，随访再未发生。[31]

按：凡外伤性血肿，不分部位（头部、四肢）均可投用本方，一般 1~5 剂收效颇佳。本症是局部血气停聚，但用活血化瘀法不应，说明病气虽涉及血分，却又不深，故呈水多血少样积液。因气未蒸血，所以不发热成脓，实为水血并毒，水湿重于血壅，故而本方收效。

十六、慢性硬膜下水肿

【病案举例】

不适于手术的老年性硬膜下血肿，必须保守治疗。据报道五苓散与泼尼松龙并用治疗血肿有效。日本医者小贯启二[32]以五苓散为主，治疗老年人慢性硬膜下血肿 5 例。

1. 男性，70 岁，主诉走路不稳和轻度头痛，脑 CT 提示双侧硬膜下血肿，左侧较重。因不同意手术而希望汉方药治疗。给予五苓散 7.5g/d（分 3 次服），泼尼松龙 5mg/d。服药 2 个月后血肿缩小，停用泼尼松龙，继服五苓散半年后血肿完全消失。

2. 男性，74 岁，主诉走路不稳，脑 CT 提示双侧慢性硬膜下血肿，本人拒绝手术治疗。在住院期间给予浓甘油静脉滴注 200ml/d，服用五苓散 7.5g/d、泼尼松龙 10mg/d 治疗。1 周后症状消失，随后门诊治疗并停用其他药物，仅服用五苓散 7.5g/d。4 个月后脑 CT 提示血肿完全消失。

3. 男性，72 岁，因出现轻度头痛接受脑 CT 检查，提示右额部慢性硬膜下血肿。因症状轻，暂时停服盐酸噻氯匹定，给予五苓散（5.0g/d）。半年后复查，脑 CT 提示慢性硬膜下血肿消失。

4. 男性，78 岁，支气管炎住院治疗期间，因出现轻度头痛、精神不振接受脑 CT 检查，结果提示右侧慢性硬膜下血肿。给予五苓散 5.0g/d、泼尼松龙 10mg/d。泼尼松龙服用 3 周后减至 5mg/d，继服 3 周后停用。连续服五苓散 3 个月后，脑 CT 提示慢性硬膜下血肿消失。

5. 女性，80 岁，主诉走路不稳，脑 CT 提示左额部慢性硬膜下血肿，因年龄大，症状轻，给予五苓散 7.5g/d、泼尼松龙 5mg/d 治疗。服用泼尼松龙 2 个月后停药，连续服用五苓散 3 个月后血肿消失。

按：本疗法适用于高龄、症状轻微、伴全身其他病症者，对外科手术后残存部分病灶者也可使用。五苓散可缩短血肿吸收的时间、防止复发，且无明显不良反应。

十七、柏－查综合征

柏－查综合征（又称布－查综合征）是肝静脉狭窄或阻塞，包括邻近肝部下腔静脉部分或完全阻塞而引起肝静脉和下腔静脉回流障碍的一种综合征。临床表现特点：肝脾肿大，腹水，食管静脉曲张，右下腹痛，双侧下肢水肿，腹壁及下肢浅静脉曲张，腹壁浅静脉血向上回流。西医主要采用手术或介入治疗，西药尚无特殊治疗。本病属中医学"臌胀"范畴。其病以邪实为主，瘀血内阻，影响三焦之气化，水道失于通调。五苓散温阳化气利水，故与水蛭之活血化瘀相伍，可取得较好疗效。

【临床应用】

魏氏[33]等采用水蛭五苓散为主方，随症加减，治疗本病，每获良效。治疗方法：内服水蛭五苓散，药物组成：水蛭3g，白术30g，茯苓15g，猪苓12g，泽泻12g，桂枝10g，脘闷纳差加半夏、陈皮；肝脾肿大加鳖甲、瓦楞子；倦怠乏力加黄芪；畏寒肢冷加附子，水煎2次，早晚分服，以20剂为1个疗程，3个疗程结束判定疗效。治疗结果：20例患者中，显效11例，有效7例，无效2例，总有效率90%。

【病案举例】

男，51岁，农民，1994年7月25日就诊。症见：腹胀，按之如囊裹水，双下肢水肿，按之凹陷不起，腹壁青筋暴露，体倦乏力，纳少便溏，舌质暗，苔白腻，脉濡。B超示：下腔静脉近右心房处狭窄，狭窄部位血管内径1.2cm，肝后下腔静脉扩张，其内径为3.8cm，门静脉主干扩张，其内径1.6cm，肝脏体积略大，脾大、厚度为5.8cm。提示柏－查综合征。中医辨证属气虚血瘀，水湿停聚，投以水蛭五苓散，随症加减，服药1个疗程，自觉诸症好转，3个疗程腹水及下肢水肿消失，B超示下腔静脉狭窄处内径1.9cm，其远端近肝处扩张程度为3.3cm，门静脉主干宽1.4cm，肝脏大小正常，脾脏厚度5.1cm。继续服药巩固1个疗程后停药，随访半年，病情稳定。[33]

参考文献

[1] 杨传寿.加味五苓散治疗泌尿系结石40例.陕西中医,1997,18 (4):159

[2] 朱建祥,骆韬.加味五苓散治疗泌尿系结石65例.浙江中医杂志,2002,25 (6):30

[3] 李祥.五苓散加味治疗泌尿系结石30例.国医论坛,1996,11 (2):18

[4] 张廷伟,伏开培.五苓散加味治疗泌尿系结石症66例.广西中医药,2002,25 (6):30~31

[5] 廖碗容.五苓散加味治疗阳虚型泌尿系结石18例疗效观察.实用医学杂志,1995,11 (6):413

[6] 项建明,孙永忠.中西医结合治疗泌尿系结石49例.浙江中西医结合杂志,2000,10 (9):569

[7] 吴永昕,肖泓.中西药联用治疗泌尿系结石51例.云南中医中药杂志,2001,22 (6):2

[8] 孙世仁,高志林.五苓散加味治疗输尿管结石23例报告.甘肃中医,2000,(5):31~32

[9] 苏玉断,邹连琦.邹振业治疗泌尿系结石的经验.山东中医杂志,1995,19 (1):30

[10] 宋红旗.五苓散防治肛肠疾病术后尿潴留126例.四川中医,2001,19 (2):33

[11] 李索索,毛丹丹,饶世鸣.五苓散治疗肛肠疾病术后尿潴留.浙江中西医结合杂志,2002,12 (9):18

[12] 范成贤.中药治疗痔屡术后并发症.江苏中医,1995,16 (12):20

[13] 张惠法.五苓散在骨伤科应用举隅.辽宁中医杂志,2004,31 (6):508

[14] 任勤,马永田.五苓散在外科中的应用.中国中西医结合外科杂志,1999,5 (1):15

[15] 严其达.四逆五苓散治疗女性小便频急78例.实用中医内科杂志,2002,16 (3):143

[16] 刘志清.五苓散治疗肾绞痛20例.内蒙古中医药,2000,19 (增刊):21

[17] 钱国民,洒荣桂.五苓散合半夏厚朴汤治疗肠癌术后综合征验案举隅.辽宁中医杂志,2004,31 (1):42

[18] 陈勇,邱祖萍.五苓散治疗泌尿系疾病的体会.吉林中医药,2001,(5):55

[19] 孙会文．经方治验4则．陕西中医，1994，15（6）：2781

[20] 郭遂成，郭教礼．经方治杂证6则．国医论坛，1994，3：12

[21] 张泽玫，刘立．五苓散临床运用心得．国际医药卫生导报．2004，10（24）：79～80

[22] 王世玉．五苓散治淋证一则．河南中医，1999，19（3）：42

[23] 刘静仪．五苓散临床运用．四川中医，2001，19（10）：76

[24] 张建英，刘桂花．猪苓汤加减治疗淋证．内蒙古中医药，1999，6（10）：88

[25] 张宁．五苓散治验3则．国医论坛，1998，13（6）：10

[26] 樊永平，张庆．仲景方在颅脑术后并发症中的应用．中华中医药杂志，2005，20（11）：674～675

[27] 胡立敏．许鸿照运用经方治疗创伤并发症4则．江西中医学院学报，1999，11（3）：35

[28] 贺辉，李如雪．五苓散治疗女性尿道综合征体会．河南中医，2004，24（2）：75

[29] 刘毅，田小卫．中西医结合对肝内外胆管多发性结石围手术期治疗57例观察．湖南中医学院学报，1999，19（1）：51～52

[30] 王超明．五苓散治疗创伤性皮下积液65例报告．中医正骨，1995，7（3）：20

[31] 祁金花．五苓散临床应用举隅．宁夏医学杂志，2000，22（9）：545～546

[32]〔日〕小贯启二．五苓散治疗慢性硬膜下血肿．国外医学中医中药分册，2004，26（6）：344

[33] 魏茂增，孟庆芬．水蛭五苓散治疗柏——查综合征20例．黑龙江中医药，2000，（3）：11

第四章

骨伤科病证

一、膝关节滑膜炎

膝关节是人体最大且较复杂的关节，容易发生损伤和劳损，在全身诸关节中膝关节的滑膜面积最大，膝关节周围分布有多个滑囊，其滑膜分泌滑液，以利于关节的活动，急性外伤、慢性劳损以及退行性病变，均可能导致滑膜细胞的无菌性炎症，滑液分泌与吸收失衡，滑囊内积液，形成膝关节滑膜炎，因而膝关节滑膜炎的发病率较高。中医将本病归为"筋伤"的范畴，并认为膝关节是筋伤好发部位。《杂病源流犀烛》云："筋之总聚处则在于膝。"跌仆劳损，风寒湿邪，导致血脉不和，水湿蕴结，停聚于膝关节；肝肾不足，虚寒内生，津液输布失常均可引发本病。从中医辨证观点来看，本病有寒热虚实之分，但主要病机乃水湿停聚，因而治疗上当溯本求源，治湿为先，故以五苓散加减治疗。

【临床应用】

蒋氏[1]采用五苓散加味，结合自制伤科1号敷药，内外并治，取得较好疗效。内服药：五苓散加味，基本方为：猪苓9g，泽泻15g，白术9g，茯苓9g，桂枝6g，赤芍9g，当归

12g，木瓜 12g，丹参 12g，牛膝 12g，赤小豆 12g。治疗结果：96 例中，优 51 例，良 31 例，差 14 例，有效率为 85.4%。蔡氏[2]采用中药辨证内服配合关节穿刺和功能锻炼的综合疗法治疗膝关节创伤性滑膜炎 78 例，取得了满意效果。中药内服：五苓散加味，药用茯苓 20g，猪苓 30g，白术 15g，泽泻 15g，伸筋草 20g，泽兰叶 30g，桂枝 6g，牛膝 10g，制香附 15g，紫丹参 15g。急性创伤关节积血、积液、肿胀较重者，加丹参 30g，红花 6g，鸡血藤 20g；慢性偏寒者加附子 5g，细辛 5g。关节穿刺：膝关节肿胀明显、积液较多、浮髌试验阳性者，在局部麻醉和严密无菌技术操作下，于髌骨外缘行关节穿刺。穿刺针达到髌骨后侧，抽净积液和积血，并注入 1% 普鲁卡因 5ml 及醋酸确炎舒松 10mg，用消毒纱布遮盖穿刺孔，再用弹力绷带加压包扎，关节暂时制动。若积液再继续增加，可重复穿刺，但不宜超过 3 次。若膝关节热痛而肿，实验室检查白细胞计数及中性粒细胞分类计数高于正常者，可选择适宜的抗生素关节腔内注射，以防关节腔内感染；关节疼痛较重者，可服用解热、镇痛、抗炎类药以缓解疼痛。功能锻炼：急性期用长腿石膏固定于膝关节伸直位 1~2 周，指导练习股四头肌等长收缩活动，同时练习直腿抬高活动，肿胀消退后即可拆除外固定，进行主动练习膝关节的屈伸活动；慢性损伤者局部封闭后即可开始练习膝关节屈伸活动，慎用强力和被动活动，以免造成膝关节再次出血、肿胀，对关节功能恢复造成不良影响。治疗结果：本组 78 例，治疗时间最短 2 周，最长 8 周。随访 47 例，最长时间 18 个月，按上述标准评定，优 46 例，良 21 例，可 7 例，差 4 例，总有效率达 94.9%。

【病案举例】

1. 马某，女，48 岁，半年前曾因膝关节间断性疼痛，服用解热镇痛药无效，并出现关节肿胀，到省某院行囊内穿刺，确诊为"髌前滑囊炎"，虽用激素局部封闭疼痛暂能缓解，但病情时有复发，近半月来肿痛加重，活动受限，同时伴有四肢沉重无力，饮食尚可，小便略少，查其舌苔白腻，脉缓，此乃湿邪留滞关节所致。药用：泽泻 15g，猪苓、茯苓、白术各 12g，桑寄生 30g，羌独活、威灵仙各 6g，木瓜 12g，川牛膝 6g，丝瓜络 9g，水煎服，日 2 次。7 剂后肿痛减轻，自觉口干，上方加玄参15g，白薇9g，1周后诸症消失，随访无复发。[3]

2. 杨某，男，42岁，患者素体虚弱，曾于6年前行胃大部切除术，术后饮食欠佳，常感神疲乏力，1个月前无明显诱因出现右膝关节肿痛，X线片报告骨质未见异常。近1周加重，痛有定处，以至下蹲后不能自行站起，活动受限，服用消炎痛等药物，疼痛稍有好转，但肿胀不消，且感胃脘不适，查其面色苍白无华，四肢消瘦，惟其右膝关节明显水肿，局温不高，舌淡苔白，脉沉。此属脾虚湿滞，予：白术18g，茯苓20g，猪苓12g，泽泻12g，桑寄生30g，羌活、独活、威灵仙、川牛膝各6g，木瓜12g，丝瓜络、甘草各10g，5剂后诸症好转，嘱其续服1周，症消而愈。[3]

按：此病属中医学"痹证"范畴，在治疗上要辨证施治。前例属湿邪偏重，治以重用泽泻为主药渗湿利水，辅以二苓增强利水蠲饮之功；佐以白术健脾以助运化水湿之力；羌活、独活、威灵仙、木瓜祛风除湿，舒筋活络而止痹痛；桑寄生、牛膝强筋健骨，引血下行，诸药合用而奏效，久病多虚，宜扶正为先或扶正与祛邪并用，另外要注意脾胃的调治，如脾虚不能运化水湿，湿流肌腠则发为痹证。此外，内湿的停留又可碍于外湿的宣散，使痹证加重或病程延长，加之脾虚气血生化之源不足，筋脉失于濡养或不能达于四末，亦可发生本证。后例以脾虚为主，故重用白术、茯苓以健脾，辅以渗湿利水之品，佐以疏散风寒之药，共奏健脾胜湿，祛风散寒之效。

3. 施某，男，37岁，右膝肿胀，轻痛，无外伤，时轻时重，已发作3次，曾穿刺抽液及注射利多卡因和强的松龙无效。肤色及温度无特殊，屈伸轻度受限，两膝眼及髌上囊肿胀突起，浮髌试验阳性。穿刺液培养阴性，X线片示骨质无明显改变，舌质淡，苔薄。予五苓散合防己黄芪汤，药用：茯苓、泽泻各15g，猪苓、白术、桂枝、防己各10g，生黄芪15g，甘草6g，牛膝12g。每日1剂，分2次口服，同时嘱减少活动，抬高患肢。服药5剂，肿胀减轻，上方更加生薏苡仁20g，7剂，肿胀基本消退，续服5剂而痊愈。[4]

按：慢性膝关节滑膜炎多由外伤或慢性劳损所致，膝关节损伤之后滑膜充血肿胀，产生大量积液。如果迁延日久，关节滑膜因长期慢性刺激和炎症反应，而使滑膜增厚，纤维机化，引起黏连，影响膝关节活动。中医学认为，其病理变化为痰湿积聚，经络痹阻，治宜健脾利湿，通经络，利关节。方中茯苓、猪苓、泽泻、白术健脾利水消肿，桂枝助阳化气，防己、黄芪、白术、甘草益气健脾泄湿，牛膝活血通络、引药下行，如膝部红肿，肤温高，为湿热胜也，宜去桂枝，加黄柏、土茯苓以清利湿热；外伤性滑膜炎，有瘀肿者，宜加当归、赤芍、姜黄活血化瘀。

二、老年椎基底动脉供血不足

椎基底动脉供血不足性眩晕是以脑动脉硬化、颈椎退行性病变、血管痉挛及血流动力学改变为基础，导致脑血液循行障碍所致，本病多见于老年人，在中医学中属于眩晕范畴，病位在脑，与肝、脾、肾有关，多为本虚标实、虚实夹杂之证。其病机又以脾为主，脾胃同居中州，为一身气机的枢纽，敷布精微于全身，脾升则健，胃降则和，五脏六腑的气机升降就有动力来源。如脾胃功能失常，则水谷精微无以化生，气血生化乏源，升降功能紊乱，清阳之气不能上升，则见眩晕；或气血不足，气虚无力推动血液运行，而致气虚血瘀；或脾虚生痰，痰阻气滞，气滞则血瘀，瘀阻清阳则眩晕。故以脾胃功能失调为基本病因病机，治宜健脾升阳为主。故以五苓散加减治疗，可取得较好疗效。

【临床应用】

贺氏[5]等观察五苓散对老年椎基底动脉供血不足的治疗作用。52 例患者随机分为两组。治疗组和对照组各 26 例，对照组西药治疗，治疗组在西药基础上加用五苓散汤剂。对照组：低分子右旋糖酐 500ml 加复方丹参注射液 16ml，静脉滴注，1 次/天，都可喜片，2 次/天，1 片/次口服。治疗组：在对照组基础上加用加减五苓散，药物组成：猪苓 15g，泽泻 9g，茯苓 15g，白术 15g，桂枝 6g，黄芪 30g，葛根 12g，升麻 3g，白芍 15g，丹参 15g，僵蚕 9g，地龙 9g，1 次/天，水煎服。疗程各为 15 天。结果：两组治疗后有效率比较：症状消失，TCD 复查恢复正常者治疗组 9 例，对照组 6 例；症状明显减轻，TCD 复查示椎基底动脉供血改善者治疗组 11 例，对照组 8 例；

症状减轻，虽能坚持工作，但生活及工作受影响，TCD 复查示椎基底动脉供血稍改善者治疗组 4 例，对照组 5 例；症状无明显减轻或加重，TCD 复查示椎基底动脉供血无改善者治疗组 2 例，对照组 7 例。治疗组总有效率92%，对照组总有效率73%。结果显示治疗组治疗后全血黏度和血浆纤维蛋白原比治疗前下降（$P < 0.05$）。且治疗组能降低全血黏度治疗前后分别为 4.62 ± 0.85 mPa.s，3.43 ± 0.36mPa.s）和血浆纤维蛋白原水平（治疗前后分别为 3.20 ± 0.46g/L，2.49 ± 0.31g/L），$P < 0.05$。结论：五苓散能改善血液流变学指标，对老年椎基底动脉供血不足具有较好的治疗作用。

三、骨折后肢体肿胀

　　四肢骨折术后，尤其在术后半月以内，常见有较为严重的肢体肿胀。临床上常采用抬高患肢，弹力绷带加压，脱水剂等治疗，但具有肿胀消退慢，且肿消后软组织发硬等缺点。中医学认为肢体创伤后，暴力作用于该处致骨折而血脉受损，血溢脉外而为瘀。加之手术损伤，局部创伤更为严重。瘀血阻滞，气机不畅，水液内停，瘀水互阻而为水肿。祖国医学认为脾主肌肉、四肢。《正体类要》亦指出："肢体损于外，则气血伤于内，营卫有所不贯，脏腑由之不和。"肢体创伤尤其是手术损伤后，脾胃不和，脾之运化受阻，脾失健运而不能运化水谷精微反聚为湿，泛于肌肤，亦成肿胀。此即《丹溪心法》所云："水肿，因脾虚不能制水，水渍妄行。"故本病脾虚为本，瘀水内停为标。治当标本兼顾，健脾利水，活血祛淤行气为法。用五苓散加减治疗。

　　【临床应用】

　　李氏[6]采用五苓散加味治疗四肢骨折术后急性肢体肿胀 94 例，收效满意。以五苓散加味治疗。基本方：泽泻 15g，猪苓 10g，茯苓 10g，桂枝 6g，苍术 10g，苏梗 10g，陈皮 10g，大黄 5g（后下），泽兰 10g，丹参 30g，甘草 5g。加减：脾虚甚者加生白术；偏于气滞者加木香、川芎；偏瘀者加乳香、蛰虫；上肢骨折加姜黄；下肢骨折加牛膝。每日 1 剂，水煎 2 次，早晚分服。7 天为一疗程。治疗期间不使用脱水剂。治疗结果：痊愈 52 例，好转 34 例，无效 8 例，总有效率为91.7%。

【病案举例】

1. 孔某，女，43岁。于1997年10月26日因跌伤致左前臂肿痛，畸形，活动受限3h入院。X线片示：左尺桡骨中下段粉碎性骨折，对位对线差。入院第3天在臂丛麻醉下行切开复位钢板螺钉内固定术，左上肢石膏托功能位固定。术后第2天左前臂腕部及掌背手指等处肿胀明显，疼痛，不思饮食，胸闷欲呕，小便自利，苔薄黄舌质红有紫气，脉弦。查见患处肿甚，肤色发亮，触之肤温升高，手指活动欠利。证属术后脾失健运，瘀水内停。治以健脾利水，活血祛瘀，行气止痛。处方：泽泻15g，猪苓10g，茯苓10g，桂枝6g，泽兰10g，丹参30g，陈皮10g，苏梗10g，苍术10g，大黄5g（后入），乳香10g，甘草5g。每日1剂，日服2次。2剂后肿胀明显消退，再服3剂后肿胀完全消退，疼痛亦明显减轻。[6]

2. 李某，男，45岁。左胫腓骨干骨折，经手法复位管型石膏固定后3个月余，拍片复查示骨折愈合后拆除石膏外固定，旋即出现左下肢肿胀，下地后和下午尤甚，历时1个月余仍有明显肿胀，查左小腿及足部肿胀，皮肤粗糙发亮，踝关节功能差，局部无压痛，舌质淡白，苔腻，脉弦弱。病属骨折后顽固性水肿。予五苓散加味。茯苓15g，泽兰、泽泻各15g，猪苓10g，白术10g，桂枝10g，防己10g，生黄芪15g。同时小腿及足部穿高弹力袜，并加强功能锻炼以促进回流及关节功能的恢复。如此治后10天，左下肢肿胀消退，关节功能亦明显恢复。[7]

按：石膏或夹板固定后，肢体血循环已适应坚实的外固定，突然解除外固定可形成明显的水肿，尤其是下肢为甚，若水肿任其存在而不予处理，则可较长时间不能消退。盖因石膏为阴寒之物，固定肢体，必寒气内侵，水肿乃湿邪，寒湿之邪，阻塞经络，气血不畅，则水肿持续存在，不易消退。五苓散原治伤寒后发热、呕恶、小便不利之症。今用之治疗肢体肿胀，乃古方新用。方用茯苓、猪苓、泽泻、白术利水消肿胀，桂枝助肾与膀胱气化以通阳利水。原方桂枝用量为猪苓、茯苓、白术之半，今增桂枝之量以助阳气。骨折后存在血瘀之症，故方中加泽兰、防己活血利水以增疗效，黄芪益气利水消肿。如是冬天或形寒肢冷、阳气虚者，方中重用桂枝同时，加入肉桂或附子助阳化饮，效果更好。

四、骨筋膜间室综合征

骨筋膜间室综合征（简称 OCS）是四肢骨筋膜间室内的肌肉神经因急性严重血液循环障碍而出现的一系列症候群，常发生在小腿、大腿、前臂手足掌，是骨伤科临床上常见的一种严重发发症如处理不当，常造成难以逆转的肢体障碍，以致残废，或进一步发展形成挤压综合征，甚至危及生命。

【临床应用】

章氏[8]应用中西医结合救治骨筋膜室综合征患者 44 例，取得较满意疗效。治疗方法：①一般处理：包括置伤肢与心脏同高，松解过紧外固定，轻巧手法整复明显移位骨折，塑形石膏托（使其两边距伤肢皮肤 0.3cm 左右）配合跟骨牵引制动伤肢，静脉滴注抗生素、维生素 C、维生素 B、维生素 K 及止血剂，补液，输血，抗休克，及时处理致命性脑胸外伤，给氧；间断静脉滴注甘露醇、利尿剂，早给碱性药，开放创口严密清创，不缝合或部分皮肤缝合。②局部处理：伤肢肿胀明显或已出现张力水泡者行患室多部穿刺放液减压，并以无菌敷料覆盖创面。③中医治疗：局部冰敷至伤后 36h 内，金黄散、七厘散合芒硝外敷至伤后 72h，穿刺后创面亦可敷药；中药复元活血汤加减，小柴胡汤合五苓散交替煎服。治疗结果：44 例经灵活选取上述综合措施救治观察，2～3h 临床表现开始改善，疼痛减轻，肿胀渐退，张力减小，缩环改善，肢端感觉复常，逐渐度过危险期，1～7天退肿后取一系列接骨措施而愈，随诊 1～1.5 年所有病例无并发后遗症。李氏[9]等共收治 OCS 患者 36 例，采用中西医结合方法治疗，效果良好。治疗方法：①一般处理；②中医药治疗采用四物汤合五苓散加味（生地、赤芍、丹参、川芎、当归、延胡索、䗪虫、泽泻、茯苓、白术、猪苓、牛膝、薏苡仁）内服，以活血化瘀，通络止痛，利水消肿。局部冷敷降温或外敷三色敷药。一般 3～4 天肿消痛减，1周肿痛完全消失。③甘露醇配合中药治疗：以 20% 甘露醇 250ml 快速静脉滴注，2h 后重复一次，其间以复方丹参液 20ml 5% 葡萄液中静脉滴注，一般应用2次甘露醇后肿痛会明显减轻，继以中药上方内服。这些患者肿痛在1~2天内消减，1周内肿胀消失。④其他：病情较严重者行筋膜间室切开减压术。治疗结果：36例中，单纯中药治疗组21例，甘露醇配合中药组9例，切开减压配合中药组6例。治疗结果，这三组中所有患者均未留下严重后遗症。刘氏[10]运用中西医结合治疗筋膜间区综合征8例，取得良好疗效。治疗方法：20%甘露醇250ml静输，2h后重复1次，以后8h1次，症减停药；复方丹参液16ml加入5%葡萄糖注射液中静输，每日1次，症减停药；选用活血通络、利水消肿之剂，方用桃红四物汤合五苓散加减，上肢加桑枝，下肢加牛膝，每日1剂分2次内服；肢体放低，避免肢体环形包扎及小夹板固定，上肢骨折可用宽松石膏托临时托固，下肢骨折可做跟骨平行牵引。治疗结果：4例患者2天后、3例4天后肿痛缓解，被动牵拉痛减轻，肌肉麻痹消失；1例因症状加重而于第2天行减压术。

【病案举例】

李某，男，56岁，左胫腓骨上段粉碎性骨折，左小腿中上段肿胀严重，压痛，牵拉痛，足背动脉有搏动，予以石膏外固定，抬高患肢，以利消肿。中药以五苓散合四物汤为主，药用：茯苓、泽兰、泽泻各15g，猪苓、白术各10g，桂枝6g，生地15g，赤芍、丹参各10g，川芎6g，当归、延胡索各10g，每日1剂，分2次口服，药后小便增多，第2天肿痛略为减轻，无牵拉痛，第5天肿胀基本消退，继后行手术治疗而愈。[4]

按：骨筋膜间室综合征是骨伤科临床上常见的一种严重并发症，如处理不当，常造成难以逆转的肢体障碍，以致残废，或进一步发展形成挤压综合征，甚至危及生命。本病的发生是创伤所致筋脉损伤，瘀血内阻，经脉不畅或闭阻，气机壅滞，瘀积不散，水湿停留，则为肿为痛。因此治疗上以活血化瘀，通络止痛，利水消肿为法。方中生地、赤芍清热解毒活血；当归、川芎、丹参、延胡索活血化瘀通络止痛；泽泻、猪苓、茯苓、白术利水消肿。药证相符，效果良好。临床应用几例效果满意。损伤比较严重，临床症状重，进展较快者，采用20%甘露醇250ml快速静脉滴注，4~6h1次，如损伤严重，进展迅速,疼痛剧烈,肢体远端动脉搏动减弱或消失,远端苍白,发凉,牵拉痛减弱,肢体迅速出现水泡,属于急性进展的 OCS 患者,应立即行筋膜间室切开减压术,配合中药上方应用,能增强效果。

参考文献

[1] 蒋东明. 96 例膝关节滑膜炎的中医辨证治疗. 安徽中医临床杂志, 2002, 10, 14 (5): 381

[2] 蔡水奇. 中西医结合治疗膝关节创伤性滑膜炎 78 例报告. 中医正骨, 2000, 12 (10): 50

[3] 赫冀桂. 五苓散加减治疗髌前滑囊炎二则. 河北中医药学报, 1998, 13 (4): 22

[4] 张惠法. 五苓散在骨伤科应用举隅. 辽宁中医杂志, 2004, 31 (6): 508

[5] 贺敬波, 陈捷, 祁丹红. 五苓散加减对老年椎基底动脉供血不足患者血液流变学的影响. 中国临床康复, 2005, 9 (3): 224

[6] 李翔. 中药治疗四肢骨折术后肢体肿胀 94 例总结. 甘肃中医, 2000, (2): 22

[7] 许建安, 张惠法. 经方骨伤科应用举隅. 中国中医骨伤科杂志, 2002, 10 (1): 41

[8] 章文生. 中西医结合救治骨筋膜室综合征 44 例体会. 青海医药杂志, 2000, 30 (9): 60~61

[9] 李开金, 许建安, 张惠法. 骨筋膜间室综合征的治疗探讨. 黑龙江中医药, 2001, (2): 27~28

[10] 刘保生. 中西医结合治疗筋膜间区综合征. 江西中医药, 1995, (增刊): 70~71

第五章

妇科病证

一、产后尿潴留

产后尿潴留是指产后膀胱充盈而不能自行排尿或排尿困难。临床表现为产后 6 ~ 8h 或产褥期间，小便点滴而下或闭塞不能，小腹胀急疼痛。检查时可见下腹部膨隆，膀胱充盈而有触痛。常有产程过长及手术产的病史。

中医学称本病为"产后小便不通"，主要病因病机为产后膀胱气化不利，或因膀胱失约，或因胞脉破损所致。常分为气虚、肾虚、气滞、血瘀四型。本病治疗以"通利小便"为总则，通利之法有虚实不同，虚者当补气温阳、化气行水，实者清热化瘀、理气行水。但补虚应佐以通利泻实，并酌情选用补气与养阴的药物以防产后邪去正伤。五苓散功用通阳化气利水，故可加减用于治疗本病。

【临床应用】

戴氏[1]运用加味五苓散治疗产后尿潴留50 例，方药组成：桂枝 5g，茯苓 15g，猪苓 15g，泽泻 10g，白术 10g，红花 10g，桃仁 12g。气虚加生黄芪、党参、炙甘草；便秘加肉苁蓉、火麻仁、大黄；乳汁少加通草、王不留行、炮山甲；瘀热加瞿麦、生蒲黄、白茅根。服药方法：将该方由散剂改为汤剂，每天 1 剂，水煎 2 次服。服 1 剂小便通 10 例；服 2 剂小便通 18 例，服 3 剂小便通 20 例，服 3 剂以上小便通 2 例。治疗结果：治愈 50 例出院，治愈率 100%。李氏[2]等运用温阳益气法治疗产后尿潴留 35 例，以补中益气汤合五苓散加减，拟方为：黄芪 20g，党参 15g，白术 10g，升麻 6g，桂枝 10g，茯苓 15g，泽泻 15g，牛膝 10g，赤芍 15g，大黄 5g，枳实 15g，车前子 15g，甘草 6g。每日 1 剂，水煎分 2 次服。治疗效果：35 例中治愈 34 例，其中服 1 剂能排尿者 8 例，服 2 剂排尿者 13 例，服 3 剂排尿者 10 例，服 4 剂排尿者 3 例。1 例服 6 剂后仍排尿不畅配合音乐电疗而取效。郇氏[3]应用补中益气汤合五苓散治疗产后尿潴留 22 例，治疗方法：无菌操作下行安置导尿管术，连续开放 24h 后，再行 2～4h 定时开放，新斯的明 0.5mg 肌内注射，下腹部热敷，抗生素预防感染。祖国医学认为，产时多劳力伤气伤肾，以致脾肺气虚，肾阳虚，气化失司，膀胱气化不利，致小便不通。治疗原则为：补中益气，温阳化气，渗湿利水，方用补中益气汤合五苓散加减。拟方如下：鱼腥草 30g，生黄芪 20g，桂枝 15g，党参 12g，茯苓、猪苓、泽泻、炒白术各 10g，陈皮、升麻、柴胡、当归、炙甘草各 6g，水煎服，一日 1 剂，分早晚 2 次服。疗效评定：痊愈 21 例，其中服药 1～2 剂排尿畅通者 15 例，服药 3～5 剂排尿畅通者 6 例，出院后随访观察 5 天后已愈，无 1 例复发。晏氏[4]等应用五苓散治疗产后尿潴留 52 例，处方：茯苓 10g，猪苓 10g，泽泻 10g，白术 10g，桂枝 6g，体质虚弱者加黄芪，每天 1 剂，水煎服。治疗结果：本组 52 例中，痊愈 44 例，好转 6 例，无效 2 例，总有效率为 96%。聂氏[5]应用五苓散加减治疗产后尿潴留 18 例。治疗方法：五苓散加味主方：桂枝、白术、泽泻、茯苓（或大腹皮）、猪苓、冬葵子、车前子，加六一散（或滑石）。加减：气虚多汗者加黄芪、党参；瘀血不行者加当归、赤芍；口干较甚者加天花粉、麦冬；湿热较重者加连翘、薏苡仁。上药水煎服，每 4h 服 1 次，1～2 剂/天。24h 内一般服药 1～2 剂，平均 4h 服药 1 次，药后产妇如能顺利排尿者即停药。治疗结果：所有病例在服药后 24h 内自行排尿，其中服药后 1h 内排尿者 3 例，1～2h 排尿者 10 例，12～24h 内排尿者 5 例。部分病例治疗之初排尿不畅，但服药 3 天后排尿恢复正常。

【病案举例】

1. 杨某，25 岁，已婚，1994 年 8 月 12 日初诊。主诉：产后 5 天小便不能自解。足月产钳助产，阴道裂伤缝补，小便不通用导尿管排尿，停用后仍然小便不通。刻诊：小便不通，小腹胀、满、痛；恶露量少，色紫暗，乳汁缺少，食欲不振，胃脘饱胀，舌苔白腻，舌质紫暗。舌体胖嫩，脉沉涩。诊断：产后尿潴留。证属：产后小便不通，湿瘀阻滞膀胱。治法：通阳化瘀利尿。方予加味五苓散，桂枝 5g，茯苓 15g，猪苓 15g，泽泻 10g，白术 10g，红花 10g，桃仁 12g，水煎 3 剂。服完 2 剂后小便通畅痊愈出院。[1]

按： 加味五苓散出自《万氏妇人科》，具有通阳化瘀利尿之功。原为治疗"产后小便不通或短小……又有恶露不来，败血停滞，闭塞水渎，小便不通，其症小腹胀满刺痛，乍寒乍热，烦闷不安"。产后尿潴留属中医学癃闭范畴，其病理为膀胱气化不利，膀胱位于胞宫之前。产后多虚多瘀，均能影响排尿，目前临床上剖宫产及会阴侧切缝合患者增多，临床上因血瘀引起产后小便不通为多见，故用加味五苓散改为汤剂治疗，效果颇佳。用五苓散旨在通阳化气利尿，重用桃仁、红花活血化瘀利尿，共奏通阳化瘀利尿之功。本例病因、病症与万氏论述相合，故 2 剂见效。

2. 王某，女，25 岁，2001 年 4 月 15 日诊。产程过长，宫缩无力，施产钳助产。产后 6h 欲小便，但排尿困难，小便点滴不出。给以热敷加肌内注射新斯的明 1mg，尿仍不下，渐至小腹胀急，经插导尿管排尿，3 天后小便仍不通。诊见面色淡白，精神倦怠，少气懒言，汗出，少腹膨隆，自述欲尿，但尿不出，心中不安，不欲饮食，舌质淡苔薄白，脉细弱无力。证属产后气虚，升降失调，膀胱气化无力。治当补益中气，降浊利尿。方选补中益气汤合五苓散加减：黄芪 60g，党参、茯苓、猪苓、泽泻各 15g，炒白术 12g，柴胡、升麻、桂枝、甘草各 6g，陈皮 9g，大枣 4 枚。每日 1 剂，水煎服，3 剂。同时针刺气海、中极、关元、足三里（双）、三阴交（双），平补平泻手法，留针 30min，每日 1 次。第 3 日夜间排尿约 600ml，诸症悉除。观察 3 天未见复发痊愈出院。[6]

3. 王某，女，23 岁，农民，顺产一 8 斤重男婴，产后 2 天小便点滴不通，按之膀胱极度充盈，急以五苓散加黄芪、车前子重用桂枝，水煎顿服。方如下：黄芪 60g，桂枝 30g，茯苓 15g，猪苓、泽泻、车前子各 10g。并于下腹部施以一指禅推法和轻柔的揉摩等法约 20min。药后约 1h 排尿 1 次，较前明显好转，但未完全排空，20min 后又排尿 1 次，小便完全通畅，两次共约 1500ml。[7]

按：本患者素来体质较弱，加之胎儿较大，产程较长，使气血耗散较盛，而致下焦空虚。《素问·灵兰秘典论》云："膀胱者，州都之官，津液藏焉，气化则能出矣。"由于下焦阳气一时虚弱，无力助膀胱化气，故尿留膀胱而不得出。方中重用黄芪、桂枝，意在振奋阳气，化气行水。再结合手法按摩，共同给松弛的膀胱平滑肌以收缩的动力，而达治疗目的。总之，五苓散以化气利水而建功，故临床见小便不利，舌滑，脉弦，寒热虚实不显，以水饮内停所致者，不论有无表证，都可选用本方或在原方基础上加减化裁，每获显效。

4. 患者，25 岁。因枕横位于 1992 年 12 月 6 日在我院产科行会阴侧切、负压吸引术娩一女婴。产后 4 天不能自然排尿，先后采用膀胱区热敷、肌内注射新斯的明、导尿等方法仍不能自然排尿，遂请中医治疗。诊见患者面色萎黄，精神不振，少腹胀满，腰酸乏力，舌质淡苔白，脉弦细。辨证分析：患者产程较长又行会阴侧切、负压吸引，耗伤气血，损及冲任，瘀血内阻影响膀胱的气化功能发为癃闭，治以温阳益气为主，兼以活血化瘀。处方：黄芪 20g，党参 15g，白术 10g，升麻 6g，桂枝 10g，茯苓 15g，泽泻 15g，牛膝 10g，赤芍 15g，大黄 5g，枳实 15g，车前子 15g，甘草 6g。每日 1 剂，水煎分 2 次服。2 剂后自然排尿。[8]

5. 刘某，27 岁，教师，2000 年 11 月 13 日诊。正常产第 1 胎，分娩后即出现小便癃闭，点滴不通已 5 天，经西医反复导尿多次，仍不能自行排尿，用保留导尿管导尿至吾诊的前 1 天晚上方拔除导尿管。患者感小溲甚胀，数次欲解不出，心烦不安，周身多汗乏力，食少，下腹部膨隆，舌质淡红，苔薄白，面唇少华，脉芤微数。证属气血津液亏损，膀胱气化不利。治以益气、通阳、利水。处方：黄芪 18g，党参 15g，桂枝 5g，茯苓 15g，白术 15g，泽泻 15g，猪苓 12g，灯心草3g，水煎分2次服。于初服汤药后10min，再以盐葱熨脐部，服汤药后约25min，患者自行排出小便约900ml，得小便后除去熨药，继服汤药，后未再出现尿闭。[9]

二、闭经

闭经即无月经，是妇科疾病中常见的症状，通常有原发性闭经和继发性闭经两类。前者指年满18周岁的妇女仍无月经来潮者，后者是指以往曾已建立正常月经周期，因某种病理性原因而月经停止6个月以上者。闭经一直是世界性关注的疑难病症，它不是一个独立疾病，而是许多疾病的共同临床表现之一。青春期前、妊娠期、哺乳期以及绝经后期出现的无月经属生理性闭经，不属本病范畴。

闭经，最早见于《素问·阴阳别论》，称其为"女子不月"、"月事不来"、"血枯"，并记载了治疗血枯经闭的妇科第一方四乌侧骨一蘆茹丸。《金匮要略》称其为"经水断绝"，《诸病源候论》称其为"月水不通"等。中医治疗应根据患者全身症状，结合病程及临床表现，分清寒热虚实，分别采取补而通之，泻而通之的方法。此外还应分清其他疾病与本病的关系，因他病而致本病者当先治他病，病愈则经水自调，经水通。

【病案举例】

1. 女，27岁，已婚。1995年1月17日就诊，经期下水务农，适逢暴雨，是夜即恶寒战栗，周身酸痛，四肢懈怠，经血骤停。隔天下午小腹冷痛，继全身浮肿，中西医调治后，不仅肿胀不减，且闭经5个月。观其人稍肥胖，精神倦怠，颜面及四肢凹陷性浮肿伴心悸，小腹胀满，小溲短涩，大便溏泄。舌苔白滑，脉沉细，审其脉证，明显系寒邪凝滞经脉，水气不能运行，宜温阳通脉，佐利水渗湿，用五苓散治之。方用桂枝30g，茯苓30g，猪苓12g，泽泻10g，白术20g。每天1剂，煎2次，上、下午服。服药颇见应手，8天后见月经来潮，小溲日渐畅通，浮肿明显消退，精神佳，小腹冷痛症状明显减轻，脉象较有起色。药既奏效，效不更方，原方再服9剂。约月余，患者欣喜乐告，诸恙痊愈，月经正常，精神饱满。[10]

按：张仲景《伤寒论》的五苓散一方，功用化气利水，为行膀胱之水而设。而与本例之经水不通，水气难于运行之水肿症，其症虽异，其病理颇为相合，故取五苓散之方义，而笔者重用桂枝，即寓桂枝加桂枝汤之妙义。本案重用桂枝，取其性味之辛温，既通阳行水，化膀胱之气，又温通经脉，开血之痹涩以调经，再以泽泻、二苓甘淡渗湿，化决渎之气，畅利水道，故对闭经、水肿诸症有好的疗效。

2. 杜某，女，39 岁，1999 年 5 月 18 日初诊。主诉：闭经 5 个月。平素嗜食水果，5 个月后突然闭经，遍服中西药效微，余无所苦，惟近来大便虽每日 1 次，但解之不爽。观其面色红润，精神尚佳，舌体胖，苔根部白腻水滑，脉沉滑。证属寒湿凝聚胞宫，气机阻滞。治以散寒利湿，行气通络。方用五苓散加味：桂枝 10g，桃仁 20g。每日 1 剂，水煎服。服 4 剂后，月经来潮，但量少，色质正常。又服 2 剂，月经于第 4 天净，大便畅。效不更方，又嘱其 1 周 2 剂，服至下次月经来潮时止。6 月 20 日月经如期而至，量、色、质亦转正常。随访半年月经正常。[11]

3. 女，35 岁，月经 15 岁初潮，既往月经正常，近半年月经未潮，神疲嗜睡，面浮肢肿，恶心，纳呆痰多，头重昏沉，体胖，带下量稍多，大便溏，舌淡胖苔白滑，脉濡缓。证属痰湿阻滞型。治法：化痰除湿，活血调经。予五苓散加减：茯苓、半夏、香附、牛膝各 12g，猪苓、泽泻、白术、刘寄奴、川芎、陈皮、胆南星、苍术、炙甘草各 10g，服法：水煎服，日 3 次温服，日 1 剂，服用 4 剂，月经来潮，症状消失。[12]

按：古人云"经水不行者，非无血也，为痰饮碍而不行也"，痰湿阻滞冲任，占住血海，经血不能满溢，故月经数月不行，痰湿内盛故体胖，脾失健运，水湿泛溢肌肤故面浮肢肿等。方中五苓散健脾利湿，加用半夏、苍术、胆南星、陈皮祛湿化痰；刘寄奴、川芎、牛膝、香附等活血调经。全方切合病机，共奏良效。

三、产后眩晕失明

由于分娩时的产创、出血、用力过度和产程过长等因素的影响，产妇可能发生多种并发症。中医学认为产妇分娩时耗气伤血，气血受损，产后处于"百节空虚"的状态，如产妇稍不注意，较易为邪所伤而引发疾病。产后多虚多瘀，而亦有痰饮水气等为患，而出现眩晕失明之证。用五苓散加减治疗，温阳化饮，补肾填精，可取得较好疗效。

【病案举例】

陈某，女，24岁，1987年10月4日就诊。患者素觉头晕胸闷，于产后3日头晕加重，双目视力突然下降，当地医院诊为视神经炎，经肌内注射维生素 B_1、维生素 B_{12}，口服地塞米松4日未效，延余诊治。症见：头晕欲扑，目不视物，眼睑困重，体胖胸闷，呕涎不食，脐腹悸动，舌淡胖大，脉弦滑。证属痰饮水气为患。投五苓散加味：茯苓、桂枝、白术、猪苓、泽泻各12g，车前子、石菖蒲各15g，生姜6g，水煎服。3剂后，自觉头晕胸闷等症减轻，且目能任物，开合轻松，惟小便量多。药已中病，上方去车前子，加菟丝子12g补骨填精，继服6剂而告愈。[13]

按：产后用五苓散者，临证少见，盖产后之病多虚多瘀故也。而本例却系痰饮水气作祟，且证情较重，其素积痰饮，加之产后脾肾气耗，气化失司，致痰饮阻络，精气不能上承而发为眩晕。故遵仲景"假令瘦人，脐下有悸，吐涎沫而癫眩者，此水也，五苓散主之"意，投五苓散加车前子、石菖蒲、菟丝子温阳化饮，开窍明目，填精补肾而病愈。

四、产前产后黄疸

黄疸病的治疗多以清热利湿为大法。然妇人产前，由于"怀子"用利湿等滑利之品惟恐伤胎；产后又有气血津伤之特点，更虑利湿伤阴。故妇人产前、产后患黄疸之疾，医者治疗时甚感棘手。对产前、产后黄疸的辨证治疗，在清热利湿退黄时，要做到产前佐以安胎，产后顾其气血，但注意严格掌握剂量，"衰其大半而止"，即可达到退黄且不伤胎、利湿而不伤津之目的。

【病案举例】

1. 付祖芳，女，23岁，教师，会诊日期：1997年9月22日。患头痛、发热、黄疸2天入院。目黄、肤黄、尿黄似浓茶，腹胀纳差，浓稀水样便，恶心、厌油腻、怀孕4个月，舌质淡，舌苔黄腻，口苦黏，脉弦细。肝功能化验；黄疸指数 $13\mu mol/L$，麝香草酚浊度

16U/L，谷丙转氨酶80U/L。此乃祖国医学黄疸病范畴，属阳黄之湿热蕴蒸型，当以清热利湿、兼顾胎气，投茵陈五苓散加减主之。处方：茵陈30g，栀子10g，茯苓15g，猪苓10g，泽泻10g，白术15g，陈皮10g，砂仁10g，黄芩10g，桂枝8g。水煎服，每日1剂，早晚空腹服。忌食过咸黏腻辛香气燥之品。服上方3剂，恶心止，黄疸减轻，大便转干，此显系湿热之势已减，续以茵陈五苓散加砂仁、陈皮、神曲、莱菔子泻热退黄、健胃消食。又服3剂后，黄疸轻微，精神、饮食转佳，腹胀消失，舌质淡苔白腻，脉细弦，此热欲尽湿恋，治以祛湿清热之方药，减少茵陈剂量。服3剂后，肝功能化验：黄疸指数5μmol/L，麝香草酚浊度6U/L，谷丙转氨酶32U/L。诸症消失，惟舌苔微白腻，脉略细弦，此为湿欲尽正稍虚之象，治拟疏肝健脾法，同意出院，带逍遥散合二陈汤继用1周以善后。[14]

2. 张某，女，27岁，农民，1996年2月26日入院。半月前，患者生一男婴，随即出现目黄、肤黄、尿黄如浓茶，纳差，厌油，脘腹胀满，右胁疼痛，因经济困难，拖至今日来诊。目前，神疲乏力，心悸，面色黄肿，舌质淡，舌苔薄黄腻，脉弦细。肝功能化验：黄疸指数13μmol/L，麝香草酚浊度17U/L，谷丙转氨酶70U/L。属湿热蕴蒸，气血双亏型黄疸。处方：茵陈30g，栀子10g，茯苓15g，猪苓15g，泽泻10g，白术10g，延胡索10g，郁金10g，当归15g，黄芪25g，香附10g。水煎服，每日1剂，早晚空腹服。忌食过咸、黏腻辛香气燥之品。服上方3剂后，胁痛止，黄疸减轻，心悸好转，面黄肿亦略减。此湿热始退，正气渐复，治乃续用前法及方药。又服3剂后，黄疸消失，精神、饮食均大为好转，心悸消失，舌质略淡，脉略细弦，肝功能化验：黄疸指数8μmol/L，麝香草酚浊度4U/L，谷丙转氨酶30U/L。1周后随访诸症全消。[14]

五、带下病

白带过多为妇科常见病，多为慢性盆腔炎、宫颈炎所致。中医学认为白带是湿邪为患，流注下焦所致，责之于脾肾。脾为湿困，不能散精（津），则湿邪下注为白带。五苓散温阳健脾，利水渗湿，故用五苓散加减治疗本病，可取得良好疗效。

【病案举例】

1. 程某，女，35 岁。1993 年 5 月 16 日诊。患者白带量多，体倦乏力，纳谷不馨，舌淡脉虚。予完带汤 3 剂。3 日后复诊：不惟带下不止，反见月经先期而至。细问之，带下稠黏。方知系湿热下注。改法清热渗湿，以五苓散加芷柏。方为：白术、白芷、猪苓、茯苓各15g，泽泻、黄柏各30g，桂枝3g。服药 5 剂，病去六七，续服 5 剂而愈。半年后随访，白带少量，经候如期。[15]

按：本案带下因湿热下迫所致，方用五苓散健脾利湿，白芷升阳燥湿，黄柏清热燥湿。俾湿祛热除，则带下自止。若以名方印定眼目，"相对斯须，便处汤药"，则易误治。

2. 赵某，35 岁，已婚，2000 年 5 月 18 日初诊。患者白带量多，伴头晕目眩半年余。西医诊断为慢性盆腔炎。长期服用阿莫西林、氟哌酸、甲硝唑等，疗效不佳，转服中药治疗。诊见：白带量多，色白黏稠，无臭味，绵绵不断，面色萎黄，神疲乏力，四肢不温，纳少便溏，两足浮肿，舌淡白，苔白微腻，脉濡弱。诊断：带下病，证属脾虚夹湿。治以健脾除湿，方用五苓散加减。处方：白术 30g，茯苓、猪苓、山药各20g，泽泻15g，党参25g，肉桂8g。每天 1 剂，水煎分 3 次温服。服上方 3 剂后，白带减少，饮食增加，续服 10 剂而愈。[16]

按：五苓散为利水之剂，故加重白术剂量，再配以山药、党参，加强健脾除湿功能；肉桂温补脾肾，使水液得以正常运行，无湿邪之患。诸药合用，使脾阳振，湿邪除，药症切合，故收佳效。

六、绝经期水肿

绝经是每一妇女生命进程中必然发生的生理过程。绝经提示卵巢功能衰退，生殖能力终止。绝经过渡期多逐渐发生，历时约 4 年，偶可突然发生，表现不同程度的内分泌、躯体和心理方面变化。绝经期水肿证为妇女围绝经期常见病证，其病情缠绵，时轻时重，甚则持续3~4 年。

【临床应用】

魏氏[17]等运用五苓散加味治疗绝经期水肿 10 例。治以益气健脾利水，予五苓散加健脾之药。方药：黄芪 30g，党参 12g，土白术 12g，茯苓 20g，猪苓 15g，泽泻 30g，桂枝 10g，炒薏苡仁 30g，益母草 30g，藿香 10g。治疗结果：经 15～30 天治疗，水肿全部消失者 8 例，明显减轻者 2 例，尿镜检尿蛋白都消失。赵氏[18]等应用五苓散加味治疗更年期妇女水肿，取得较好疗效。方药组成：茯苓 30g，炒白术 30g，猪苓 30g，泽泻 12g，桂枝 9g，台党参 15g。加减变化：以颜面浮肿为主伴恶风、自汗易感者加黄芪 15g，防风 9g；以下肢水肿为主者加车前子 20g（包），大腹皮 12g；伴腹胀纳呆者加砂仁 9g，陈皮 9g；伴腰脊酸痛者加杜仲 15g，狗脊 9g；伴畏寒肢冷四肢不温者加熟附子 6g，干姜 9g；伴白带多者加苍术 12g，金樱子 15g，海螵蛸 12g。煎服法：每日 1 剂，加水 500ml 煎取药液 150ml，再加水 300ml 煎取药液 150ml，两次所取的药液相合，早晚分服。治疗结果：本组 60 例，治愈 48 例，占 80%，有效 9 例，占 15%，无效 3 例，占 5%，总有效率 95%。

【病案举例】

1. 邓某某，女，46 岁，1987 年 5 月 26 日初诊。颜面及双下肢水肿，时轻时重 3 年余，加重月余，伴身懒，嗜睡，月经经期延长，淋漓不断，脉沉，舌体胖大，苔白腻。尿常规：镜检（－）。治以健脾利水，药用五苓散加健脾之味。处方：茯苓 20g，猪苓 15g，泽泻 30g，白术 12g，桂枝 10g，黄芪 30g，党参 12g，炒薏苡仁 30g，细辛 5g，藿香 10g，益母草 30g，3 剂，水煎服，每日 1 剂。服药 3 剂后，水肿明显减轻，后以上方继服 10 剂，水肿诸症全部消失，病愈。随访 1 年未复发。[17]

2. 患者，女，49 岁，农民，1993 年 9 月 12 日初诊，双下肢水肿半年余，曾在当地乡医处用利水消肿药治疗，用药后症状暂时缓解，但停药后遇劳即发，伴神疲乏力，腹胀纳呆，小便量少，白带多，经期错后紊乱，量或多或少，色淡红。查见面色萎黄，精神不振，双下肢水肿明显，按之凹陷，舌质淡，舌体胖，有齿痕，舌苔白滑，脉沉细无力。辨证属脾阳不振，水湿内停。治法：温阳健脾，利水消肿。方药：茯苓 30g，炒白术 30g，猪苓 30g，泽泻 9g，桂枝 9g，党参 15g，车前子 15g（包），大腹皮 9g，陈皮 9g，炙甘草 6g，每日

1 剂，水煎服。服上方 5 剂后水肿明显好转，症状减轻，效不更方，再进 5 剂，服上方 10 剂后水肿消失，临床症状也基本痊愈，嘱服附子理中丸、人参健脾丸善后，随访 2 年未复发。[18]

按：围绝经期是妇女一生必然度过的一个过程，也是不以人的意志为转移的生理过程。因此此期妇女应建立良好的心态对待这一生理过程，掌握必要的围绝经期保健知识，保持心情舒畅，注意劳逸结合，使阴阳气血平和。尚需注意饮食有节，加强营养，增加蛋白质、维生素、钙等的摄入。维持适度的性生活。定期咨询和必要的妇科检查，以便及时治疗和预防器质性病变。

七、卵巢过度刺激综合征

在治疗不孕症时诱发排卵或超排卵，部分患者可发生卵巢过度刺激综合征（OHSS），其主要的病理生理特征是毛细血管通透性增加，体液大量外渗并继发一系列的改变，从而导致腹水、胸水甚至弥漫性水肿，胃肠道不适、少尿、卵巢增大等，形成复杂的综合征。严重者需采取治疗性人工流产中断妊娠，个别患者因严重并发症死亡。近年来，由于辅助生殖技术的发展，此病有增多趋势。当今，如何减少并处理 OHSS 已成为试管婴儿技术的重点问题。运用辨证论治配合西医治疗本病能够获得很好疗效。

【病案举例】

1. 周某，女，31 岁。因不孕行体外受精 - 胚胎移植（IVF - ET），于 2003 年 2 月 27 日行取卵术，共取出卵子 28 个，3 月 1 日植入胚胎 3 个，并于 2 月 28 日开始黄体酮肌内注射，3 月 4 日开始腹胀，腹部逐步膨隆，体重逐渐加重，伴恶心、烦躁、睡眠欠佳，且于近日尿量较前减少。于 3 月 10 日、12 日、14 日分别行腹部穿刺，每日放出腹水 1500ml，并静脉滴注白蛋白 100～150ml，同时予低分子右旋糖酐、佳乐施等补液，监测尿素氮发现升高，拟"卵巢过度刺激综合征"收入院。入院后出现尿量少，仅 250ml/d，总蛋白低，腹围 89cm，腹胀进一步加重。诊为"重度卵巢过度刺激综合征"。告病重，于 3 月 14 日请中医会诊。诊时腹部胀大，少尿，小便不利，精神差，烦躁，短气，不思饮食，舌淡红，苔薄，脉弦软。辨证为脾虚失运，水湿内停，膀胱气化失司。治宜健脾益气、温阳利水。予全生白术散合五苓散加减：桂枝 6g，茯苓、泽泻各 10g，白术 15g，大腹皮、陈皮、车前子、生姜皮各 10g。1 剂后尿量即增多，小便通利；3 剂后腹胀减轻。因在西医妇科住院，继予西医对症治疗，未再服中药。直至 3 月 28 日又出现腹痛，阴道少量出血。查血已证实生化妊娠，再次请中医会诊，要求保胎。诊时仍有中等量腹水，小便通利，舌质淡红，苔白，脉软滑。此为脾肾双亏，冲任失固，脾失运化，水湿内停。治宜补肾健脾、益气安胎兼以利水。处方：党参、黄芪各 15g，白术 30g，山药、桑寄生各 15g，熟地 30g，菟丝子 24g，山茱萸、枸杞子各 15g，续断 12g，杜仲 9g，白芍 18g，阿胶、陈皮、砂仁、茯苓各 10g，甘草 3g。5 剂后，阴道出血停止，腹痛消失，但仍感胃胀。因经济困难，坚决要求出院。出院时腹胀同前，腹部膨隆，腹围 84cm（患者形体偏瘦），尿量正常。继予原方加香附 12g，带药 5 剂出院。1 周后来诊，腹胀消失，B 超腹水仅 27mm，可见胎心血管博动，继予原方治疗月余，现患者孕 3 月余，胎儿发育良好。腹水完全消失。[19]

按： IVF－ET 患者在超促排卵过程中易诱发 OHSS，常规给予白蛋白静脉滴注及对症治疗后，多能很快好转。但此患者移植后发生重症 OHSS，反复多次抽腹水及对症治疗，效果不显。又出现少尿、尿素氮升高、尿常规比重≥1.030 等肾功能受损表现，并于 3 月 14 日查血 β－HCG（人绒毛膜促性腺激素）200IU/L。此时西医治疗较棘手，中医方面考虑以利小便、消腹水为第一要务。所谓急者治其标。予全生白术散健脾利水，五苓散温阳化气，通利膀胱。此时患者已有生化妊娠，桂枝温通之品本应慎用，但此时非桂枝无以助膀胱气化，《伤寒论》中治小便不利，多处用到桂枝。第 156 条"……其人渴而口燥、烦、小便不利者，五苓散主之"。且"有故无殒，亦无殒也"。故用桂枝 6g 温阳化气；泽泻、茯苓、车前子利水；大腹皮、陈皮理气除胀；白术重用健脾消肿。药后小便通利，尿量恢复正常，未再治疗。直至 10 天后出现胎动不安，方来求治。此时小便虽利，但脾虚未复，故腹水未消，且又出现肾虚冲任不固。胎元系于脾肾，予安奠二天汤补益脾肾、固冲安胎，并加用黄芪益气健脾利水；阿胶养血止血，妙在重用白芍养血敛阴、柔肝止痛；陈皮、砂仁理气除胀；茯苓利水；后又加入香附疏肝理气，并停用西药。治疗得当，取得满意疗效。

2. 夏某，女，30岁。2003年6月13日行 IVF - ET，于6月27日查人绒毛膜促性腺激素 407 IU/L，雌二醇 4585 pg/ml。2003年7月7日雌二醇：10000pg/ml。6月28日感腹胀，B超示：盆腔中量积水。给予白蛋白及低分子右旋糖苷输入，并反复抽腹水4次，每次 1500ml，之后腹胀稍有缓解，但次日腹水又起。西医诊断：中度卵巢刺激综合征，本周每2天抽腹水1次。昨日抽腹水 1500ml，今日又感腹胀，尿少，昨日全天尿量 350ml，伴两少腹隐痛、疲倦、嗜睡，舌淡红，苔薄黄，脉软滑。予安奠二天汤合五苓散加减3剂。7月11日二诊：服药后至今已3天尚未抽腹水，两胁下已不胀，尿量已正常，800~1000ml/d。但仍感胃胀，腹胀，轻度呕恶，两少腹隐痛，腹围90cm。服药后大便溏。病已有转机，继守前方减桂枝、泽泻，加黄芩、香附、砂仁、阿胶、黄芪，3剂。患者于7月13日抽腹水1次，西医治疗同前。7月15日三诊：诉服药后两少腹疼痛消失，尿量可，仍腹胀，近日轻度咳嗽。予保胎无忧散加党参、茯苓皮、香附、黄芩。3剂后腹胀消失，腹围降至80cm。B超示双胎妊娠，胎儿成活，OHSS 控制出院。出院后又出现阴道少量出血，予补肾凉血安胎而愈。[19]

按：此患者因虚象较显，故在重补脾肾的基础上温阳化气行水，后又感风寒，肺气不宣，故予保胎无忧散调理气机，兼以疏散风寒，加党参、茯苓皮健脾利水，香附疏肝理气，黄芩清热安胎，诸脏调顺，3剂后腹水即完全消失。

八、盆腔炎症

女性内生殖器官（子宫、输卵管和卵巢）及其周围结缔组织、盆腔腹膜发生炎症，称为盆腔炎（PID）。本病是妇科常见病之一，多见于已婚生育年龄之妇女。按其发病部位，有子宫内膜炎、子宫肌炎、输卵管炎、盆腔结缔组织炎、盆腔腹膜炎等。炎症可局限于一个部位，也可以几个部位同时发病。临床表现可分为急性与慢性两种。

急性炎症有可能引起弥漫性腹膜炎、败血症、脓毒血症，甚至感染性休克而危及生命。慢性炎症由于顽固难愈，反复发作，影响妇女的健康和工作，故应予重视及积极防治。

中医古籍无盆腔炎病名记载，但在"热入血室"、"带下病"、"癥瘕"等病证中，常有类似症状的描述。其发病机制主要为分娩、流产、经期血室正开，或妇科手术时消毒不严，操作不当，或房事不洁等，湿热、湿毒之邪乘虚直犯阴中，与气血相搏而出现发热、腹痛、带下等急性症状；邪毒留连日久，盘踞胞宫、胞脉，瘀血内阻，则形成癥瘕、痛经、月经不调，甚至不孕等病证。

【临床应用】

李氏[20]运用五苓散加味治疗盆腔炎 30 例，临床取得良好疗效。药物组成：茯苓、桂枝、猪苓、泽泻、墓头回、鸡冠花、薏苡仁、白术、丹参。水煎 2 次，取汁 300ml，早晚各服 150ml，每日 1 剂，于经期后 3~5 天开始服用，9 剂为一疗程。腹痛明显者加五灵脂、醋延胡索；腰痛加川续断、桑寄生；体虚加党参、黄芪等。治疗结果：本组 30 例患者中痊愈 20 例，好转 6 例，无效 4 例，总有效率 86.7%。

【病案举例】

张某，女，27 岁，工人，已婚，初诊日期 1996 年 1 月 3 日。患者于 2 年前行人工流产术，术后月余，带下量多，色黄质黏稠，少腹部坠痛不适，伴有恶心，纳差，大便不畅，舌苔白厚而腻，脉弦滑。妇科检查双侧输卵管增厚，小腹部坠痛；B 超检查左侧腹部有囊性条索状物。中医辨证湿热下注，瘀结内停，治拟清热利湿，活血化瘀。方拟五苓散加味：茯苓 20g，猪苓 12g，桂枝 6g，泽泻 10g，墓头回 12g，鸡冠花 12g，薏苡仁 30g，丹参 12g，赤芍、白芍各 12g。服药 2 个疗程，上症基本消除。妇科检查及 B 超检查均未发现异常，月经周期亦恢复正常。于 1997 年 10 月顺产一女婴，母女平安。[20]

按： 本病病机主要是由于热毒炽盛，湿邪羁留。与肝、脾、肾三脏相关，肝经郁火下克脾土，脾失健运，湿热久蕴，郁滞下焦，搏于血分，湿热蕴结积聚，经脉不通，脏腑、气血、经络失调，血气瘀结，交互为病。治疗以清热利湿，活血化瘀，临床方可取得一定疗效。方中茯苓、猪苓、泽泻、薏苡仁健脾清利湿热，软坚散结；桂枝温通血脉以活络，促进增生组织软化吸收；丹参活血化瘀，通经止痛，改善血液循环，促进离经之血吸收；墓头回、冠花祛瘀通络，消肿止痛，畅通气血，祛邪而导滞。全方共奏清热渗湿，活血化瘀，通经活络之力，使离经之血流畅，腑气通调，病自可愈。

九、羊水过多

凡妊娠的任何时期，羊水量超过 2000ml，伴胸腹胀满，甚则遍身浮肿，喘不能卧者为羊水过多。发病率约占分娩总数的 0.5% ~ 1%，合并妊娠糖尿病者，其发生率高达 20%。多数患者为慢性增加，且常在妊娠第 7~10 个月出现，称为慢性羊水过多；少数在数天至 2~3 周内急剧增加，称为急性羊水过多，多在妊娠中期时发生，发生率约 1%。羊水过多时，羊水的性状与成分与正常妊娠者相同。

本病属中医学"子满"、"胎水肿满"范畴。祖国医学认为本病主要病因是妇人脾气本虚，孕后则血聚养胎，气血两虚，脾虚不能运化水湿，水滞胞中，致使胎水肿满。临床出现腹大异常，胸膈胀满，甚或喘息不得卧等表现。若不及时治疗，往往可致胎儿畸形或胎死腹中，如《胎产心法·子肿子气子满论》曰："生子手足软短有疾，甚至胎死腹中。"

羊水过多症，严重影响着母体和胎儿的健康，其治较为棘手。服用西药利尿剂，虽有一定的效果，但对母体和胎儿均有不同程度的不良反应。采用中医治疗，可取得良好的效果。

【临床应用】

王氏[21]等运用仲景《伤寒论》方五苓散为基础，随症加味，治疗羊水过多症 50 例，收效较好。处方：猪苓、茯苓、泽泻、白术各 20g，桑白皮、杜仲各 15g，桂枝、车前子各 10g。每日 1 剂，3 剂为 1 疗程。气虚明显加党参、黄芪；肝气不舒加柴胡、白芍；肺气上逆加紫苏子、厚朴；肾虚者加巴戟天、菟丝子。治疗结果：治愈 27 例，显效 16 例，好转 5 例，无效 2 例。总有效率 96%。李氏[22]等收治羊水过多合并正常胎儿 167 例，其中 124 例中西医综合治疗，43 例单纯消炎痛治疗（作为对照组）。一般治疗：①若有原发疾病给予对因治疗；②适当控制饮水量，注意休息，低盐饮食，酌情用镇静药；对3 例症状严重，孕妇无法忍受者给予穿刺放羊水。中西医结合治疗：①消炎痛 25mg，每日 3 次，或消炎痛 100mg 塞肛，1 次/12h，共 3天（32 周前应用）；②中药用五苓散加减：猪苓 20g，茯苓 20g，泽泻 20g，白术 20g，桑白皮 15g，杜仲 15g，桂枝 10g，薏苡仁 10g，黄芪 9g，党参 9g。水煎服，服用 3 天，每 3 天 B 超复查 1 次，若羊水降至正常停药，如羊水下降不理想可再行 1 个疗程治疗。单纯消炎痛治疗对照组 43 例，一般治疗后，给消炎痛 25mg，每天 3 次，3～6d（32 周前应用）。治疗结果：经治疗后，羊水池最大径线及羊水指数恢复在正常范围 97 例，为 78%，10 例明显减少，达 8%，有效率达86%，17 例无明显改善；婴儿出生后经随诊无畸形。对照组显效 4例，占 9.32%，有效 16 例，占 37.21%，无效 23 例，占 53.50%。治疗组与对照组相比，经统计学检验，有显著性差异（$P < 0.05$）。

【病案举例】

施某，女，29 岁，干部。于 1990 年 11 月 25 日诊。自述：曾因"羊水过多"早产 1 次，现妊娠 6 个月，出现双下肢浮肿月余，屡治乏效。近 1 周渐及腹部胀满，体重增加 1.4kg，孕检：子宫增大超过妊娠月份，腹部有明显的液体震动感，摸不清胎位，听不到胎心音，下肢及外阴水肿。查：血压、尿常规均无异常。B 超报告：羊水深度10cm，诊为"急性羊水过多症"。刻诊：腹大异常，坐立不安，行动艰难，胸闷气促，夜难平卧，伴大便溏，小便短少，舌淡胖，脉沉滑。证属脾虚失运，气化失常。治以健脾渗湿，温阳化气，安胎利水。投五苓散加味：猪苓、茯苓、泽泻、白术各 20g，桑白皮、杜仲各 15g，桂枝、车前子各 10g。连服 3 剂后，症减大半，体重减轻1kg，续投 3 剂诸症消失。复查：子宫增大与妊娠月份相符，查到胎位，胎心音清晰。B 超报告羊水量正常。为防复发，嘱每 20 日服 1剂。追访于 1991 年 3 月 29 日足月顺产 1 女，母子均安。[21]

按：羊水过多症即中医学"子满"症，属水气为患，乃妊娠中期重症。排除胎儿畸形外，笔者认为：妊妇素体肺脾气虚，加之孕后饮食失节，嗜食酸冷，损伤脾阳，运化失常，土不制水，气水互结，浸渍于胞是其病理基础。治当以"治病与安胎并举"为原则，但胸腹胀满而喘，小便不利之标实又是其主要临床表现。因此，治以健脾安胎，化气行水为宜。方选五苓散健脾渗湿，温阳化气，加桑白皮、车前子以降肺气，通调水道利水湿，则化气行水之效更捷，以杜仲益肾安胎。诸药相伍，温中有散，利中有化，阴水得制，则脾运得复而诸症自除。较之单纯利尿剂具有收效快、疗效高、性平安全、无不良反应等优点，有其临床实用意义。由于本病乃本虚标实证。其肺脾气虚乃是病之本。肺虚则宣降失职，脾伤则运化无权。因此，当病情稳定后，酌情于 10～20 日服 1 剂，以防患于未然，可免妄服利尿剂而导致耗气伤阴之弊。

十、经期尿频

【病案举例】

陈某，女，40 岁，1998 年 3 月 16 日初诊。每至经期前 3 天开始出现小便频数，颜面浮肿，夜间 10～20 min 小便 1 次，头痛，头晕，寒热往来，口干苦，周身疼痛，舌苔白润，脉细。平素头晕，面色苍黄，纳差。患病已 10 余年，曾怀疑慢性肾盂肾炎，但经过系统体查未见异常，化验血常规、尿常规、尿沉渣均正常，B 超检查泌尿系，未见异常，妇科检查正常。先后用抗菌消炎西药及中药治疗，未能控制。考虑患者每次发病均在经期及经期前后，况其症状为邪入少阳、太阳，膀胱气化不利，平素以气血双亏，肾气不固为主，故治以和解少阳，通阳化气为主。方用柴胡五苓散加减：柴胡 10g，黄芩 10g，党参 10g，半夏 10g，白术 10g，泽泻 10g，茯苓 10g，益智仁 10g，桂枝 10g，甘草 6g，水煎服。服完 3 剂后，寒热已除，小便次数约 2h1 次，浮肿已减轻。上方加黄芪 15g，当归 10g，3 剂。二诊：月经已净，小便次数已正常。嘱其平时早晨服用十全大补丸，晚服金匮肾气丸。下次月经来潮前 5 天开始服用下方：柴胡 10g，半夏 10g，党参 10g，黄芩 10g，白术 10g，泽泻 10g，猪苓 10g，茯苓 10g，黄芪 15g，桂枝 10g，山药 15g，益智仁 10g。三诊：月经已过，此次月经期间及经前后未出现小便频数，感冒及浮肿诸症。嘱其早服补中益气丸、归脾丸各 4 粒，晚服金匮肾气丸 8 粒，坚持服用 2 个月，随访 1 年未见复发。[23]

按：柴胡五苓散是小柴胡汤与五苓散合方，均出自《伤寒论》。小柴胡汤主治少阳证，而五苓散治疗水湿停蓄为患。二者相合能疏肝和胃利湿，温阳化饮。此例患者平素气血双亏，肾气不固，而经前及月经期患外感，既有小便频数，又有浮肿，寒热往来，头痛，口苦，口干，舌苔白润，其为邪入少阳，太阳膀胱气化不利，与柴胡五苓散病机一致，根据病情加益智仁而获效，二诊加黄芪、当归补益气血，诸症除。平时服用十全大补丸、金匮肾气丸补益气血，固肾气以善后。

十一、经期吐泻

【病案举例】

王某，女，36岁，1998年8月12日初诊。患者5日前因不洁饮食且淋雨出现呕吐，泄泻，恶寒发热，周身疼痛，小便量少，腹痛，自服藿香正气水、胃复安、氟哌酸、黄连素，泄泻次数稍有减少，但月经来潮，出现寒热往来，口干不欲饮，水入即吐，上腹部疼痛，头晕，经量不多，舌苔白腻，脉濡细。体温37.8℃。查血常规：血红蛋白12 g/L，白细胞 1.7×10^9/L，大便化验：白细胞2～4。证属邪入少阳，水湿内停，太阳膀胱气化不利。方用柴胡五苓散加味：柴胡15g，半夏10g，党参10g，炙甘草6g，黄芩10g，白术10g，泽泻10g，猪苓10g，茯苓12g，桂枝10g，苍术15g，藿香（后下）7g，姜、枣为引，2剂，水煎服，4次/日。二诊：患者自述服用第1剂后，呕吐已减轻，2剂服完后发烧已退，微汗出，呕吐已止，仍便稀，日2～5次，上方去桂枝加紫苏10g，减柴胡为10g，照服3剂。二诊：泄泻已止，惟食纳差，上方加白豆蔻6g继服3剂，1月后因其他病来诊，述服完药后病愈。[23]

按：此例患者因饮食不洁，感受湿邪，出现吐泻，又值经期，邪入少阳，故以柴胡五苓散和解少阳，利水渗湿，加苍术、藿香以芳香化湿解表而愈。柴胡五苓散是小柴胡汤和五苓散之合方。少阳胆与三焦，内寓相火。胆依附于肝，其性主疏泄，三焦为气机通行的道路。少阳受邪，气郁不舒而化火，胆火循经上炎，则见口苦；热伤津液，故咽喉干燥；肝开窍于目，少阳、厥阴风阳上扰，故目眩。故少阳病以疏泄不利，风火内动为其病变特点，以口苦、咽干、目眩为主要临床表现。小柴胡汤中柴胡配黄芩，以清少阳经府之热，并疏泄肝胆之气郁；半夏配生姜，能散能降，外散其结，内降其呕，并能和胃；人参、甘草、大枣甘温补脾，助正祛邪，以防邪传太阴。此方能升能降，能开能阖，祛邪而又扶正，起到清透疏通作用，达到祛除病邪的目的。太阳经为三阳经之一，为水府，主藏津液，赖气化功能，既可使水蒸腾于上而为汗，又可使水排泄于下而为尿。外邪入里，膀胱气化不利，水道失调，水蓄于内，不能化津上承而致病。五苓散以猪苓、茯苓、泽泻淡渗利水；白术燥湿健脾助脾气，以使水津四布而不聚；桂枝辛温，既能解肌表之邪，又能通阳化气以行水，使疾病向愈。

十二、经期瘀胀

【病案举例】

闫某，女，39 岁，工人，2002 年 1 月 21 日初诊。诉经期全身瘀胀 20 天。患者自月经初潮，经量时多时少，色暗，经期延长，甚者无干净之日。现正值经期，全身瘀胀，乏力，量少，色暗，面色晦暗，伴腰酸，舌淡胖，苔薄，脉沉细弱。此属脾肾亏虚兼瘀。治以益气健脾利湿，补肾行气化瘀。方用五苓散加味。方药：白术 20g，茯苓 20g，泽泻 15g，桂枝 5g，猪苓 15g，党参 20g，黄芪 30g，香附 10g，益母草 30g，女贞子 10g。服药 12 剂，症状消失，面色红润。半年后因劳累复发，依上方继服 6 剂病愈。[24]

按：五苓散出自汉张仲景《伤寒论》，由茯苓、泽泻、白术、桂枝、猪苓五味药物组成。仲景用本方治疗太阳病，治疗未尽之表邪随经入腑，影响膀胱气化功能，水道失调，邪与水结而成蓄水证。后世扩大其应用范围，无论有无表证，只要是膀胱气化失常，水饮内停，小便不利，水肿皆可加减运用。本例中患者虽是中年人，病史却达 20 余年。脾为后天之本，气血生化之源，久病气虚，经期延长，精微失布，四肢瘀胀；肾为先天之本，肾主藏精，精血同源，脾病及肾。治疗用五苓散健脾利湿外；黄芪、党参加强益气健脾之功；香附行气理气；益母草活血化瘀，通脉利水；女贞子补益肝肾，填补精血。脾肾功能恢复，水湿除，瘀血消，何患疾之不除。

十三、尿道炎

尿道炎为一常见病，多见于女性，致病菌以大肠杆菌、链球菌和葡萄球菌最为常见。多数病例尿路刺激症状明显，可有或无菌尿。尿沉渣中白细胞数＞5 个/HP。与尿道炎发生有关的诱因：①尿道口或尿道内梗阻（如尿道狭窄、结石、肿瘤、包茎及后尿道瓣膜等）使尿液引流不畅。②尿道及其周围腺体感染（如前列腺炎、精囊炎、阴道炎、子宫颈炎等）。③由于器械检查、性生活或外伤等引起尿道损伤。女性非淋菌性尿道炎表现为阴道分泌物多、呈黄色、小便灼热感、尿频、阴部闷痛、小腹发胀、自觉症状较少，约 80％ 无症状，可并发骨盆腔炎、不孕症，如怀孕期间感染，引起流产、早产、死胎的机会很高。运用中医中药治疗，可取得较好疗效。

【病案举例】

吴某，女，62 岁，1996 年 7 月初诊。自诉因小便不畅，西医诊为尿道炎，治疗半月未效，症状反加重。诊见：尿频尿急，量少、色微白，尿后意犹未尽，尿道微痒。舌淡苔薄白，脉细弱而缓。证属肾阳虚弱，寒湿困肾。治宜温肾祛湿，化气利水。用五苓散加味。处方：茯苓 30g，猪苓、白术各 15g，泽泻、桂枝、制附子、炒车前子、怀牛膝、菟丝子各 12g，薏苡仁 20g。每天 1 剂，水煎服。服 10 剂痊愈，随访半年无复发。[25]

按：五苓散健脾祛湿，温阳利水，脾健则制水力强。附子温肾回阳，伍以桂枝则回阳气化之力益增；薏苡仁伍车前子，则祛湿利水而不致寒凉伤肾；菟丝子补肾益精，能增强肾功能；怀牛膝补肝肾，通瘀阻，又能引药下行。故药仅数剂疾除。

十四、霉菌性阴道炎

霉菌性阴道炎是由霉菌中的白色念珠菌感染引起的。多见于孕妇与糖尿病患者。主要症状是外阴烧灼痛、白带增多、阴道排出凝乳状或豆渣样分泌物。所以将阴道分泌物行涂片检查，发现白色念珠菌，诊断就可确立。中医学认为生殖器念珠菌病是由于湿热在体内蕴结，加上外受毒邪所致。湿热是内因，而毒邪是外因，内因、外因相互作用使病情缠绵。日久湿热之邪必然要伤阴，出现阴伤、湿热阻滞的虚实夹杂的证候。一般讲，生殖器念珠菌病是以阴痒、白带增多为主要特征的一种疾病，故中医学又称本病为"带下病"、"阴痒病"。

【病案举例】

杜某，女，38 岁，1999 年 8 月 5 日就诊。诉小腹疼痛，带下量多色黄绿，有秽臭味，阴中瘙痒，小便短赤，舌质红，苔薄黄，脉滑。白带涂片检查：霉菌（＋）。中医辨证：湿毒内侵，冲任受损。治以清热解毒利湿。处方：茵陈、蒲公英各 30g，猪苓、茯苓、泽泻、车前子、白鲜皮各 15g，栀子、黄柏、牛膝各 12g。7 剂告愈，3次白带涂片检查无异常。[26]

按：茵陈五苓散由茵陈、猪苓、泽泻、白术、茯苓、桂枝组成。方中茵陈清热利湿，泽泻、茯苓、猪苓淡渗利湿，白术健脾利湿，桂枝温阳化气。上药合而用之，具有清热利湿，化气行水之功。

十五、女性尿道综合征

女性尿道综合征指有下尿路刺激症状，而无膀胱尿道器质性病变及明显菌尿的临床综合征，属中医学"淋证"中的"劳淋"范畴。本病为本虚标实，虚实夹杂。虚为肾元亏虚，久则脾肾两亏，以脾肾阳虚为主。肾阳虚，不能助膀胱蒸腾气化，膀胱开合失度，外邪乘虚而入，酿湿生热，内蕴膀胱。脾阳虚，不能运化水湿，湿浊内停，与膀胱热结而水道不利，阻碍下焦气机致气血运行不畅，而出现气滞、血瘀实证，是因虚致实。其反复发作亦因久病虚弱，劳倦或起居不慎感受外邪而诱发。五苓散主治伤寒太阳证，内停水湿，服发汗剂后，表证未解，湿热之邪入里，内蕴膀胱而小便不利。其主治症状与尿道综合征临床表现异中有同。故本病用五苓散治疗，可取得良好疗效。

【病案举例】

袁某，女，40 岁，2002 年 4 月 7 日初诊。自诉：2001 年 11 月感冒后出现尿频急，尿痛，少腹坠胀，在某院诊断为"下尿路感染"，给予抗生素治疗，症状反复并出现耐药性。2002 年 2 月转求中医诊治。服食中药 30 余剂，多为车前子、滑石、黄柏、白茅根等。先症状减轻，后经常感冒，病常反复并伴气短、出汗、腹泻。在省会某医院膀胱镜检查示：膀胱三角区黏膜充血。服盐酸黄酮哌无效，慕名求诊于李师。现在症：尿频数日十余次，伴尿急，尿道口不适，会阴、大腿内侧疼痛，不可直坐，行走时疼痛加重，不愿活动，少腹坠胀，腰隐痛，伴出汗、胸闷、气短。大便稀，舌质淡红，脉细弱。尿常规检查正常，中段尿培养阴性。证属脾肾阳虚，水湿内停。以五苓散加味：泽泻25g，茯苓15g，猪苓15g，白术15g，桂枝10g，川楝子10g，川续断15g，黄芪30g。服药5剂，自觉全身轻松，疼痛减轻，可侧坐，尿急消失。守方加制附片3g，炒杜仲15g。继服7剂，自诉精神好，仍常感冒，少腹只剩两点痛，尿道口不适，行走已自如。效不更方，在原方基础上加当归、红花、柴胡、藿香。调服1月余，症状消失。随访半年，病症未发。[27]

按： 本病与五苓散证病机同是内有水湿，外邪入里与湿相结，蕴于膀胱。用五苓散实为"异病同治"之法。《医宗金鉴·删补名医方论》强调："五苓散非治水热之专剂，乃治水热小便不利之主方也。"五苓散以泽泻为君，入水腑，胜热结，直达膀胱以利水渗湿。猪苓、茯苓渗湿利水，通调水道。白术健脾祛湿，助土制水。对桂枝一味，《医宗金鉴·删补名医方论》认为："用桂之辛温，宣通阳气，蒸化三焦，以行水也。"此方用桂枝重在解肌发表，调和营卫，其次可助脾阳，温阳化湿利水。李师强调治疗尿道综合征一要解表，二要温阳，忌用苦寒通利之品损耗阳气。医者施治本病，以湿热下注，蕴结膀胱辨证，以八正散之类方清热利湿通淋，配伍补肾气活血之品，以求标本兼治。忽视阳虚之体不可妄用寒凉，当用渗湿利水之剂引湿下行，湿去则热除。李师喜加大辛大热之附子，温肾暖土以助阳气，以增强五苓散温阳化气之功。配黄芪助卫阳，固皮表，补中气，利小便，以防外感。如有少腹坠胀，痛引气街，加川楝子、香附、白芍。尿道会阴肿胀者加桃仁、红花、当归、独活；因肿多湿多风，取"祛风先活血，血活风自灭"之意。卫阳不固，出汗，困倦加五味子、山茱萸、牡蛎；肾阳虚衰，腰膝冷痛加肉桂、淫羊藿等。

十六、绝经期头痛

绝经是每一妇女生命进程中必然发生的生理过程。绝经提示卵巢功能衰退，生殖能力终止。绝经过渡期多逐渐发生，历时约 4 年，偶可突然发生，表现不同程度的内分泌、躯体和心理方面变化。头痛是妇女绝经期的一个常见症状，五苓散具有化气行水、祛痰化湿之功效，且能疏通膀胱经之病变。故可用来治疗更年期因肾气不足，致水凝聚于脑窍，阻塞不通而致的头痛。

【临床应用】

冯氏[28]应用五苓散治疗更年期头痛 37 例，取得良好疗效。治疗方法：泽泻 25g，白术、茯苓、猪苓各 18g，桂枝 12g。每日 1 剂，水煎温服，1 周为一个疗程。巅顶痛加藁本 10g，天麻 12g；搏动样痛去桂枝，加石决明 20g，菊花 15g，川芎 12g，钩藤 18g；偏头痛加柴胡 9g，香附 12g，白芍 30g；头痛连项加羌活 9g，葛根 10g；恶风发热加柴胡 9g，防风 10g；眩晕，胸闷欲呕，舌苔厚加半夏 9g，紫苏梗 12g，吴茱萸 15g。治疗结果：服药 1 个疗程后观察结果。治愈（头痛消除，伴随症状消失或明显减轻）26 例；好转（头痛及伴随症状减轻）9 例；无效（症状、体征无改善或加重）2 例，总有效率 96.4%。治愈者随访 3 个月，疗效稳定。

【病案举例】

女，54 岁，1993 年 6 月 4 日初诊。头痛反复发作 4 个月余。患者于 1993 年 6 月做子宫并一侧卵巢摘除术后头部开始胀痛，以两侧太阳穴为主，昼轻夜重，甚则彻夜不眠。曾按照内分泌功能紊乱服长效卵巢素及止痛药萘普生等，未缓解，服羌活胜湿汤、吴茱萸汤及川芎茶调散等亦未见显效。刻诊：面色白，神疲，头痛喜按，易出汗，颜面及下肢有轻度浮肿，口渴喜热饮，舌质淡边有齿痕，脉浮弦。头痛初起时曾有恶风发热，近期仍时恶风寒。此乃表邪入里，邪与水结，五苓散证也。药用：泽泻 30g，茯苓、桂枝、猪苓、白术各 15g，白芍 12g，柴胡 6g。水煎服，3 剂后头痛消失。遂以右归丸方善后调理，随访 3 个月未复发。[28]

按：五苓散主治太阳病表邪不解内传膀胱之证，症见水肿、头眩、微热、消渴、脉浮，以头痛为主要表现则不常见。妇女进入更年期后，多肾气不足，气虚则无力推动水液运行，水聚而凝于脑窍，阻塞不通则头痛。五苓散具有化气行水、祛痰化湿之功效，且能疏通膀胱经之病变。肾与膀胱相表里，足太阳膀胱经起于目内眦，经额上行交会于头顶部，故能应用于更年期头痛的治疗。方中桂枝辛温，在内温化膀胱而利小便，在外可疏散表邪；猪苓、茯苓甘淡渗湿，通利小便；白术苦温健脾燥湿；泽泻甘寒渗湿，助猪苓、茯苓利水。

参考文献

[1] 戴冬生．加味五苓散治疗产后尿潴留50例．中国中医急症，1997，6（5）：236

[2] 李国书，齐玲玲．温阳益气法治疗产后尿潴留35例．山东中医杂志，1997，16（4）：161～162

[3] 郇静．中西医结合治疗产后尿潴留22例体会．临床医学，2004，24（11）：51～52

[4] 晏晚秋，彭骅．五苓散治疗产后尿潴留52例．湖南中医杂志，2003，19（5）：42

[5] 聂建成．五苓散加味治疗产后尿潴留．湖北中医杂志，2000，22（8）：36

[6] 周志申．补中益气汤加减临床应用举隅．实用中医药杂志，2004，20（5）：260

[7] 熊建平，张如苗．五苓散临床运用举隅．陕西中医，2004，25（1）：77～78

[8] 李国书，齐玲玲．温阳益气法治疗产后尿潴留35例．山东中医杂志，1997，16（4）：161～162

[9] 徐翠芝，李忠荣．五苓散加味合盐葱熨脐法治愈产后癃闭三则．中国中医急症，2002，11（1）：72

[10] 吴雪华．经方新用三则．实用医学杂志，1996，12（10）：695

[11] 江瑞云，陈建杉，江泳．五苓散异病同治验案3则．国医论坛，2000，15（6）：11

[12] 杜丽春．五苓散临床治验新用．中医药杂志，2004，21（5）：54

[13] 王峰，鲁付华．经方妇科运用举隅．河南中医，1994，14（3）：167～168

[14] 卢玲娟，刘福芝．产前产后黄疸治验2例．实用中医内科杂志，1999，13（2）：38

[15] 崔兆祥，吴秀勤．经方治验案．江苏中医，1994，15（11）：28

[16] 付海燕．五苓散加味临证验案 3 则．国医论坛，2004，19（6）：52

[17] 魏霞，何明华，唐家训．治疗绝经期水肿证 10 例报告．河南中医 1994，14（1）：37~38

[18] 赵秀英，王维菊，王云光．五苓散加味治疗更年期妇女水肿．河北中西医结合杂志，1998，7（4）：565

[19] 刘颖，刘云鹏．中西医结合治疗卵巢过度刺激综合征体会．中国中医药信息杂志，2004，（11）：1011~1012

[20] 李运兰．五苓散治疗盆腔炎临床体会．新中医，2000，6（3）：10

[21] 王忠全，云运代，石桂花．五苓散加味治疗羊水过多症 50 例．云南中医学院学报，1994，17（1）：37

[22] 李励军，蔡雁萍，宋淑钦．中西医结合治疗羊水过多 124 例分析．河南中医，2003，23（11）：50

[23] 赵国庆．王炯副主任医师应用柴胡五苓散验案五则．甘肃中医，2001，14（3）：10~11

[24] 王柏根，王凤杰．五苓散的临床运用．河南中医，2005，25（6）：23

[25] 黄瑞细．五苓散临床应用举隅．新中医，2001，33（8）：61

[26] 张双斌．茵陈五苓散临床应用举隅．湖北中医学院学报，2000，2（2）：44

[27] 贺辉，李如雪．五苓散治疗女性尿道综合征体会．河南中医，2004，24（2）：75

[28] 冯玉然，常加伦．五苓散治疗更年期头痛 37 例．山东中医杂志，2000，19（11）：661

第六章

儿 科 病 证

一、小儿腹泻

小儿腹泻或称腹泻病，是一组由多病原、多因素引起的以大便次数增多和大便性状改变为特点的消化道综合征。是我国婴幼儿最常见的疾病之一。6个月~2岁的婴幼儿发病率高，1岁以内约占半数，是造成小儿营养不良、生长发育障碍的主要原因之一。多由外感六淫，内伤饮食，损伤脾胃，导致运化失常而产生。本病一年四季都可发生，尤以夏秋季节多见。

泄泻的病理变化主要在于脾胃的失调，脾主运化，脾健则水湿自去，无湿则不成泻。故有"湿多成五泄"之说。脾与胃互为表里，脾主升清，胃主降浊，若脾胃功能失调，则清浊不分，而致泄泻。泄泻之本，虽由于脾胃，但久泻后可由脾伤及肾，肾阳虚惫则可出现面色㿠白，神疲肢冷，完谷不化等脾肾阳虚证候。故可用五苓散加减，温阳化气利湿，可获良效。

【临床应用】

郭氏[1]运用654-2足三里穴位封闭配合黄连五苓散口服治疗婴幼儿腹泻56例，治疗方法：654-2注射液每次0.2~0.4mg/kg，将

1次量均分，分别注射于双侧足三里穴，每日1～2次。6个月以内小儿每日总量不超过5mg。疗程1～4天。对于脱水严重者另给予补液处理；每日口服黄连五苓散1剂（黄连3g，茯苓5g，猪苓5g，泽泻5g，白术5g，桂枝1g），水煎。两煎共取200ml，兑匀分4次口服。治疗结果：显效36例，有效17例，无效3例，总有效率94.6%。沈氏[2]等运用痛泻要方合五苓散加减治疗小儿脾虚泻（非感染性腹泻）60例，取得满意效果。治疗方法：60例均用痛泻要方合五苓散加减治疗，组方如下：茯苓10g，猪苓10g，泽泻10g，白术10g，杭白芍10g，陈皮8g，焦山楂15g，薏苡仁20g，木香6g，川连2g，诃子8g，藿香10g，甘草3g。每日1剂，头煎冷水先泡20min，煎煮30min，取汁150ml，二煎取汁50ml后混合分数次少量频服。治疗结果：60例病例中，治愈54例，有效4例，无效2例，平均治疗天数3.5天，总效率为96.7%。周氏[3]应用经方五苓散加味治疗小儿迁延性腹泻100例，取得较满意效果。治疗方法：猪苓、白术、茯苓各10g，泽泻15g，桂枝3g。每剂煎2次，取药液500ml，再煎熬药液浓缩至约200ml，装入保温杯中，每次服药约40ml，每4h1次，服药时不要加糖作辅料。治疗结果：治愈92例，好转6例，无效2例，治愈率92%，治愈时间5～7天。

【病案举例】

1. 张某，女，5个月，1996年6月20日就诊。患儿半月前患外感已愈，但随之腹泻每日5～8次，经用西药治疗1周无效而来诊。症见：精神疲乏，面色萎黄，泻下稀薄，粪色深黄而臭，时夹少许黏液，食后即泻，小便短黄，舌质红苔黄腻，指纹深红至气关。大便常规化验：可见脂肪球和少量白细胞。证属湿热泄泻。方药：白术、桂枝、诃子、泽泻、香薷、猪苓各5g，茯苓20g，滑石、神曲各10g，黄连3g，甘草2g。水煎服，1剂后解稀便1次，次日大便已正常，随访2月未复发。[4]

2. 张某，女，1岁。1997年8月6日初诊。腹泄已半个月。时轻时重，曾服用小儿止泻冲剂。外用宝宝一贴灵贴脐，其他药物不详。现每日腹泻3～5次，大便呈绿色，伴有乳片，时有溢乳。查指纹淡滞，面色发黄，营养较差，证属脾虚挟滞。治宜健脾化湿、渗湿利水。方用五苓散加味：猪苓、炒白术、炒麦芽、神曲、茯苓各10g，泽泻、炒山药各15g，桂枝3g，车前子（另包煎）5g，生姜为引连服3剂。二诊腹泻已基本好转，每日1~2次，效不更方继用上方，泽泻减5g，继服3剂，病告痊愈。[3]

3. 孙某，男，11个月，2000年12月18日初诊。患儿反复泄泻2月余，曾在多间医院经中西医治疗效果不佳。诊见：泻稀水样便、带泡沫，每天5~6次，有时呕吐，面黄，喜饮，小便少，脘腹稍胀，舌淡边略红、苔薄，指纹沉紫。诊断：腹泻（脾虚湿滞型）。治以健脾化湿止泄。处方：猪苓、茯苓各10g，白术8g，泽泻、桂枝、柴胡、防风、甘草各3g，藿香（后下）、木香（后下）、苍术各6g，葛根、山楂炭各15g。每天1剂，水煎分2次喂服。2剂后，大便次数减少至每天3~4次，小便量增，余症减轻。继以上方去泽泻、猪苓，服2剂痊愈，再以四君子汤调理善后。[5]

按：患者反复泄泻、迁延不愈，致脾胃损伤，脾虚则健运失司，胃弱则不能腐熟水谷，水反为湿，谷反为滞，湿滞阻隔，清阳不升，浊阴不降，水湿不化，合污而下。水湿内停则膀胱不能气化，而致久泄、水样泄等症。故以五苓散健脾化气利水，使湿邪从小便而出。方中柴胡、葛根升举清阳；藿香、木香、苍术、白术健脾化湿；山楂炭消食祛腐收涩；防风祛风消胀；甘草调和诸药。诸药合用，使湿浊化则运化复健，升降调而清浊得分，小便利而湿去泻止。

附：小儿秋季腹泻

秋季腹泻是婴幼儿季节性肠道疾病，是小儿的常见病、多发病，多由轮状病毒感染所致，被认为是婴幼儿感染性腹泻的主要病原体，是目前全球性婴幼儿严重腹泻的主要原因，占严重腹泻、脱水的50%。本病发病年龄多见于6岁以下，而以6个月~2岁的婴幼儿为多，发病季节主要在9~12月。其临床表现为：腹泻水样便或伴蛋花样不化之食。每天腹泻6~10次，甚者20次以上。可伴有呕吐、尿少、发热、烦躁等症。小儿患病后可迅速在托幼机构内传播，若失治误治易发生脱水而引起代谢性酸中毒甚至休克而死亡。本病属中医学外感泄泻范畴。

【临床应用】

徐氏[6]等运用胃苓汤加减治疗婴幼儿秋季腹泻116例，治疗方法：治疗组用胃苓汤加减治疗。药物组成：猪苓、泽泻、茯苓、石榴皮各6g，白术、厚朴、藿香各5g，神曲、车前子（包煎）各10g，野麻草15g，甘草2g。外感表证加防风、葛根；津气受伤，口渴，舌红少津加乌梅、石斛；腹胀满加木香、香附；食滞加山楂炭、炒麦芽。每日1剂，水煎2次，分多次喂服。对照组庆大霉素1万U/（kg·d），分4次服。复合维生素B每次1片，叶酸每次5mg，均每日3次口服。2组患儿在治疗期间，有脱水者均给予口服补液盐（ORS）或静脉输液。高热者给予对症处理。一般不禁食。治疗结果：治疗组116例中，显效72例（62.07%），有效40例（34.48%），无效4例（3.45%），总有效率为96.55%。对照组80例中，显效12例（15%），有效48例（60%），无效20例（25%），总有效率为75%。经统计学处理，两组总有效率比较有非常显著性差异（$P<0.01$）。吴氏[7]等采用张仲景的五苓散方治疗小儿秋季腹泻36例，治疗方法：按《伤寒论》原方药物剂量的比例配制，猪苓6g，泽泻6g，白术6g，茯苓6g，桂枝5g，共研细末以备用。6个月以内的患儿每次0.2g，1岁~2岁患儿每次0.5~0.8g，3岁以上患儿每次2g。每日2~3次用米汤或稀粥加糖送服泻止为度，不可过多。治疗结果：一般服药2~3次即可痊愈，部分病儿1次即愈，大部分2次治愈。治愈率达100%。孙氏[8]应用藿香正气散合五苓散加减治疗小儿秋季腹泻50例，取得良好疗效。方药组成：藿香6g，紫苏5g，半夏5g，陈皮5g，桔梗5g，茯苓5g，白术5g，猪苓5g，泽泻6g，桂枝3g。兼有腹痛肠鸣者加木香3g，砂仁5g；兼有发热者加防风5g，荆芥5g，羌活5g；兼有食积者加山楂5g，神曲5g。每日1剂，浓煎频服。全部病例治疗期间均未使用抗生素。治疗结果：50例患儿全部治愈。其中服药1~2天痊愈者29例，服药3~4天痊愈者18例，服药5天痊愈者3例。王氏[9]以加味五苓散治疗秋季腹泻30例。治疗方法：藿香4~5g，白术、泽泻各2~3g，葛根、猪苓各1~2g，茯苓皮8~10g，肉桂0.5g。伴气虚兼风寒感冒去猪苓、茯苓，泽泻减量，加黄芪、防风合白术玉屏风散；伴恶心呕吐加半夏。发热体温在38℃以

上去肉桂、加柴胡；滑脱不禁加肉豆蔻；寒热错杂加黄连少许；伴脱水症状配合液体疗法，轻度脱水口服补液，中度脱水伴酸中毒静脉输液，纠正酸中毒。加水文火煎 30min ，煎至 100 ~ 200ml，每日 2 剂，少量频服。治疗结果：30 例中痊愈 18 例，显效 8 例，有效 4 例，有效率 100%。病程最短 2 天，最长 5 天 。

【病案举例】

1. 张某，男，14 个月，2003 年 10 月 15 日初诊。其家长诉因受凉于 3 天前发热、呕吐、腹泻，经用西药治疗后发热已退，腹泻、呕吐加重，每天腹泻 7 ~ 8 次，始为绿色，后呈水样便，伴蛋花样不化之食，烦躁哭闹，渴而喜饮，小便量少。诊为小儿秋泻，予五苓散，用米汤或稀粥分 2 次频频送下。10 月 16 日二诊：诉服药后小便增多，一天共计小便十余次，没有发生呕吐和腹泻，哭闹停止，精神恢复，早晨大便 1 次成形，质硬正常。[7]

按： 五苓散有利水渗湿、温阳化气的功效，用于水湿下注之泄泻，以此分利小便，湿去泻必止，治疗单纯吐消化不良的小儿腹泻效果较好。该方治疗小儿秋季腹泻，经济、安全、疗效快、无不良反应，值得提倡。本法对其他夹有湿邪的腹泻也有一定效果，但对里热明显者不宜应用。

2. 王某，男，1 岁半。因腹泻伴发热呕吐 2 天就诊。患儿大便呈蛋花汤样，色淡黄无腥臭味，每日 7 ~ 8 次，体温 38℃，呕吐每日 1 ~ 2 次，为胃内容物。舌质淡红、舌苔白腻。便常规正常，血白细胞 5.6×10^9L，中性粒细胞 0.37，淋巴细胞 0.63。诊断：秋季腹泻。中医辨证：风寒湿邪内困脾土，水湿停滞。治以散寒解表，渗湿利水，方用藿香正气散合五苓散加减：藿香 6g，紫苏 5g，半夏 5g，陈皮 5g，桔梗 5g，茯苓 5g，白术 5g，猪苓 5g，泽泻 6g，桂枝 3g，防风 5g，荆芥 5g，羌活 5g。服药 1 剂后，热退、吐止，大便次数由原来每日 7 ~ 8 次减至每日 3 次，水分减少，服药 2 剂后，大便成形，每日 1 次而痊愈。[8]

3. 张某，男，1 岁，1996 年 10 月 18 日入院。其母代述：腹泻伴发热、呕吐 2 天，加重 1 天。患儿于 2 天前不明原因突然发热，鼻塞流涕，恶心呕吐，继而出现腹泻，泻下黄水，每日 13 次 ~ 15 次，状如蛋花汤样，渴不多饮，小便不利。当地医院给予静脉滴注丁胺卡那霉素、病毒灵针剂等，配合口服中药止泻散剂疗效不著，遂来我处求治。刻诊：症如上述，形体偏瘦，皮肤干燥（中度脱水），腹胀肠鸣，前囟凹陷，舌质淡，苔白腻，指纹深红。实验室检查：血象正常。西医诊为秋季腹泻。中医诊为泄泻。证属风寒袭表，湿困中阳。治宜解表祛邪，健脾除湿。处方：泽泻 9g，茯苓 9g，猪苓 6g，白术 6g，苍术 3g，葛根 3g，桂枝 3g。每日 1 剂，水煎，少量多次饮服。同时配合静脉输液。次日即热退呕止，小便通利，大便次数减少，每日 6～7 次。继按上法治疗 2 天，腹泻止，大便成形，痊愈出院。[10]

二、小儿肾病综合征

肾病综合征为多种病因引起的一种临床证候群。以大量蛋白尿、低蛋白血症、高脂血症和不同程度的水肿为特征。肾病是儿科常见病，发病率仅次于急性肾炎。多发生于 3～8 岁小儿，男孩多于女孩。浮肿经治后可以缓解消退，但容易复发，预后较急性肾炎差。

本病属于中医学"水肿"、"虚劳"等范畴，由脏腑亏损不足所致。其疾病性质多数属虚证、寒证，但也有少数属实证者。因此在治疗上应以健脾补肾，温阳化水为主。五苓散可应用于肾病综合征属脾肾阳虚者。与温补脾肾之剂同用。可使尿量增加，水肿消退，若单纯温补脾肾有碍水湿之消退。

【临床应用】

郭氏[11]采用以中药为主，分期分型辨证施治，治疗小儿肾病综合征 32 例。治疗方法：初期处方以麻杏石甘汤加味。中期又可分为两阶段辨证施治，一为中前期，用五苓散加味，药用：桂枝、茯苓、焦白术、猪苓、泽泻、紫苏、桑皮、防风、麦冬、干姜、地龙、益母草、白茅根；二为中后期，用五味异功散合生地六味汤加黑豆、淫羊藿、益母草、白茅根、地龙、栀子。健中土滋肾阴，从本治疗。后期即恢复期，治宜益气温阳，活血利水，方用真武汤加生黄芪、金樱子、桃仁、红花、地龙、益母草、白茅根等。针对小儿稚阴稚阳之体，此病又易于反复，临床治愈后常须巩固治疗，可用六味地黄丸、人参健脾丸、黄芪精口服液等长期服至半年以上，则远期疗效满意。

辅助治疗一般予口服复方阿胶浆 10ml，每日 2～3 次，雷公藤多苷片 1～1.5mg/（kg·d），分 3 次口服，6～8 周逐渐减量，潘生丁片 5～10 mg/（kg·d），分 3 次口服，黄芪注射液 10～60ml、川芎嗪注射液 40～120mg 加入 5% 或 10% 的葡萄糖液体中静脉滴注，或临时性予抗生素，口服利尿剂或氯化钾片等对症处理。为了便于观察，极少用激素，32 例中有 7 例用过激素，占 21.8%，其中 5 例是患儿求医之前在他医处已用久，来院时仍延用或开始撤减，而自用激素配合治疗的患儿仅有 2 例，占 6.2%。治疗结果：显效 8 例，缓解 19 例，无效 5 例，总有效率 84.4%，其中浮肿消退时间最短为 3 天，最长为 46 天，平均为 21 天，尿蛋白转阴最快为 6 天，最长为 98 天，平均 48 天。

【病案举例】

白某，男，10 岁，学生。2000 年 7 月 2 日诊。其母代诉：该患儿患肾病综合征 2 年余，持续大量蛋白尿及间断性浮肿，曾在本地及外地多家医院治疗，用过激素、环磷酰胺等，病情不减，今来我院求治。症见：全身浮肿，尤以头面肿明显，咳喘，咽喉肿痛，腹胀纳少，腹水征（＋＋），口干少饮，阴囊肿大、皮薄透亮欲破，尿少，体温 37℃，舌质淡红苔白腻，脉细濡数。化验：血红蛋白 113g/L，白细胞 11.3×10^9/L，总胆固醇 6.3mmol/L，甘油三酯 1.82mmol/L，尿素氮 8.6mmol/L，肌酐 87umol/L，白蛋白 23g/L，球蛋白 26g/L，尿蛋白（＋＋＋＋）。B 超示：中度腹水。证属水肿（肺郁气滞，脾肾虚损，湿浊潴留），西医诊断"小儿肾病综合征"。治宜分步调治，先宜宣肺利水以消肿，后当健脾开胃，滋阴益肾以固本。药用：麻黄 8g，益母草 20g，生石膏、白茅根各 30g，连翘、葶苈子、杏仁、苏子、大腹皮、冬葵子、地龙、车前子（另包）各 10g，桂枝、木香 6g，水煎服，日 1 剂。服药 3 剂，尿增、头面肿瘥，腹胀减，咳少。改用五苓散加味以宣肺、畅中、渗下同治，药用：桂枝 8g，茯苓 15g，焦白术、猪苓、泽泻、紫苏、桑皮、大腹皮、冬葵子、藁本、地龙各 10g，麦冬 15g，干姜、沉香各 6g，益母草、白茅根各 30g。服 3 剂后头面肿消，阴囊肿退，外皮皱缩，咳停，惟气短，脚背又肿，复以上方加生黄芪 25g，巴戟天 10g，椒目 8g，续服 6 剂后，上症有减，尿检蛋白（＋＋），患儿面色虚浮，仍见下肢微肿，纳差，舌质红、舌苔白腻，脉沉细濡数，此当用六君子汤合六味地黄汤以健脾滋肾，祛湿固本治疗，药用：党参、茯苓、生黄芪、苍术、石韦、黑豆各15g，陈皮、半夏、焦术、阿胶（烊化）、山药、山茱萸、丹皮、泽泻、地龙各10g，生地20g，白茅根25g，藁本12g。水煎服，每日1剂。同时予黄芪注射液30ml、川芎嗪注射液80mg加入10%葡萄糖注射液250ml中静脉滴注，口服复方阿胶浆10ml，每日3次，雷公藤多苷片10mg，每日3次，维生素C 0.2g，每日2次，潘生丁25mg，每日2次。守法守方稍事增损，连续服用中药60余剂，液体用至第15天，雷公藤多苷片及潘生丁用至6周后各减1/2量，一直服用至9月26日，患者病情日渐改善，体征基本消失，腹部B超无异，化验血常规及血脂正常，尿素氮3.4mmol/L，白蛋白36g/L，球蛋白23 g/L，尿蛋白阴性，以临床治愈。改用六味地黄丸及人参健脾丸、黄芪精口服液等巩固治疗近1年，终告痊愈，3年后追访未发。[11]

三、鹅口疮

鹅口疮是由白色念珠菌引起的口腔疾病，因患者口内黏膜白屑满布，状似鹅口，故称鹅口疮。婴幼儿较常见，以口腔黏膜上有白色凝乳样斑块，带有特殊气味为主要特点。

中医学认为脾开窍于口，口腔黏膜有赖于脾气煦养，有"清阳出上窍"之功能。若饮食不节，损伤脾胃，水津不能运化，则酿成湿热，上蒸口腔，薰灼黏膜而生糜腐斑块；婴儿胎中伏热太甚，蕴积心脾，上蒸于口舌，也可导致本病。清代名医陈复正在《幼幼集成·口疮证治》曰："口糜者，满口生疮溃烂，乃膀胱移热于小肠。膈肠不便，上为口糜，以导赤散去小肠之热，五苓散去膀胱之热，当于二方合服。小儿急欲吮乳口不能吮者，心脾有热，舌不转运，泻黄散清之。"

【病案举例】

1. 叶某，男，1岁半，1993年5月6日初诊。其母代诉：患儿发热3天后，口腔内出现多处溃疡，面赤，烦躁不安，哭闹不止，拒食涎多，3 天无大便，小便短黄。刻诊：颊部、下唇内溃疡融合成片，齿龈充血，呈暗红色，咽部充血（＋＋），乳蛾稍大，舌红苔薄黄，脉滑数。诊为口糜。此乃膀胱移热小肠，脾胃之热上蒸所致。治宜清热解毒，通腑泻火。处方：生地 10g，木通、滑石、丹皮、川牛膝、生大黄（后下）各 6g，甘草梢、黄连各 3g，灯心草 3 扎，淡竹叶 5g，赤茯苓 9g，3 剂，水煎服，外用青黛散加少许蜂蜜调糊，涂口。5 月 9 日二诊：药后症状大减，溃疡消失，面色红润，睡眠安静，主动进食，体温正常。舌淡红，薄白苔，脉细略滑。再服 2 剂而愈，随访 1 年未复发。[12]

按：本案患儿因外感热邪，饮食积滞，热蕴脾胃，上熏口舌而发口糜，兼见烦躁啼哭，拒食涎多，"膀胱移热小肠，膈肠不便"而大便不通，小便短黄；热毒炽盛而发热、面赤，脉滑数。方取导赤散合凉膈散加减化裁，以黄连、甘草梢、川牛膝、青黛散清热解毒凉血；灯心草、木通、滑石、淡竹叶清心除烦，大黄、生地通腑泻火，一通一润，津液免受其劫，达到大便畅通，里热下达，口疮得缓，是为"上病下取"之意，故疗效迅速而巩固。

2. 刘某，女，2 岁半，1994 年 8 月 4 日初诊。发热 7 天，体温38.5℃，口干喜饮，不能进食，夜间烦躁不安，小便黄而臭，大便硬。症见：舌面、两颊、上腭溃疡融合成片，白色腐状物显现，咽喉部充血（＋＋＋），双侧乳蛾肿大，舌质红，脉数。诊为口糜。此乃热邪循经上炎所致。治宜清心解毒，泄热利咽。处方：青天葵 9g，生石膏（先煎）15g，灯心草 4 扎，岗梅根、板蓝根各 10g，甘草梢3g，黄芩、赤芍、川牛膝、金银花、生大黄（后下）各 6g，3 剂，外用冰硼散调温开水搽口腔。8 月 7 日二诊：药后热退，症状大减，大便一天 3 次，小便清，守原方去大黄、青天葵、生石膏加蒲公英10g，再进 3 剂而愈，随访半年未复发。[12]

按：《外科正余·鹅口疮》曰："鹅口疮皆心脾二经胎热上攻，致满口皆生白斑片，甚则咽间叠叠肿起，致又生哺乳，多生啼叫"，对本病症状作了较详细的描述。并提出了治疗方法："以冰硼散搽之，内服凉膈之药。"《幼幼集成》曰："口疮者，满口赤烂。此因胎禀本厚。内服沉澄丹。"此案口腔溃疡以舌面、两颊、上腭为主，舌乃心之苗，手少阴之经通于舌。心火炽盛，邪热循经而上，故发为口腔合并双侧乳蛾肿大，又见白色腐状物，此时必须加入岗梅根、板蓝根、赤芍、川牛膝等清热利咽，活血化瘀，引火下行之药，并用冰硼散清热解毒，去腐生肌，药合病机，疗效满意。

四、呕吐

呕吐是指乳食由胃中上逆，经口吐出的一种证候。古人谓，有声有物谓之呕，有物无声谓之吐，有声无物谓之哕，然而呕与吐常同时发生，故合称呕吐。又有小儿在哺乳后乳汁自口角唇边流出，称为溢乳，多因乳哺过多过急所致，一般不视为病象。小儿呕吐以婴幼儿较为常见，凡乳食内伤、感受外邪，以及其他脏腑疾病影响到胃的功能而致胃气上逆，均可引起呕吐。

胃为"水谷之海"，主受纳腐熟水谷，以降为顺。凡乳食内伤，外感六淫，胃中蕴热或脾胃虚寒，胃阴不足，肝气犯胃，暴受惊恐，或蛔虫内扰等可影响胃的正常功能，导致胃失和降而引起呕吐。本病病机总属胃失和降，胃气上逆所致。治则为祛除病邪，和胃降逆。标本同治是治疗呕吐的常用方法。

【临床应用】

日本医家吉田政己[13]用五苓散栓剂治疗小儿呕吐，治疗对象为1991年11月1日～1992年2月28日在7所医院就诊，24h内呕吐3次以上，并且就诊当日也有呕吐的87例患儿。年龄0～9岁，平均2.4岁。其中冬季腹泻49例，感冒性腹泻29例，其他原因致呕吐者9例。治疗采用五苓散栓剂一枚插入直肠，30min后患儿饮水，观察有无呕吐的发生。治疗结果：有效（恶心、呕吐均消失）72例（83%）；稍有效（呕吐消失，但仍恶心）6例（7%）；无效（饮水后呕吐）9例（10%），有效和稍有效者占90%。患儿的疾病分类、年龄、呕吐次数、腹泻的有无等进行组间比较，未见有明显差异。结果表明五苓散栓剂是一种临床有效的剂型。

【病案举例】

李某，男，8岁，呕吐，口干欲饮，饮入既吐，头痛，发热，颜面部轻度浮肿，小便量少，大便尚调。王老辨证为：水逆证，饮停中

焦。治则：温胃化饮，利水渗湿。方用五苓散加减治之，处方：猪苓
9g，泽泻15g，白术10g，茯苓10g，桂枝9g，半夏10g，陈皮10g。
服2剂后呕吐明显减轻，再服3剂，诸症悉除。[14]

按：《伤寒论》"伤寒，汗出而渴者，五苓散主之"，此患儿是水
入即吐之水逆证。水盛于热，颜面浮肿，小便量少是膀胱气化不利。
方中泽泻为君药，其性咸寒，咸走水府，寒胜邪热；佐二苓之淡渗，
通调水道，下输膀胱，并泻水热；用白术之燥湿，健脾助土；用桂枝
之辛温，宣通阳气，蒸化三焦以行水；泽泻得二苓之助，利水之功倍
增，则小便利而水不蓄；方中酌加半夏，以降逆和胃，陈皮助白术以
燥湿并行其气。诸药合用，水逆之证自除。

五、小儿发热

发热是小儿常见的病症，凡体温超过37.5℃，或一天内体温变
化超过1℃时，即可认为是发热。引起发热的原因多而复杂，但中医
学认为，引起小儿发热的原因主要是外感为多，其次是内伤。外感发
热，多因感受时邪病毒，因小儿腠理空虚、卫气不固，对于寒热不知
调节，所以最容易引起发热，最常见的外感发热是由感受风寒或风热
所致的发热。另外由于小儿肺气不足，感受时邪病毒后，常可出现肺
经症状，如高热、咳嗽痰多、气喘等。

【病案举例】

梁某，男，2岁3个月，2000年11月13日初诊。患儿平素体
弱，易患外感。3月前着雨后发热，体温在38~39.5℃之间，经中西
医治疗后发热仍持续在37.8~38.5℃之间。血检查：白细胞5.6
$\times 10^9$/L，中性粒细胞0.45，淋巴细胞0.53，单核细胞0.02，血沉、
血培养致病菌、嗜异性凝集试验等均为阴性。胸部X线摄片及大、
小便常规无异常。屡用抗生素、激素及解热镇痛药无效，中药以解表
透热、清利湿热、甘温除热等法亦未获效而转我科。诊见：每于凌晨
热势升高，午后略减，热稍退则有汗，但1天中体温从未降至正常，
伴见面色灰黄，唇略红，口不渴，四肢末端冷，小便短少，大便溏
薄，舌淡红苔薄，指纹沉紫。证属脾阳虚衰，湿热之邪胶结内阻，气
化失常。方以五苓散加减。处方：猪苓、茯苓、黄芩、柴胡各10g，

泽泻 6g，白术 8g，桂枝、甘草各 3g，滑石 25g，葛根 15g，2 剂，每天 1 剂，以清水 600ml，浸没药面 30min，武火煮沸，文火煎煮 20min 左右，余 150～200ml，分 2 次喂服。二诊：药后热退，但神疲气弱，便溏，唇红，舌淡红、苔少，指纹略沉紫。治以益气养阴。守上方去黄芩、桂枝、柴胡，加太子参、石斛各 10g，黄连 3g。服 3 剂，诸症悉除，以四君子汤调理善后，随访 1 月无复发。[5]

按：患儿先天禀赋不足，着雨后发热，经治疗表证已去，惟发热依然。根据其发热面色不红反灰黄、唇红、口不渴、四肢冷、小便短少、大便溏薄等，排除表热、里实热及阴虚发热等证，辨为脾阳虚夹湿热内停，故以五苓散加减方中重用白术健脾阳；伍柴胡、葛根升发脾阳；桂枝助白术、柴胡、葛根鼓动脾阳；猪苓、茯苓、泽泻、滑石清热祛湿，化气利水，使湿热之邪从小便而解；再以黄芩燥湿清热，使内停水湿、郁结之热得以清泄，本方煎煮法亦为取效之关键，煎煮时间和火候均要掌握好。

六、小儿急性黄疸型肝炎

急性黄疸型肝炎是病毒性肝炎中的一个类型。病毒性肝炎是我国法定乙类传染病，具有传染性强，传播途径复杂，流行面广，发病率较高等特点。

本病属于祖国医学温病学中的"疫黄"的范畴。其起病急，来势猛，病情重，且不易速愈，常因治疗不当而迁延不愈。中医学认为本病主要为湿热邪毒所致，治疗该病，应以清热利湿为主健脾利湿为辅。使之苦寒而气不凝，湿利而正气不伤，于祛邪之中寓以扶正之意。可缩短疗程，提高疗效。选方应以仲景茵陈五苓散加减。

【临床应用】

贾氏[15]等运用茵陈五苓散治疗小儿急性黄疸型肝炎 55 例，治疗处方：茵陈 25g，茯苓 10g，泽泻 6g，猪苓 6g，栀子 6g，板蓝根 10g，当归 10g，乌梅 3g，五味子 3g，炒山楂 10g。辨证加减：腹胀满者加青皮 6g，陈皮 3g，大便干结加大黄 6g；食欲不振，纳食减少加砂仁 3g，炒神曲 6g；呕吐恶心加竹茹 6g，法半夏 3g。治疗结果：治愈 42 例，占 76.3%。显效 8 例，占 14.6%；好转 2 例，占

3.7%；无效 3 例，占 5.4%；总有效率为 94.6%。

【病案举例】

王某，女，7 岁，学生，1988 年 9 月 14 日来初诊。主症：食欲减退，恶心呕吐，厌油腻，腹胀，耳目俱黄，小便短少色黄，大便干结，舌苔厚腻微黄，脉弦滑。肝功检查：黄疸指数 40μmol/L，谷丙转氨酶 400U/L，麝香草酚浊度、锌浊度异常。乙肝表面抗原阴性。诊断黄疸。中医辨证为湿重于热。处方：加味茵陈五苓散加乌梅、秦皮，治疗 6 天后黄疸明显减退，食欲增加，呕吐停止。用此方又服 10 剂后，黄疸指数 4μmol/L，谷丙转氨酶 40U/L，痊愈出院。2 个月后随访未见复发。[15]

七、小儿急性肾小球肾炎

急性肾小球肾炎简称急性肾炎，起病较急，主要以浮肿、少尿、血尿及血压升高、氮质血症为特征，是小儿时期常见疾病。本病可发生于小儿的任何年龄，以 3～12 岁为多见，2 岁以下少见。男女比约为 3∶2。一年四季均可发病，但较多发生于夏秋季节。与咽炎、脓疱疮、扁桃体炎、中耳炎、猩红热、感冒等发病有关。重症患儿可在短期内出现心力衰竭、急性肾功能衰竭、高血压脑病等。

本病属祖国医学"水肿"、"尿血"、"尿浊"的范畴。其发病原因，多为湿热、邪毒等侵袭机体，导致肺脾肾三脏功能失调，以致肺通调失职，脾虚水湿不运，肾虚膀胱气化不利，水湿潴留，横溢肌肤而发为本病。部分患儿因水邪泛滥或热毒炽盛，可出现变证，多属危证，应及时进行救治。

【病案举例】

1. 朱某，女，5 岁，于 2000 年 9 月 11 日入院，患儿于半月前左膝有感染灶，刚刚治愈，4 天前发热，咽痛，经治疗 1 天热退，继即面浮脚肿，伴呕吐胃内容物及绿色稀水，每日 2～3 次，2 天来（34h）无尿。检查：体温 38℃，神志清，嗜睡，咽部充血，双侧扁桃体三度肿大，颈软，肠鸣音活跃，膀胱不充盈，下肢明显水肿，尿检：黄赤浑浊，蛋白（＋＋＋），上皮细胞少许，白细胞（＋），红细胞（＋＋＋＋），黏丝少许，颗粒管型（＋）。化验：白细胞计数

22×10^9/L，中性粒细胞 0.81，淋巴细胞 0.18，单核细胞 0.01。血液生化：二氧化碳结合力 29.6mmol/L，非蛋白氮 75mmol/L，钾 4.2mmol/L，钠 140mmol/L，氯 106mmol/L，呕吐物隐血：弱阳性。西医诊断：急性肾小球肾炎、尿毒症。初诊 9 月 11 日 18 时：体温 38℃，肤冷汗多，小便癃闭，呕恶频频，嗜卧，呼之能应，舌红，苔薄白润，脉细。膀胱气化不行，秽浊壅塞三焦，正气不得升降。证系关格，有阴阳闭绝致厥脱之危。处方：桂枝 3g，茯苓 9g，泽泻 9g，白术 6g，煅龙骨、煅牡蛎各 9g，五味子 6g，麦冬 6g，甘草 6g，白芍 6g，浓煎频服。服药 1 剂，12 日上午 10 时许解大便 300g 左右，成形而软，小便约 200ml（此时尿闭已达 56h），12 时 30 分又大便一次，如鸭蛋大一堆，伴少量尿液，仍感恶心，半日间呕吐 10 余次，量不多，为黏液及食物残渣。二诊（9 月 13 日 8 时）：体温 38℃，嗜睡，小便逐渐通畅，两手微微抽动，呕吐不时，汗出稍收，头额仍湿，肤冷，舌淡红，苔薄白，脉细数。再拟桂枝龙牡救逆汤加减，处方：桂枝 3g，白芍 6g，甘草 6g，生姜 2 片，红枣 3 枚，煅龙骨、煅牡蛎各 9g，茯苓 9g，白术 9g，泽泻 9g，五味子 6g，钩藤 9g（后下），浓煎频服。13 日 14 时 45 分小便一次，量较多，湿透整块尿布，同时排少量黏糊状褐色便，至 14 日晨共小便 3 次，总量约 1000ml 以上，恶心呕吐情况改善，汗止，病情趋于稳定。三诊（9 月 14 日 8 时）：体温 37.5℃，嗜卧，神志清，呕恶已解，食欲渐复，额汗已收，肌肤转温，便溏而频，尿量已多，舌淡苔白，脉细数。关格已开，浊邪已降，再拟五苓散加党参通阳化气，健脾利水，处方：茯苓 9g，白术 6g，泽泻 9g，桂枝 3g，猪苓 9g，党参 9g 加水煎服，上方服 2 剂，诸症好转，此后因蛋白尿、血尿、低热，曾在上方基础上选加益母草、连翘、白茅根、大小蓟、旱莲草、赤小豆之类，自 9 月 12 日起，曾先后应用利尿合剂、能量合剂以及速尿、青霉素等西药，9 月 18 日尿检：色黄微浑，蛋白（＋＋），上皮细胞少许，白细胞（＋），红细胞（＋＋），颗粒管型 1～3/HP。9 月 19 日血液生化：二氧化氮结合力 38.5mmol/L，非蛋白氮 20mmol/L，胆固醇 3.85mmol/L。9 月 22 日尿检：色黄而清，蛋白（＋），上皮细胞少许，白、红细胞少许。后经多次尿检阴性，血液生化正常，诸症消失，于 10 月 16 日痊愈出院。[16]

　　按：本例是急性肾小球肾炎合并尿毒症，病情危急。饮食不入谓之"格"，二便不通谓之"关"。患儿小便癃闭，涓滴不下，呕逆频作，食不能入，加上肤凉汗出，病情危笃，厥脱可虞。《证治汇补》："既关且格，必小便不通，旦夕之间，陡增呕恶，此因浊邪壅塞三焦，正气不得升降，所以关应下而小便闭，格因上而生呕吐，阴阳闭绝，一日即死，最为危候。"指出无尿而呕的险恶转归，必然导致阴阳离决。当务之急，应以"关"通为先，然欲通小便，非气化不能出。根据《内经》"三焦者决渎之官，水道出焉。膀胱者洲都之官，津液藏焉，气化则能出矣"的理论，乃从气化利水立法，方用桂枝辛温化膀胱之气；茯苓、泽泻甘淡渗湿，化决渎之气以畅利水道；白术健脾胜湿；况白术得桂可上升以通阳；苓、泽互用能下降以利水；并以龙牡摄阴固阳，止汗防脱；五味子、麦冬敛汗、养阴、生津；白芍、甘草亦取酸甘化阴之意。药后二便得通，汗出稍收而两手抽动，乃去麦冬加姜枣以健脾，钩藤以熄风。三诊时，关格已开，浊邪已降，病已化险为夷，方用五苓散加参，以五苓通阳化气，健脾利水，加党参补中益气。并以此方为基础，加减调理而愈。

　　2. 王某，女性，13 岁，1982 年 12 月 15 日初诊。患儿于 10 天前发热、咳嗽、咽痛、自认为是一般感冒而未加注意。近 3～4 天出现面部浮肿、双眼睑较甚，续而全身肿胀，尿化验：蛋白（＋），红细胞 20～25/HP。以急性肾小球肾炎收入院治疗。视患儿眼睑肿胀，下肢浮肿，按之没指，咽部红肿，咳嗽气促。面色红赤，小便色黄赤而少，无尿急、尿频、尿痛。纳呆少食，无恶心呕吐，舌质红苔黄腻，脉滑数。病系风湿热重，治以宣肺清热，化湿行水。处方：麻黄10g，杏仁 10g，茯苓皮 15g，白术 10g，姜皮 10g，陈皮 10g，大腹皮10g，桑白皮 10g，白茅根 15g，金银花 15g，冬瓜皮 30g，猪苓 10g。服上方 6 剂浮肿消退，咳嗽已止，胃纳转佳，惟腰膝酸软，给以健脾补肾强腰之品，于 1983 年 1 月 24 日痊愈出院。[17]

　　按：基础方"五皮五苓合剂"为五皮饮合五苓散加冬瓜皮而成，为利水渗湿的主方。"五皮饮"为治皮水之通用方，功在行水消肿为主；"五苓散"重在渗湿利水兼有健脾化气之功，主治外有表症，内停水湿。麻黄易桂枝，以加强宣肺肃降之功能；冬瓜皮味甘，性微寒，入肺脾二经，有明显的利水消肿之功。为急性肾炎首选药物。方中泽泻、各式皮利水渗湿；猪苓、茯苓，淡渗以增强利水润饮之功；加白术健脾气以运化水湿，桂枝既解太阳之表，又内助膀胱气化，生姜辛散水饮，桑白皮肃降肺气，大腹皮行水气消胀满，陈皮和胃气化湿浊。根据分型施治，随症加减，疗效肯定。

八、小儿渴泻

小儿渴泻"以大渴饮冷，泻下不止"为特征而得名，是临床常见的小儿内科疾病之一。其主症有大渴饮冷、饮入即吐、泻蛋黄色稀水样便、小便短黄、舌淡红苔水滑、烦躁不安、指纹紫暗，阴伤脱水明显。其病因有脾虚土亏湿盛、感受外湿、阻滞运化；饮食不节、损伤脾胃、运化失司等，总而言之，脾不虚不成泻、无湿不成泻。

【病案举例】

1. 朱某，男性，4岁。大渴饮冷，饮水则吐，泻黄色稀水样便，小便短黄，指纹紫暗，舌苔白滑。辨证为阴虚渴泻。治以益气养阴，淡渗利湿。处方：太子参6g，麦冬10g，五味子6g，猪苓10g，茯苓15g，泽泻10g，白术6g，桂枝3g。水煎服，每日1剂，2天后病愈。[18]

2. 张某，女性，6岁。大渴饮冷，饮入即吐，肢冷，泻清稀薄便，小便清长。予生脉散合五苓散，初进1剂而症不见减，再细观指纹沉滞暗淡，证属阴损及阳，湿盛阻滞。守方加熟附片2g，递进2剂病除。[18]

按：结合小儿生理病理特点，可知本症主要由湿邪犯于肠胃，导致小肠分清别浊功能失职，泻多伤阴而津液耗伤，见大渴饮冷，阴损及阳而见虚烦肢厥等。选用五苓散合用生脉散加减治之均收到满意效果。该组方具有益气养阴、利水渗湿之效，使小肠恢复分清别浊之能，三焦恢复通调水道之职。

九、小儿尿崩症

尿崩症又称脑垂体功能减退症、垂体加压素缺乏症，一般以尿崩症命名。是由下丘脑－垂体后叶病变，导致抗利尿激素缺乏或减少，引起肾小管重吸收水的功能障碍，使水代谢失调的疾病。以多尿，烦渴，多饮及低比重尿为主症，甚者可出现失水。

中医学根据本病的症状，将其归属于"消渴"范畴。认为病因是先天禀赋不足，脾乏生化之源，肾阴亏虚，而肾阴虚为本，肺胃燥热为其标。上焦燥热，则口渴引饮，嗜水无度；肾阳亏虚，则下元不固多尿，肢冷面白。两者相互影响，疾病迁延日久，由阴虚发展至气虚，甚者表现为阴阳两虚。五苓散温阳化气，可用于罹病日久，阴虚及阳，阴阳俱虚者。

【病案举例】

1. 李某某，女，2.5岁。渴饮无度，小便频数近1年，曾服中西药物，疗效甚微。诊见：颜容憔悴萎黄，手足欠温，食少纳呆，渴饮无度，小便频数、清长、不黄，饮一溲一，昼夜达30次之多，舌淡苔白滑，脉缓弱。诊为尿崩症，治宜通阳化气行水，方用五苓散：桂枝3g，白术、茯苓、泽泻、猪苓各5g。水煎服，每日1剂。3天后复诊，患儿家属告服第一剂后，是夜渴饮及尿频有所好转，次晨知饥索食，病有转机，守方4剂。1个月后，纳食正常，体重有增，健康如常人。

按：此案为水气内停，气不化津，敷布失司，而致胃中干，是以渴饮无度，胃津匮乏，食少纳呆，致生化不足而憔悴萎黄，手足欠温。五苓散通阳化气，使内停之水气得以腾化，渴饮无度除，饮少则尿亦少，故尿崩之症得愈。[19]

2. 寇某，男，5岁。近2年间小便多，饮水多，渴饮与小便交替，饮一溲一，夜间亦需饮水，小溲多次。其他无异常。发育良好。经各大医院确诊为尿崩症。用过尿崩宁之类药。不能控制。视其体态发育良好。智力聪颖。脉舌正常。用五苓散加芡实、桑螵蛸（白术6g，茯苓10g。猪苓5g。泽泻5g，桂枝5g，芡实10g，桑螵蛸10g），当日服1剂。晚间安睡，既未喝水亦未小便，合家欣喜，谓药神奇，此后服用五苓散加味。已近1年多，小孩发育良好，上小学一年级，能完整听一节课，上下午喝2～3次水，每次约50～60ml，尿1～2次，清长。服药期间长期服健脾益气冲剂，每日1包，早上空腹服，中途还插用熟地、山茱萸、淮山、杜仲、菟丝子、巴戟、五味子、金樱子、芡实类药，从补肾求治。但服药后渴饮更甚，遂停药。仍守前五苓散加味。症状控制较为理想。但尿比重仍低。[19]

十、小儿神经性尿频

神经性尿频又称频尿症，其特点是患儿在白昼尿频尿急，尿量少而不痛，入睡后尿频消失，又无尿床现象。本病多发生于学龄前儿童，多见于寒冷地区、寒冷季节。女孩多于男孩。多因体虚下元不固所致，但也有属于肾虚热迫者。

肾虚脾虚可使膀胱气化失常，排尿功能失去控制而产生尿频，其中下焦虚寒不能制约水液为其主要病理。五苓散温阳化气，使气机调畅，膀胱自约，小便自摄。

【临床应用】

史氏[20]等运用五苓散加味治疗小儿神经性尿频56例，以五苓散加升麻、柴胡汤剂口服，不加用其他药物。处方：茯苓9~15g，猪苓、泽泻各6~9g，柴胡6~9g，白术、升麻、桂枝各3~6g。每日1剂，水煎2次混匀后，早晚2次口服。56例中，痊愈55例，其中治疗3天内痊愈26例，6天痊愈23例，9天痊愈5例，1例12天治愈。1例加用针灸，未列入痊愈。

【病案举例】

1. 王颖，女，6岁。尿急尿频尿少10天，于1998年6月12日就诊。患儿平素身体健康，10天前开始出现排尿急迫，小便次数明显增多，由每天排尿6~7次逐渐增加至30次左右，每次排尿量不多，约为平时尿量的1/5左右，有时仅排出数滴尿液，排尿无疼痛、灼热等症状。其家长曾先后自用高锰酸钾溶液清洗患儿外阴及口服氟哌酸等治疗，症状无明显改善，反复查尿常规及尿培养均无异常。诊见患儿精神好，不发热，颜面、眼睑无浮肿，饮食、夜眠尚可。舌质淡，苔白厚，脉细数。诊为神经性尿频。遂予五苓散加味：茯苓12g，泽泻、猪苓、升麻、白术、柴胡各6g，桂枝3g。每日1剂，水煎2次混匀后早晚2次服完。连服4天，尿量增加，排尿次数恢复至每日5~6次，尿液清，排尿急迫症状消失，后随访无复发。[20]

按：人体水液代谢，与肺、脾、肾三脏和三焦、膀胱有着密切关系。脏腑功能正常，则人体水液循行有序，膀胱开合有度，小便排出顺利。若肺脾肾功能失常，三焦水道失于通调，气机不利，膀胱气化失司，则水湿内阻，小便排出不利。小儿神经性尿频，临床除尿急尿频外，无明显肺脾肾三脏受损征象。故主要责之于三焦气机升降不利，膀胱气化失司。五苓散为《伤寒论》太阳蓄水证主方，功能利水渗湿，温阳化气，用之助膀胱气化；升麻、柴胡升提气机，疏调三焦。张锡纯谓："三焦之气化不升则不降，小便不利，往往因气化下陷，郁于下焦，滞其升降流行之机也，故用一切利小便之药不效，而投以升提之药恒多奇效。"其治小便滴沥不通之升麻黄芪汤，即以升麻、柴胡为主药。故而五苓散与升麻、柴胡同用，升提气机，疏利水道，温阳化气，使气机调顺，气化正常，膀胱开合有度，诸症自解。

2. 李某某，男，9 岁。小便频数 5 个月。白天每 5min1 次，夜间入睡后尿频消失且无遗尿。尿时无尿痛及腹痛。检查小便、血常规、B 超均正常，四处治疗无效。诊时活动如常，小便色清，无畏寒发热，无口干，腹软无压痛，腰部无叩痛。舌质淡红、苔薄白，脉平。予五苓散原方：茯苓、白术、猪苓各 9g，泽泻 12g，肉桂 5g。服药 2 剂，症状完全消失。[21]

按：该例中医辨证为饮结膀胱，气化不利。五苓散在《金匮要略》中用于治疗膀胱气化不利水饮积结于下焦的饮证。虽然饮证的临床表现复杂多变，既可有表邪未解而微热、口渴，也可表现为津不上承而口渴，饮水则拒而吐的水逆证；还可表现为水动于下的脐下悸、逆于中的吐涎沫，犯于上的癫眩，但均为寒水内结，气不化津，膀胱气化不利所致，小便不利为其共同特征。该例饮证小便频数而无热象表现，也无气虚失于固摄之象，故以五苓散化气行水而获效。

十一、小儿湿疹

湿疹是由多种因素引起的一种具有明显渗出倾向的皮肤炎症反应。本病皮疹多样，形态各异，反复发作，伴有剧烈瘙痒。可发生于任何年龄，以过敏体质者居多，无明显的季节性，但冬季常易复发，可泛发或局限。

中医学称本病为"湿疮"，"浸淫疮"，"粟疮"，"血风疮"等，根据部位不同又分为：发于面部称面游风，发于耳部称旋耳疮，发于乳房称乳头风，发于脐部为脐疮，等等。湿疹的表现形式多样，但其病因离不开湿，历代医家治疗不外化湿或利湿，同时根据夹邪不同予以辨证论治。

【病案举例】

1. 孙某，女，6个月，1994年4月21日就诊。患儿于2个月前头面部皮肤出现粟粒状红色丘疹，以后逐渐增多，遍及全身，皮疹糜烂面有浆性渗出，剧烈瘙痒，哭闹不安，伴有反复腹泻。查体：全身皮肤红色粟粒状皮疹，头面部为甚，皮疹表面糜烂有渗出。舌质淡红，苔白厚，指纹淡紫。根据患儿皮疹特点，属素体湿盛所致。故用健脾渗湿之法，方用五苓散加减。处方：茯苓10g，猪苓6g，泽泻6g，白术5g，地肤子6g，白鲜皮6g，蝉蜕5g。水煎服，每日1剂。服药5剂，皮疹明显减少，渗出消失，继服5剂，湿疹痊愈。[22]

按：婴儿湿疹中医学称"奶癣"。本病多发于素体湿盛之儿。五苓散擅利水湿，加地肤子、白鲜皮、蝉蜕能祛风止痒。内湿既除，外湿自去，湿去则疹自消退。

2. 患儿，女，6个月，就诊前2个月头面部皮肤出现粟粒状红色皮疹，以后逐渐增多，遍及全身，皮疹糜烂面有浆液性渗出，瘙痒，哭闹不安，食乳少，便稀软，3次/天。舌质淡红，苔白腻，指纹淡紫。证属素体湿盛所致，以健脾渗湿之法。茯苓9g，猪苓9g，泽泻12g，白术9g，桂枝6g，加地肤子、白鲜皮、蝉蜕，水煎服，1剂/天，服药5剂，皮疹明显减少，渗出消失，继用7剂痊愈。[23]

3. 张某，女，3岁10个月，2000年8月3日初诊。全身皮肤水疱疹反复发作年余。外院诊为神经性皮炎、脓疱疮等。服中西药年余，反复不愈。诊见：双下肢密布斑丘疹、小水疱疹连成片，伴瘙痒，有抓痕及渗液，偶见血痂；双上肢、躯干部散见疹粒，伴消瘦、汗多、神疲、纳少、大便溏稀，舌淡嫩苔少，脉细略滑。诊为湿疹。证属脾虚夹风，水湿内停，外泛肌肤。治宜健脾除湿，祛风止痒。处方：茯苓、猪苓、地肤子、白鲜皮、金银花、乌梢蛇各10g，白术、泽泻、当归、皂角刺、荆芥各6g，土茯苓12g，桂枝5g，甘草3g，3

剂，每天 1 剂，水煎，分 2 次服，再煎外洗患处。嘱忌服发物及辛燥
煎炸之品。二诊：药后诸症均减，渗液消失，瘙痒减轻，舌脉如前，
效不更方，再服 5 剂，服法同上。三诊：症状明显好转，疱疹消失有
色素沉着，破损处结痂，部分脱痂，舌淡红、苔薄，脉细。拟四君子
汤加猪苓、土茯苓、赤芍，调理脾胃以巩固疗效。[5]

按：湿疹又名湿疮、浸淫疮。患儿素体脾虚，湿浊内阻，湿郁化
热，复感风邪，风湿热毒相搏，闭塞毛窍，郁结肌肤而成湿疹。病本
脾虚，标乃风湿热邪，故以五苓散健脾升阳，运化水湿。药用白鲜
皮、金银花、土茯苓、皂角刺解毒除湿；荆芥、地肤子、乌梢蛇、当
归驱风祛湿止痒；生甘草解毒并调和诸药。全方共奏健脾除湿、祛风
止痒之功，疗效显著。

十二、小儿遗尿

遗尿症又称遗尿、尿床，是指 3 周岁以上的小儿睡中小便自遗，
醒后方觉的一种病症。正常小儿 1 岁以后自己已能控制小便，一般到
3 岁左右晚上也能控制小便。此时小儿经脉渐盛，气血渐充，脏腑渐
实，知识渐开，排尿的控制与表达能力已经具备，若 3 周岁以上仍不
能自主控制排尿，就是遗尿症。多见于 10 岁以下的儿童，也可见于
青少年。遗尿症有原发和继发两种，前者是指出生后一直不断地遗
尿，后者是指遗尿发生前 1 年以上未曾有遗尿者。遗尿多在夜间熟睡
后一定时间发生，但重者白天睡眠中亦可发生。大多病程长或反复
发作。

早在《灵枢·本输》就有"三焦者……入络膀胱，约下焦，实
则闭癃，虚则遗溺。"《诸病源候论·小便病诸候》"夫人有于睡眠不
觉尿出者，是其禀质阴气偏盛，阳气偏虚者，则膀胱肾气俱冷，不能
温制于水，则小便多，或不禁而遗尿。"小儿遗尿多属功能性，是由
于大脑皮质或皮质下中枢的功能失调。引起的常见原因有精神因素，
因而易见于易兴奋、胆小、被动、过于敏感或睡眠过深的儿童，中医
学认为遗尿多与肺、脾、肾功能失调有关，其中尤以肾气不足，膀胱
虚寒为最多见。肾主先天，职司二便；膀胱主藏溺，与肾相表里。肺
敷布津液，脾主运化水湿，肺脾二脏共同维持正常水液代谢，若肺脾

气虚则水道制约无权，即所谓"上虚不能制下"。遗尿患儿大多有睡眠较深，难以唤醒或醒后神志朦胧等现象，与"心主神明"有关。此外，少数患儿因肝经郁热移于膀胱所致。

【病案举例】

1. 刘某，男，8岁，患儿夜间遗尿已多年，每周4次以上，睡中遗尿，醒后方觉，有时一晚遗尿2次以上，小便清长而频数，素体羸弱，面色㿠白，头晕乏力，精神欠佳，食欲差，胆怯易惊，形瘦畏寒，夜卧不宁，易醒自汗。原为不足月早产，现体重为20kg，舌苔白薄，舌质肿淡，边有齿印，脉沉细无力。实验室检查：血红蛋白95g/L，红细胞3.1×10^{12}/L，白细胞4.8×10^9/L，中性细胞0.70，尿常规正常。中医诊断为小儿遗尿，肾气不足，肾阳未充，治宜补益肾阳，温阳化气。用五苓散加减，药用桂枝12g，猪苓6g，茯苓10g，泽泻10g，白术10g，益智仁10g，补骨脂10g，菟丝子10g，黄芪15g，甘草5g，浮小麦15g，水煎服，每日1剂。嘱其按时作息，加强营养，多进血肉有情之品，遗尿后不可苛责患儿，以安慰为主。服5剂后患儿遗尿次数减少，食欲略有增加，10剂后精神好转，面色转红，患儿遗尿每周4次减为每周1次，再续服20剂后，患儿遗尿消失，面色红润，反应灵活，自汗怕冷、睡眠易惊易醒均消失，食欲大增，体重增加到22kg，血红蛋白130g/L，红细胞4.12×10^{12}/L，白细胞6.3×10^9/L，中性粒细胞0.70。随访1年，患儿未见遗尿现象。[24]

2. 罗某某，女，15岁，2001年12月13日初诊。患者遗尿1月余，家人每于夜间叫醒其排尿，仍时有遗尿，甚为所苦。问诊得知其口不干，不怕冷，小腹不胀，纳食睡眠如常。观其发育良好，体形稍胖，智力正常，小便常规亦正常，舌淡红、苔薄白而润，脉缓而有力。遂予五苓散加减：桂枝10g，茯苓15g，猪苓10g，泽泻10g，白术10g，石菖蒲10g，远志6g。本方用五苓散加石菖蒲、远志两味，取其温通心阳、宁心开窍之功。服5剂后患者遂告曰，近5日没有遗尿，又服5剂后改为间日1剂，共服20剂，至今未再遗尿。[25]

按：遗尿症之患者以青少年较为多见，往往仅有遗尿一症，白日无所苦，看似常人，辨证比较困难。有人从肾虚论治，认为肾主水液，或用收涩之品，但往往效果不佳；年老体弱之人，说肾虚尚有道理，但年轻体壮之人，面色红润，体质甚佳，讲其肾虚于理不通，青少年之遗尿的病机为"气不化水"，膀胱气化功能减弱，而于夜间自遗。治疗取五苓散加减，以助气化，约膀胱，俾气化行，阳气通，中土健，则遗尿自止。

3. 易某，女，15 岁，学生，1995 年 6 月 28 日初诊。患者自幼体弱，营养欠佳，10 日前罹患遗尿之疾，病初未予重视，以致日趋加重，每晚必溲于床，其父母不知是病，只言身体虚弱而累进六味地黄丸、龟鹿补肾丸、中西草药夹杂而进，但均不效。患儿精神极为紧张，以致不愿上学。适逢假期，家长带来就诊仍不愿自言病情，后经细言相劝，方知患儿夜梦甚多，梦中尿遗，小便清利，无尿痛感。刻诊：患儿形体清瘦，纳食不佳，言语低微，舌淡苔薄白，脉沉细弱。证属肾虚气化不利，关门不固，膀胱制约无权，拟五苓散加味。处方：茯苓 15g，白术 10g，泽泻 10g，猪苓 10g，桂枝 10g，远志 10g，石菖蒲 8g，益智仁 10g，乌药 15g。5 剂，水煎服。并嘱家长注意精神安慰，消除其紧张心理，夜晚少饮水。药尽遗尿基本控制，偶而梦中尿遗但能自控，饮食增加，遂在原方基础上减桂枝量为 5g，加制首乌 15g，胡桃仁 10g，更进 5 剂而愈。观察至今未复发。[26]

按：遗尿之疾，中医学多认为系气虚失摄，膀胱失约所致。治疗多喜用固涩之剂，然固涩之剂不过固其门户，正如张景岳所说："此治标之意，非塞流之道。"本案长期以来，曾多次用补肾固涩之剂不效，其理即在其中。气化不利是本案的病机关键，故用五苓散加味切中病机而收效甚捷。

十三、新生儿寒冷损伤综合征

新生儿寒冷损伤综合征是新生儿期特有的一种严重疾病。以周身或局部发凉，皮肤或皮下脂肪变硬，并兼有水肿为特征，亦称为新生儿硬肿症。多于出生后 2～3 天发病。多发生于寒冷地区或季节。有的患儿在病前或病中往往伴有感染性疾病，如败血症、肺炎等，因此感染也是重要因素。先天性心脏病或其他先天畸形、窒息或产伤、早产儿或体重过低者更易罹患。

本病属中医学"胎寒"、"寒厥"、"五硬"等范畴。如《保婴撮要》说："五硬者，仰头取气，难以动摇，气壅作痛，连于胸膈，脚手心冷而硬，此阳气不营于四末也……脾主诸阴，今手足冷而硬者，独阴无阳也，故难治……若系风邪，当参惊风治之。"新生儿阳气未充，阴气未长，寒为阴邪，最易伤人阳气，先天禀赋不足之患儿感受寒邪后直中脏腑，伤脾肾之阳，或因生后感受他病，阳气更为虚衰，致寒邪凝滞，气滞血瘀而发病。

【病案举例】

赖某，男，9天。由于产程过长，造成新生儿窒息，导致大脑缺氧，出生后全身硬肿，经某医院儿科治疗8天无效，医院放弃治疗，令其回家善后。一家三代悲痛欲绝，怀着一试的心态于2000年12月6日来我院门诊求治。症见：形如老头，面无表情，哭声细小，息微肢冷，拒绝吃奶，全身青紫硬肿，大便稀溏呈绿色，小便少，指纹青黑直透命关。证属胎禀不足，脾肾阳虚，因产程过长，复感寒邪，阳气不能达于肌表所致。治拟：温阳利水，益气健脾。方用真武汤和四君五苓散加减：黄附片（先煎1h）、干姜、肉桂各2g，红参、茯苓各5g，猪苓、白术（土炒）、白芍、泽泻各3g，甘草2g。1剂，煎汤约60ml，每天30ml，以滴管频频喂服，注意保暖。药后诸症大减，啼哭成声，面部渐转红润，能自动吮吸牛奶50ml（因母乳已回），肢体转温，小便渐多。效不更方，仍以前方出入：黄附片（先煎1h）、肉桂各2g，白术（土炒）、白芍各3g，红参、茯苓各5g，猪苓、木通、泽泻各3g，甘草2g，生姜2片。2剂服完，全身硬肿基本退尽，肤色红润，乳食大增，昼夜能熟睡16h，小便增多，惟大便干燥，手足关节活动不便，指纹紫细，推之流利。今阳气已回，脾气渐旺，各症日趋痊愈，为防用药过热生燥，改方为四君子汤加五苓散、木瓜、全瓜蒌、谷麦芽，续服3剂善后，患儿至今身体健康，发育正常。[27]

十四、新生儿黄疸

新生儿黄疸包括血清中胆红素增高的一系列疾病（血清胆红素超过34.2μmol/L即可出现黄疸）。以巩膜、皮肤黄染为特征，又分为生理性黄疸和病理性黄疸。生理性黄疸大多在出生后2~3天出现，

4～6 天达高峰，7～10 天消退，早产儿持续时间较长，除有轻微食欲不振外，无其他临床症状。若生后 24h 即出现黄疸，2～3 周后仍不消退，甚或继续加深；或消退后复现，或出生后 1 周或数周后开始出现者，均为病理性黄疸。延迟喂养、呕吐、缺氧、寒冷、胎粪排出较晚等可加重生理性黄疸；新生儿溶血、先天性胆道闭锁、婴儿肝炎综合征、败血症等可造成病理性黄疸。黄疸严重者尚可引起核黄疸。

本症属中医学"胎黄"、"胎疸"范畴。多因母体胎孕之时，湿热熏蒸于胎胞，或产后感受湿热邪毒而致。轻者可不治而愈，重者因邪毒内陷心包，扰乱神明，可致抽搐、昏迷，甚至元气暴脱而危及生命。五苓散方出自《伤寒论》，临床主要用于治疗水湿内停之水肿诸症。将其用于治疗新生儿黄疸，亦可取得较满意的疗效。

【临床应用】

张氏[28]等应用五苓散治疗新生儿黄疸 36 例，取得良好疗效。36 例中男性 19 例，女性 17 例；早产儿 2 例，足月儿 34 例；黄疸出现时间 1～18 天。血清总胆红素均＞205μmol/L。治疗方法均予五苓散汤剂内服：茯苓 10g，猪苓 5g，泽泻 5g，白术 3g，桂枝 2g。黄疸重者加茵陈 10g；偏热者加淡竹叶 3g；兼食积者加神曲 6g，连翘 3g；脾弱气虚加太子参 10g。每日 1 剂水煎频服。治疗结果：本组经治疗显效（1 周内黄疸全部退净）25 例，有效（2 周内黄疸退净）9 例，无效 2 例，总有效率 94.4%。

【病案举例】

李某，男，28 天，1993 年 12 月 2 日就诊。患儿于生后第 2 天出现黄疸，7 天后逐渐加重，粪便稀溏，呈灰白色，尿色深黄，不欲吮乳。查体：身体瘦弱，腹胀，肝肋下 3.5cm，质Ⅱ度硬，脾未触及。全身皮肤及巩膜黄染，黄色晦暗。舌质淡红，苔白厚，指纹色淡。查血清总胆红素 205.2μmol/L，肝功能正常。根据患儿临床表现，证属脾虚湿盛之胎黄。治以健脾利湿之法，选用五苓散加味。处方：茯苓 10g，猪苓 5g，泽泻 5g，白术 3g，桂枝 2g，茵陈 10g，淡竹叶 3g。水煎服，每日 1 剂。服药 3 剂，黄疸减轻，尿量增多；继服 5 剂，黄疸消退，大便颜色正常，腹胀消失，食欲增进。复查血清总胆红素正常。[22]

按：新生儿黄疸中医学称"胎黄"。导致胎黄的原因很多，但多与湿邪有关。五苓散有健脾利湿之功，可使邪从小便而解。湿邪即去则胆汁疏泄正常，黄疸自退。且本方药味平和，无苦寒攻伐之品，用之无损伤脾胃之弊。

十五、燥淫吐泻

秋冬之交，燥气主时，有呕吐腹泻流行者，多以旱干燥年份为甚。本病多见于1岁左右的小儿，具有较强的传染性。本病多起病突然，泄泻，或呕吐，或吐泻并作，每日五六次至一二十次。病儿神疲肢软，迅呈急重病容。其吐如涌，乳白稀水，口渴欲饮，水入即吐；泻如注，下乳白稀水，渐变为黄色稀便，腹胀肠鸣，时杂蛋花样便，量多，气臭。一些患者初起身有发热。脉稍数紧，或略涩，舌嫩红，薄白苔。从症状看，稀便乳白、气臭、腹胀，其因似属于湿或食。但其苔不厚腻，脉不濡滑。泻如注，吐如涌，量多气臭，有似暑热，但其时在初冬，舌不红，苔不厚，脉不洪数，身无壮热。便稀薄，脉紧，有似风寒，但其身无寒热，肢不冷，脉不迟，且注泄气臭。故本病不同于一般吐泻病而自具特点。

【病案举例】

王某，男，1岁零2个月。1988年11月17日18时诊。下午腹泻2次，傍晚吐甚，水入即吐。体温37℃，脉略数紧，舌如常，呈急重病容，神疲肢软，泻下乳白稀便，气臭，时杂蛋花样便。诊为燥淫吐泻。处方：葛根6g，黄芩2g，黄连1.5g，半夏3g，生姜3片，吴茱萸1g，乌梅6g，炒山楂1g。当夜尽剂，嘱其少量多次进水，以防津伤液脱。18日二诊：自凌晨已不吐，干呕，泻甚，量多气臭。合五苓散法。处方：干姜3g，半夏3g，黄芩3g，黄连3g，炒山楂6g，乌梅6g，鸡内金3g，白术5g，桂枝3g，茯苓3g，猪苓3g，泽泻3g，1剂。19日三诊：泻很少，欲食，多睡，乏力，腹胀，时作笑颜玩耍。黄芩3g，黄连2g，干姜3g，厚朴3g，鸡内金3g，山楂6g，桂枝3g，白术5g，茯苓3g，猪苓3g，泽泻3g，1剂。当夜泻3次，量少。至20日愈。从服药至痊愈共60h。[29]

参考文献

[1] 郭东华. 654－2 足三里穴位封闭配合黄连五苓散治疗婴幼儿腹泻 56 例报告. 中国农村医学, 2003, 18 (3): 28

[2] 沈跃玲, 李桂英, 熊文清, 晋艳华. 痛泻要方合五苓散加减治疗小儿腹泻 60 例疗效观察. 云南中医中药杂志, 2003, 24 (2): 26～27

[3] 周恒瑞. 五苓散加味治疗小儿迁延性腹泻 100 例. 实用中医药杂志, 2001, 5, 17 (5): 20

[4] 周桂. 五苓散加减治疗小儿泄泻 100 例. 新疆中医药, 2002, 20 (4): 14～15

[5] 赵春玲. 五苓散新用. 新中医, 2002, 34 (7): 68

[6] 徐国雄, 陈为团, 林水旺, 等. 胃苓汤加减治疗婴幼儿秋季腹泻 116 例. 河北中医, 2001, 23 (6): 408

[7] 吴瑞春, 贺诗峰. 五苓散治疗小儿秋季腹泻 36 例. 中国民间疗法, 2004, 12 (11): 55～56

[8] 孙晓洁, 李巍薇. 藿香正气散合五苓散加减治疗小儿秋季腹泻 50 例. 内蒙古中医药, 1999, (1): 10

[9] 王粉娥. 加味五苓散治疗秋季腹泻 30 例. 陕西中医, 1997, 18 (10): 464

[10] 王霞, 史丽. 五苓散新用验案 3 则. 国医论坛, 1999, 14 (5): 14

[11] 郭补林, 张杰, 张大涛. 中医辨证治疗小儿肾病综合征 32 例. 陕西中医, 2005, 26 (5): 409

[12] 朱国强. 小儿口糜验案 3 则. 新中医, 1996, (7): 39～40

[13] 〔日〕吉田政己. 日本东洋医学杂志. 五苓散栓剂治疗小儿呕吐的效果. 国外医学中医中药分册, 1994, 16 (5): 31

[14] 靳锋. 王自立主任医师儿科病治验举隅. 甘肃中医, 1999, 12 (1): 13

[15] 贾书琴, 骆素英. 茵陈五苓散治疗小儿急性黄疸型肝炎 55 例临床分析. 医学文选, 1995, 16 (4): 314～315

[16] 曹培忠, 孟建桥, 贤贵生. 小儿肾小球肾炎、尿毒症治验 1 则. 井冈山医专学报, 2001, 8 (5): 14

[17] 秦国绥. 五皮五苓合剂加减治疗小儿肾小球肾炎 20 例. 内蒙古中医药, 1998, (5): 16

[18] 刘渝生. 五苓散合生脉散治疗小儿渴泻. 中国中医急症, 2005, 14 (9): 854

[19] 黄志贤. 经方治验 3 则. 江西中医学院学报, 2002, 14 (2): 42

[20] 史纪, 薛辉. 五苓散加味治疗小儿神经性尿频 56 例. 四川中医, 1999, 17 (8): 50

[21] 杨明高. 经方验案 2 则. 山西中医, 2004, 20 (2): 26

[22] 石效平. 五苓散儿科新用. 中国医药学报, 1996, 11 (3): 30

[23] 任勤, 马永田. 五苓散在外科中的应用. 中国中西医结合外科杂志, 1999, 5 (1): 15

[24] 卢普纯, 戚莎莉. 五苓散加减治疗小儿遗尿 90 例. 赣南医学院学报, 1997, 17 (3): 368

[25] 郑艳华. 陈瑞春应用五苓散经验. 江西中医药, 2003, (1): 5~6

[26] 曾小勇. 五苓散加味治验 2 则. 江西中医药, 1999, 30 (2): 33

[27] 岳子明. 新生儿硬肿症治验 1 例. 四川中医, 2002, 20 (10): 63

[28] 张进, 杨连英. 五苓散治疗新生儿黄疸 36 例. 中国民间疗法, 2002, 10 (9): 48

[29] 吕麦囤.《伤寒论》方治疗燥淫吐泻. 河南中医, 1996, 16 (1): 23

第七章

男 科 病 证

一、睾丸鞘膜积液

睾丸鞘膜积液是指睾丸内积聚过量的液体，是男科较常见的疾病之一，多发生于 20～40 岁，以单侧发病较多，左侧多于右侧，双侧亦可发生，双侧发病率约为 4%～8%。西医认为本病的基本改变是鞘膜的分泌增多或吸收障碍。临床主要表现为单侧性阴囊内肿物，呈囊性，并逐渐增大。一般无自觉症状，如肿物较大时可有阴囊下坠感或影响正常行动，直立时牵引精索可有钝痛或牵拉感。隶属于中医学"水疝"范畴。西医对本病的保守疗法多采用局部穿刺、药物注射的方法，但复发率高，且有发热、药物过敏、局部红肿等并发症。而中医对本病的治疗手段相当丰富，效果较为可靠。中医学认为肾主二阴，前阴为肝肾两经所主，肝脉循少腹络阴器。若肝失疏泄，脾阳不足致健运失司，肾虚又气化不利，水湿因而停聚于前阴，或为寒邪外侵，客于肝肾两经，阳气被遏，致寒凝气滞，生湿积聚阴囊而为水疝。因此治疗主要以疏肝健脾温肾治其本，活血通络、利水消肿治其标。五苓散温阳化气利水，故可选用本方加减，达到利水消肿的目的。

【临床应用】

杨氏[1]应用导气汤合五苓散治疗睾丸鞘膜积液患者 11 例，取得良好效果。方用《局方》导气汤（川楝子、木香、吴茱萸、茴香）疏肝理气合《伤寒论》五苓散（茯苓、猪苓、泽泻、桂枝、白术）化气逐水。上药煎汤每日服 1 剂，6 剂为一疗程，服 1 个疗程后，休息 1 天，续进 6 剂，11 例患者全部治愈。李氏[2]等应用加味五苓散治疗本病，取得较好疗效。加味五苓散方药组成：白术9g，泽泻15g，猪苓9g，茯苓9g，桂枝6g，黑附子6g，干姜9g，小茴香9g，车前子9g，川牛膝6g，益母草9g，青皮9g，白芍9g，用法：水煎服，每日 1 剂，分 3 次温服。治疗结果：本方治疗 147例患者，全部有效，其中治愈 126 例，显效 19 例，好转 2 例。刘氏[3]运用加味五苓散治疗睾丸鞘膜积液 20 例，效果满意。治疗方法：基本方：白术、猪苓、茯苓、泽泻、橘核、小茴香、川楝子各10g，桂枝6g，肉桂3g。每日 1 剂，水煎分 2 次早晚温服。15 天为1 个疗程，连服 2~3 个疗程。治疗结果：20 例中，治愈 12 例，有效 5 例，无效 3 例，总有效率为 85%。赵氏[4]等采用阴囊穿刺抽除积液，注射 95% 酒精，内服加味五苓散治疗鞘膜积液 45 例，收到明显效果。治疗方法：酒精注射配以加味五苓散，茯苓12g，猪苓12g，泽泻15g，白术10g，桂枝10g，车前子15g，每日服药 1 剂，每剂 3 煎，各得药汁 150ml 左右，饭前 1h 服下。治疗结果：本组45 例，经 1~5 个疗程治疗，随访 1~3 年，治愈 41 例，好转 4 例，其中 1 例睾丸鞘膜积液量为 175ml，经 4 次注射，配合加味五苓散内服，积液量减少至 10ml 左右，由于不影响生活，患者未再继续治疗。潘氏[5]运用自拟疏肝渗湿汤（导气汤合五苓散加减）治疗睾丸鞘膜积液 36 例，疗效良好。药物组成：川楝子10g，小茴香6g，橘核10g，广木香7g，吴茱萸3g，青皮10g，泽泻10g，茯苓12g，猪苓10g，桂枝5g，荔枝核10g。每日 1 剂，水煎 2 次分服，上、下午各 1 次，空腹温服。10 日为 1 个疗程。治疗结果：36 例经 1 个疗程治愈者 3 例，2 个疗程治愈者 8 例，3~4 个疗程治愈者19 例，好转 4 例，无效 2 例，总有效率 94.4%。

【病案举例】

1. 王某，男，19 岁，3 个月前阴囊微肿，近日逐渐增大，重坠不适，行动不便来诊。检查：阴囊肿大，触之囊性感，无红肿压痛，舌质淡，苔白腻。证属膀胱气化不利。治以五苓散加减。方用：猪苓、泽泻、白术、车前子（包）、橘核、荔枝核、萆薢各 10g，桂枝 6g，茯苓 15g，小茴香 3g，药服 3 剂，阴囊肿大已缩小为原来的 1/3，再服 5 剂，竟获痊愈。后随访 1 年未发。[6]

2. 陈某，男，46 岁，农民。1996 年 5 月 6 日初诊。患者阴囊肿胀 1 月余，且逐渐增大伴有下坠感，经市级医院诊断为睾丸鞘膜积液，给予抗生素治疗半月效果不显，改延中医治疗，迭进清热解毒之剂治疗 20 余天，效果不佳，即来我院门诊。视其阴囊肿大约 8cm × 12cm，体温正常，表面光滑，透光试验阳性。苔白根微腻，脉濡。病机为肝经气滞，疏泄失常，水湿不化而内停。治拟疏肝理气、健脾温阳利水，以自拟疏肝渗湿汤加减治疗。药用：川楝子 10g，小茴香 6g，橘核 10g，吴茱萸 4g，泽泻 10g，茯苓 12g，猪苓 10g，川桂枝 5g，制苍术 10g，白术 10g，醋青皮 10g，广木香 7g，荔枝核 10g。服上药后阴囊表面湿润，微微出汗，服至 10 剂后肿胀基本消退，再服 10 剂恢复正常，病愈。随访半年未复发。[5]

3. 白某，男，63 岁，1998 年 10 月 21 日初诊。1 周前无明显诱因而觉阴痒不适，随即出现阴囊肿胀潮湿。在泌尿科诊为鞘膜积液，抽水治疗后缓解。但 3 天后即复发，且阴囊肿胀急剧增大，因惧怕手术而转我科。现症：阴囊水肿湿冷，状如拳头，口淡不渴，脘腹痞满，小便不利，小腹坠胀拘急，苔白，脉弦。病为水疝，证属湿滞伤脾，气化不利，水湿下注阴器。治拟健脾化湿，温经行水，方选五苓散加味：猪苓 15g，茯苓 12g，泽泻 10g，白术 15g，桂枝 12g，小茴香 12g，乌药 10g。服 5 剂后阴囊水肿消退大半，痒感亦减，脘舒溲畅。药中病所，效不更方，原方再进 5 剂，诸症若失。改投金匮肾气丸 6g，日 2 次，连服 2 周巩固疗效。随访 8 个月未复发。[7]

按：此例病为水疝，然其病机仍为脾失健运，气化不利，水湿内停；水湿下流阴囊故见囊肿坠胀；下焦气化失常则小便不利。方用二苓、泽泻渗湿利水，白术健脾，桂枝、小茴香、乌药温通经脉，行气消疝；药证相合，取效甚捷。但患水疝之人，平素多有肾虚下寒之痼疾，故以金匮肾气丸补肾温阳而扶正御邪。异病同治，是中医辨证求本的具体手段之一。以上2例病与太阳蓄水迥异，所苦亦殊，但其脾失健运，气化不利，水湿内停之病机颇同，故同用五苓散健脾利湿，化气行水为主方皆效。致于其不同兼症，稍事佐药即可收功。

4. 马某，男，20岁，1996年5月2日初诊。述阴囊坠胀反复发作5年余，并伴有上腹坠胀，纳谷不馨，心慌气短，动则尤甚，大便临厕不畅。舌淡，苔薄白，脉细弱无力。查体：见左侧阴囊肿胀如鸭蛋大，肿物表面光滑，有囊样感，有透光性，观其脉症，为中气不健，运化无能，属于祖国医学"水疝"范围。拟方如下：肉桂9g，茯苓20g，白术12g，泽泻10g，猪苓10g，台党参15g，黄芪30g，升麻6g，柴胡9g，当归9g。服9剂后，阴囊肿物缩小一半，大便已畅，守方继服25剂，病灶消失。恐其有变，嘱服补中益气丸以善其后。[8]

按：病者中气不健，运化无能，阳气下陷，阴邪坠于阴囊而为"水疝"。方中五苓散健脾燥湿，化气利水；台党参、黄芪、升麻、柴胡、陈皮调补脾胃，升阳益气。全方使脾胃能运，清阳得升，水湿得除，则诸恙告愈。

附：小儿睾丸鞘膜积液

小儿睾丸鞘膜积液因先天不足，肾虚气化不利，水液下注，积聚为患；或因外伤、丝虫感染等致血瘀络阻，水湿不行，壅滞而成。先天不足治宜益肾，气化不利，水湿内停，治应化气利水。五苓散温阳化气利水，故可合补肾药加减应用。

【临床应用】

曾氏[9]采用五苓散加减，治疗小儿水疝32例。治疗方法：基本方为五苓散加减。药物组成：白术、茯苓、泽泻、猪苓、荔核、大腹皮、橘核、小茴香。湿热下注型加黄柏、川楝子。寒湿凝聚型加桂枝、吴茱萸，每日1剂，水煎服，7天1个疗程，共服2~6个疗程，婴幼儿喂服。治疗结果：32例中痊愈28例（87.5%），好转4例（12.5%）。

【病案举例】

1. 杨某，男，2 岁，3 个月前偶然发现右侧阴囊肿胀湿润，按之如触小囊，后肿胀逐渐加剧，行走不便，时时以手搔之，哭闹不止，小便频数而清。在某医院诊断为睾丸鞘膜积液，嘱咐要手术治疗，其父母抱来我院就诊，查：阴囊肿大如梨，右侧较左侧约大 6 倍，触之圆滑柔软，按之疼痛，局部无硬节，阴囊呈光亮皮色，透光试验阳性，舌质淡红，苔薄白，指纹红，证属寒湿凝滞，气机阻滞，治宜散寒行气利水。方药：茯苓 6g，猪苓 4g，白术 6g，泽泻 4g，桂枝 3g，荔核 6g，小茴香 3g，吴茱萸 3g，川楝子 6g，大腹皮 6g，橘核 6g，连服 15 剂痊愈，随访 6 年未复发。[9]

2. 患儿，男，8 个月，于就诊前 4 个月时发现阴囊肿大，且逐渐加重，伴尿频而清，大便溏薄，曾用中药熏洗月余，未见好转。舌质淡苔白，指纹淡红，证属肾气不化，水湿下注所致，故以温肾化气，利水消肿之法：茯苓 9g，猪苓 9g，泽泻 12g，白术 9g，桂枝 6g，加小茴香、干姜，水煎服，1 剂/天，服药 7 剂阴囊内液明显减少，继服 7 剂积液消失而愈。随访 1 年，未见复发。[10]

3. 焦某，男，6 岁，1988 年 6 月 26 日初诊。患儿于 1 岁时患鞘膜积液，曾经多方治疗，病情时轻时重。就诊时查双侧阴囊肿大如鸡卵，不红不痛，质软，透光实验（＋），西医诊断：鞘膜积液。中医诊断：水疝（肾不化气）。治则：温肾化气行水。方药以五苓散加味，组成如下：茯苓 30g，猪苓 30g，泽泻 30g，白术 30g，桂枝 20g，小茴香 20g，橘核 20g，荔枝核 30g，益母草 60g，车前子 60g，桑白皮 30g，大腹皮 30g。用法：上药文火水煎 30min，以热气熏患处 10min，待温度略降，趁热用药水药渣洗阴囊部位，每日 2~3 次，每剂熏洗 3 天。患儿用本方 3 剂，熏洗 9 天后痊愈，随访至今未复发。[11]

4. 陈某，男，4 岁，1996 年 6 月初诊。患者 3 天前出现阴囊肿大，不红不热，不痛，按之软，睡卧时逐渐缩小，行立时逐渐胀大，透光试验阳性。用五苓散加味以利水渗湿，温阳化气。处方：猪苓 10g，白术 10g，泽泻 6g，茯苓 6g，桑白皮 4g，荔枝核 6g，小茴香 4g，乌药 6g，车前子 6g（包），桂枝 4g，柴胡 5g。3 剂而愈。[12]

按：小儿脾虚肾弱，脾不健运，肾不温煦致膀胱气化不利，水液不循常道，滞而成湿，本例湿邪滞留于阴囊而成水疝。方中猪苓、泽泻温肾利水；白术、茯苓健脾渗湿；桂枝、乌药、小茴香理气温通，柴胡、荔枝核疏肝理气，共助膀胱气化，桑白皮治水之上源，车前子利小便，使湿邪自小便而去。

二、前列腺增生症

前列腺增生症，又称良性前列腺增生（BPH），也称前列腺肥大（PH），是一种因前列腺明显增大而影响老年男性健康的常见病。前列腺增生症以进行性尿频、排尿困难为临床特点。

前列腺增生症属于中医学"癃闭"、"精癃"范畴。正常人小便的通畅，有赖于三焦气化的正常，而三焦气化主要依靠肺脾肾三脏来维持。所以本病除与肾有密切关系外，还常常和肺、脾、三焦有关。若肺失肃降，不能通调水道，下输膀胱；脾失转运，不能升清降浊；肾失气化，开阖不利，都可导致癃闭的发生。同时，前列腺的部位是肝经循行之处，肝气郁滞，郁久壅结，也可引起癃闭。本病的治疗根据"腑以通为用"的原则，着眼于通，临床上分为实证和虚证两大类。实证以攻邪为主，虚证则以补虚为通。五苓散通阳化气利水，可用于前列腺增生症尿潴留的治疗。但是，如果患者有急性尿潴留，或病情较重，则须考虑导尿或手术治疗。

【临床应用】

徐氏[13]等对因 BPH 行 TUPK 术的 60 例患者中随机选择 30 例患者于术后服用内补黄芪汤合五苓散，服用方法：头煎加水 800ml，取汁 400 ml，二煎加水 500 ml，取汁 400 ml，两煎混合，分 3 次口服，每日 1 剂，连续服用 3 个月。另 30 例患者作为对照。观察指标：于术后第 5 天、2 周、4 周、12 周分别测量尿流率。结果：两组相较，服药组在术后早期（3 个月以内）自主排尿的恢复情况要明显好于未服药组。手术 3 个月以后两组患者自主排尿在最大尿流率方面没有显著差异。欧氏[14]采用加味五苓散治疗前列腺增生症 54 例，并随机设立尿通组 47 例作为对照组。治疗方法：中药治疗组以加味五苓散为基本方，猪苓 15g，茯苓 15g，生白术 9g，泽泻 9g，桂枝 6g，生黄芪

15g，萹蓄 15g，瞿麦 15g，桃仁 9g，红花 6g，枳壳 9g。每剂药加水煎，取汁服，每日 1 剂，28 剂为一疗程，治疗 1～3 个疗程。对照组口服尿通片，每次 2 片，每日 3 次，30 日为一疗程，治疗 3 个疗程。治疗结果：中药治疗组 54 例中，临床控制 9 例，显效 24 例，有效 15 例，无效 6 例，总有效率为 88.9%；对照组 47 例中，临床控制 5 例，显效 11 例，有效 18 例，无效 13 例，总有效率为 72.3%，两组疗效比较，有显著意义（$P < 0.01$）。戴氏[15] 运用加味肉桂五苓汤进行治疗前列腺增生 38 例，并与前列康、泰舒滴丸的疗效作对比观察。治疗方法：治疗组煎服加味肉桂五苓汤，停用其他中西药物，基本方药组成：肉桂、桔梗各 6g，泽泻、猪苓、茯苓、乌药各 15g，枳壳、白术、桃仁各 12g，木香、牛膝、炒穿山甲各 9g，辨证加减：兼表证改肉桂为桂枝 6g；兼气虚者去泽泻，加黄芪 30g，党参 15g；兼湿热者加黄柏 12g，车前草、虎杖各 30g；血尿明显者加小蓟 15g，琥珀（吞服）1g，每日 1 剂，水煎分 2 次服。均以治疗 1 个月为一疗程，2 个疗程结束统计治疗结果。治疗结果：2 个疗程结束后，治疗组疗效明显优于前列康组和泰舒滴丸组（分别为 $P < 0.01$ 和 $P < 0.05$），治疗组结果显示 1 度、2 度增生疗效明显优于 3 度增生者（$P < 0.01$），治疗组和前列康组治疗过程中无明显不良反应，泰舒滴丸组少数患者出现乳房肿大，轻微胃部不适，恶心等症状，个别患者因不能耐受而停药。

【病案举例】

1. 蔡某，男，81 岁，1991 年 3 月 12 口初诊。患者于 1 个月前患痢疾，经用西药治疗（用药不详），痢止后即出现二便不通，后经治疗大便已通畅，惟小便仍不通。经检查发现前列腺肥大并纤维化，遂采用保留尿管排尿。后又经过药物、针灸及清洗膀胱等治疗后，尿液可沿着导尿管外侧流出，取出导尿管仍不能排尿，特求治于赵老。诊见患者精神一般，痛苦病容，少腹时有坠胀感，双下肢有指凹性水肿，保留导尿管排尿，舌质淡胖大苔白滑，脉弦大重按无力，尺脉尤著，此乃肾阳亏虚，气化不行，治宜温补肾阳以化气行水，方用五苓散加味。桂枝 10g，白术 12g，茯苓 20g，猪苓 15g，制附子 10g，泽泻 15g，山茱萸 12g，车前子 15g（布包），甘草 3g。服药 1 剂，足肿即见消退，服完 3 剂，双足水肿全消，精神为之大振，照上方桂枝减至 6g，加琥珀 3g（冲），又服药 3 剂，用力已可自行排尿。照上方再加黄芪 15g，又服 3 剂，去掉导尿管可自行排尿 2 次，而后又不能排尿，照上方黄芪加至 20g，连服 6 剂。去掉导尿管白天可自行排尿，但夜间仍不能自行排尿，此肾阳亏虚未复之兆也，照上方另加肉桂 3g（冲），如此加减化裁，又连续服用 12 剂，小便通畅，诸症悉平，1 年后随访未复发。[16]

2. 孟某，男，70 岁，1992 年 12 月 7 日初诊。患者素有冠心病已 10 余年，近年来出现下肢浮肿，午后较重，常服氨茶碱、氢氯噻嗪等药，病情时轻时重。诊见患者形体肥胖，时有头晕，心慌气短，体倦乏力，下肢有指凹性水肿，小便频数、量少，舌淡胖边有齿痕，苔白滑，脉弦细。此乃水湿停滞，气化不行，治宜温阳助气化，健脾利水湿，投以五苓散加味，处以桂枝 10g，茯苓 20g，白术 12g，泽泻 12g，薏苡仁 30g，猪苓 15g，砂仁 10g，太子参 12g，车前子 15g（布包），甘草 3g，服药 6 剂，小便明显增多，下肢浮肿消退，但稍一活动即感心慌气短，上方加黄芪 15g，又服 6 剂。下肢浮肿全消，惟觉全身困倦乏力，又在原方基础上稍作加减，又连服 20 余剂，诸症悉平。半年后随访，患者身体健康，未见复发。[17]

3. 刘某，男，68 岁，因前列腺肥大，准备手术。余诊视，少腹坠胀，小便点滴，烦躁不安，大便每 1～2 天 1 次，质软，脉弦缓，舌淡润薄白苔。处方：白术 10g，茯苓 15g，泽泻 10g，猪苓 10g，桂枝 10g，台乌药 10g，牛膝 10g，炒小茴香 10g，嘱服 2 剂。药后膀胱坠胀明显减轻，小便能自行排出，尿量增加，共服 4 剂，小便流畅。[15]

按：本病是老年常见病，轻则小便不畅，重则点滴全无，痛苦至极。不少医者以为用活血化瘀，诸如穿山甲、王不留行类药取效。殊不知本病除手术治疗外，中药的攻坚破积是于病无益的，老年前列腺肥大既是病理变化，也是生理的必然，岂能用活血攻破药根治，这是不符合临床事实的。但从膀胱气化不利，肾虚不能布化来认识其小便淋漓不通，是有道理的。西医手术是根本治疗办法，但用中药也不失为有效之举。

4. 吴某，67 岁，1992 年 5 月初诊，患小便难年余，在某医院诊断为前列腺增生症，半年前，直肠癌手术后，感小腹坠胀，小便难加重，临厕久解不出，尿后点滴不尽，刻诊：面色㿠白，精神疲乏，食欲不振，气短而语声低细，舌淡苔薄，脉细弱，证属脾气不升，浊阴不降。治法：升清降浊，化气利水。方选补中益气汤合五苓散加减。药用：黄芪 30g，党参 10g，升麻、柴胡各 5g，桂枝、白术、茯苓各 10g，泽泻 15g，通草 6g，车前子（包）20g，服用 3 剂之后，精神好转，小便较前通畅，仍有尿不尽之感，继服上方 5 剂，诸症皆平。[18]

按：本例患者久病体弱，致脾虚而清气不能上升则浊阴就难以下降，小便因而不利，正如《灵枢·素问》云"中气不足，溲便为之变"。中气不足故气短语低，中气下陷，升提无力故小腹坠胀，脾气虚弱，运化无力故精神疲乏，食欲不振。舌淡、脉细弱均为气虚之证。故用黄芪、党参、升麻、柴胡补中益气升提，配桂枝、白术温阳化气，并加少量通利小便之药，方证合拍，小便自通，诸症随愈。

5. 许某，男，75 岁。因进行性排尿困难 10 余年，于 1994 年 8 月到本院初诊。就诊时诉尿频、夜尿次数增多，每晚 3～6 次，滴沥不尽，尿线细，伴腰痛，全身乏力。查：舌质淡苔腻，脉沉。肛门指诊：前列腺 3 度肿大，质较硬，表面光滑，中央沟消失；B 超示前列腺 5.1cm×4.2cm×3.1cm，膀胱残余尿 83ml，最大尿流率为 8.3ml/s，排尿时间为 74s。西医诊断前列腺增生症。中医诊断癃闭，证属气虚水积。即予益气导水汤 10 剂。复诊诉病情明显好转，夜尿次数减至每晚 2～3 次，再予益气导水汤 20 剂，患者小便次数每晚仅 1～2 次，且通畅，无尿滴沥等病证。舌质淡苔薄，脉缓。B 超：前列腺大小为 5.0cm×4.2cm×3.0cm，膀胱基本无残余尿，尿流率达 15.6ml/s，排尿时间为 36s，病情基本控制。此后嘱间断服用本方治疗。病情追踪未见复发。[19]

按：本病的发病主要与水液运化和气化有关。而上焦肺主治节，为水之上源；中焦脾主运化，运化水湿；下焦肾主水，司膀胱开合。肺、脾、肾三脏虚弱，膀胱气化受阻，开合失司，则水湿停积而形成癃闭。故治疗上必须调整肺、脾、肾功能，宣通三焦，促进膀胱气化。益气导水汤用四君子汤加黄芪、山药益气保元，健脾利湿，使后天有权，元气自旺；合五苓散用桂枝通阳化气行水，白术健脾燥湿，茯苓、泽泻通利小便，导水下行。而不用猪苓者，盖茯苓、泽泻、猪苓为渗淡之品，以猪苓为最，而水为阴邪，过用渗利，复益其阴，而重竭阳气，反助其邪，故不用之；泽泻、白术、王不留行，名"导水散"，为后世专治前列腺增生致小便不畅所设，红藤、王不留行活血散瘀，滑利下行，为治泌尿系疾病之要药。加之本方有桔梗开提肺气，宣通上焦，以利水之上源；薏苡仁、茯苓健脾助运，利中焦之湿；泽泻通利膀胱，加桂枝助膀胱气化，利下焦之湿，使气机舒畅，三焦宣通。本方虽未补肺而肺金生，培土生金之故；虽未补肾而肾精足，后天养先天之理，仅运一中州，使肺、脾、肾水湿均得以运行，膀胱气化得以伸展，关窍豁然，水湿通利。

三、睾丸结节

睾丸结节即睾丸硬结，是一种原因不明性疾病，一般愈后良好，如无合并其他病变，不影响生育。一般无需治疗。若结节反复出现，则应采取相应措施，如手术切除。中医中药对于睾丸结节的治疗可取得较好效果，可减轻患者痛苦。

【病案举例】

陈某，男，65岁。2001年10月11日初诊。右侧睾丸结节伴肿大不适2年。2年前发现右侧睾丸结节，先后经三家省级医院（含肿瘤医院）、一家副省级医院诊治，效不佳，均建议手术切除。患者拒绝。今年8月上旬发现左侧睾丸亦然。经服中药20余剂，效亦不佳。经穿刺检查，排除恶性之可能。肿块随心情好坏而减增。大便欠畅，夜尿3次，脉左细右弦，舌红，舌体胖大，苔白厚而滑。证属肝郁脾湿，前阴失司。治宜疏肝健脾，理气软坚。方用逍遥散加味：当归12g，赤芍、白芍各15g，柴胡10g，薄荷8g，茯苓20g，炒白术12g，炙甘草8g，橘核20g，荔枝核30g，牡蛎30g，杏仁10g，瞿麦15g，桂枝6g，生姜10g。6剂。至12月17日止，共9诊，上方略作损益，服药49剂，结节消失。2002年3月11日第10诊：诉春节前，其痛失"古今中外，无所不通"的残疾爱子，悲伤太过；其惟一的女儿又下岗，且考研落败，将气全出在其头上，导致老病复燃。诉睾丸肿复如前，阴囊潮湿。经西医诊断为睾丸肿块；鞘膜积液。脉细濡，舌暗，苔白滑，中部厚。证属肝肾气虚，脾虚生湿。治宜温暖肝肾，健脾利湿，方用吴茱萸汤合五苓散加味：吴茱萸 8g，党参 12g，大枣 10g，生姜 20g，泽泻 24g，桂枝 6g，炒白术 12g，茯苓 12g，猪苓 10g，防己 12g，橘核 20g，荔枝核 30g，苦参 12g，乌药 8g，益智仁 8g，延胡索 15g。3 剂。从 3 月 14 日至 5 月 9 日共 14 诊，服药 36 剂，肿块时小时大。5 月 14 日第 25 诊：诉除睾丸肿胀外，又尿偏急，欠畅，两下肢略肿，大便日一行，质稀，脉弦，舌暗，苔白。证属肝肾阳虚，水无所制。治宜温暖肝肾，宣肺利水。方用真武汤合五皮饮加味：连皮茯苓 35g，炒白术 12g，赤芍、白芍各 15g，制附片 8g，陈皮 10g，大腹皮 10g，姜皮 10g，桑白皮 20g，防己 12g，车前子 10g，川椒 8g，杏仁 10g，生姜 10g。5 剂。从 5 月 21 日至 10 月 13 日计 19 诊，服药 82 剂，以上方为主，适当出入，其中从 8 月 19 日至 8 月 25 日去五皮饮，导致病情轻度反复，恐多系宣肺利水解郁之力不足使然。附片从 8g 一直加到 30g，肿块方逐渐乃至完全消散。为防复燃，又以上方加枸杞、生地、淫羊藿、大（浙）贝，为丸一料。以补肾理气，使金水相生。追访至今，未再复发。[20]

按：虽肾开窍于前后二阴，但肝经亦绕阴器。故初诊时尽管脉不弦，加之其受情绪影响，故仍治从肝。肝肾同源，肾阳虚，不能温养肝木，也易致肿块不消，故藉治肾以疏肝。在炎炎盛夏，大胆使用附片，乃因：白滑苔迟迟无改善；性功能几乎丧失。故只能舍弦数脉（5 月 14 日起）而从症。服含附片（与余药同煮，沸后以文火煮 50～60min 即可）达 99 剂之多，竟未显伤阴之弊。在长达 1 年的治疗中，前后共 44 诊，服药计 175 剂，终于免除了睾丸被切之苦。患者积极配合，坚持不懈，发挥了重要作用。

四、射精排尿症

【病案举例】

韩某，男，36 岁。1997 年 8 月 12 日初诊。1 年前，无明显原因出现射精时遗尿，虽于房事前反复排尿，但每欲射精时仍有小便排出，房事后少腹稍痛，余无明显不适。西医检查无异常发现，按神经官能症予谷维素、刺五加片等治之无效。查其舌淡苔白，脉弱。细询之，知其素有手淫之癖，平素饮水后即欲排尿但排出不畅。此为太阳蓄水证，予五苓散治之以观其效。药用：猪苓、泽泻各12g，土炒白术15g，茯苓18g，桂枝3g。3剂。水煎服，早晚饭后各服1次。8月16日复诊，近日未有房事，饮水后仍有尿意，但排尿较前通畅。上方加车前草12g，续服6剂。三诊：小便次数增多，前晚房事时仍有尿意，但能控制，中断房事后亦无小便排出，舌脉同前。上方加炒薏苡仁30g，继服6剂。四诊：房事时仍有尿意，但较前减轻，射精时已无尿液排出，房事后少腹仍有微痛。遂予上方加赤芍12g，续服6剂以资善后。1998年元旦患者来访，言其痼疾已愈，除偶有少腹拘急外，余无异常。[21]

按：射精排尿症，临床并非罕见，多由前列腺炎或神经衰弱所致。此类患者平素多有小便不畅之症，故将其定为太阳蓄水证，以张仲景五苓散化气利水治之，疗效尚可。

五、白浊

白浊系尿道口经常流出白浊物，或茎中作痒作痛，但尿色不浊者。常见于慢性前列腺炎、精囊炎患者。病机以湿热内蕴，膀胱气化不利多见，治以五苓散加萆薢、车前子、黄柏化气行水、清热利湿。伴腰酸痛者加牛膝、续断。

【病案举例】

李某，男，32岁。半年来常小腹胀闷不适，尿频急，排尿时尿道口有白色糊状黏液体流出，伴尿道灼热，腰酸，大便溏而不爽。前列腺液常规检查：白细胞（＋），卵磷脂小体3～4/HP。苔稍黄腻，脉濡缓。方用：茯苓、牛膝各15g，泽泻、白术、猪苓、续断、萆薢、车前子、黄柏各10g，桂枝6g。服药1周，上述诸症缓解，再服药1周告愈。[6]

六、淋病

淋病是性传播疾病之一。急性淋病，发病急，患者尿频、尿急、尿痛，尿道口红肿瘙痒，有脓性分泌物外溢。证属下焦湿热蕴毒者，可以五苓散加减化气行水，酌加土茯苓、苦参、龙胆草、野菊花等，以增强清热解毒之功。

　　【病案举例】

　　张某，男，33岁。诉有不洁性行为。近日尿频、尿急、尿痛，尿道口有脓性分泌物外溢，龟头红肿灼痛，龟头与内裤摩擦时疼痛加剧，舌质红，苔黄腻。淋球菌培养阳性，腹股沟淋巴结肿大。证属湿热蕴毒结于下焦。治拟清热解毒，利湿通淋。药用：茯苓15g，泽泻、白术、猪苓各10g，桂枝6g，土茯苓、龙胆草、苦参各30g，5剂后尿液渐清，尿急痛明显缓解，再服10剂上述诸症消失，龟头红肿消失，淋球菌培养阴性。随访8个月未见复发。[6]

　　七、阴汗

　　阴汗是指阴囊局部、会阴部多汗、潮湿的病症。中医辨证属肾阳不足、寒湿内生，或属肾阴不足、虚火迫津外泄，但以湿热下注者最为多见。临床患者除阴部多汗外，常兼见小便不利，阴痒，内裤黄染，苔黄腻。治以五苓散合四妙散，酌加赤小豆、苍术、薏苡仁、苦参等清热燥湿止汗。

　　【病案举例】

　　林某，男，25岁。阴囊潮湿多汗4年，近日加重。症见阴部瘙痒，黄染内裤，尿短赤，舌质淡红，苔黄腻。证系湿热久羁下焦。治以清热祛湿止汗，方用五苓散加减。药用：泽泻、苍术、白术、猪苓各10g，赤小豆30g，薏苡仁、茯苓、苦参各15g，桂枝6g。服药1周，阴囊潮湿减轻，阴囊痛痒诸症缓解，再服药1周告愈。[6]

　　八、非淋菌性前列腺炎

　　非淋菌性前列腺炎是性传播疾病，现代医学病原学分析该病由沙眼衣原体和解脲支原体引起，该病原体是介于细菌和病毒之间的一大属微生物，本病临床表现为排尿不适，小腹坠胀，腰背酸胀或疼痛，继之出现阳痿，早泄等。现代医学无针对性药物治疗或治疗效果不显，而且认为与患者的免疫功能有关。运用中医中药治疗，可取得较好疗效。五苓散温阳化气，利水渗湿，切中本病湿热毒邪壅结于下，气化失司的病机，故用五苓散治疗本病，可取得一定疗效。

【病案举例】

男，30岁，就诊时间1997年6月3日，有婚外性生活史，3年前曾患急性淋病，经治疗痊愈，而后出现尿频尿急，尿点滴，小腹坠胀，性欲减退，长期西药治疗无效。衣原体、支原体培养阳性。血清学试验：抗体阳性，前列腺不对称性肿大，质硬，舌边红，苔腻微黄，脉弦。此为湿热邪毒壅结于下，气化失司所致，宜五苓散化裁。处方：桂枝10g，白术10g，茯苓10g，泽泻10g，猪苓10g，七叶一枝花20g，白花蛇舌草15g，败酱草10g，栀子6g，龙胆草10g，服5剂症状明显减轻，又服5剂症状消失，继服20剂。复查各项阳性指标转为阴性，停药6个月未复发，应患者要求调补剂一剂，至今安好。[22]

按：方中白术、泽泻、茯苓、猪苓均有渗湿之功，不乏扶正之效；桂枝通经化气；关于栀子、龙胆草之用，《内经》"肝经布两肋，循少腹，绕阴器"，此之"阴器"即指男女内外生殖器，前列腺可属此也，笔者认为此二药可除湿热，亦可归经也；七叶一枝花、白花蛇舌草、败酱草可解毒邪。本方可谓标本兼治，攻补兼施，获效甚佳。

九、男性不育

夫妇在婚后同居3年以上，未用任何避孕措施而女主不受孕者，或曾有过孕育史，之后3年以上未受孕者，应考虑为不育症。由男方因素引起的不能生育称为男性不育。临床上可分为绝对不育和相对不育，前者指完全没有生育的能力，如无精子症；后者指有一定的生育力，但生育力低于怀孕所需要的临界值以下，如精子减少症。本病又分为原发性不育和继发性不育，前者是指婚后从未生育过，后者指婚后曾有过孕育史，而后再未生育。本病属中医学"绝孕"、"无子"、"五不男"等病症范围，常见肾精不足、气血两虚、湿热下注及肝郁气滞等证型。

【病案举例】

孟某，男，25岁。婚后5年未育，精液常规化验异常，女方经检查无异常。多方求治无效，于1993年3月求余诊治。见患者精神好，无任何自觉症状，舌淡红，苔薄白，脉弦。精液常规示：外观灰白色，量约 5ml，未液化，活动率 40%，活动度差，计数 3.5 千万人。余从常规考虑，病因在气虚，气虚则推动、运输无力，故活动率低。治疗从补益肾气入手，方用肾气汤：桂枝 8g，制附子 6g，熟地 10g，山药 10g，山茱萸 10g，茯苓 10g，丹皮 10g，泽泻 8g，淫羊藿 10g，仙茅 10g。每日 1 剂。一、二煎共取汁 500ml，早晚饭前分服，进药 15 剂。复查精液常规，外观灰白，量约 4ml，未液化，活动率 20%，活动度差，计数 3 千万。此时，患者思想负担很重，欲放弃治疗，余劝其坚持 1 个月。考虑病因在湿阻，湿性黏滞，阻滞精液液化，致活动率降低。治以清热除湿，健脾利湿。方用龙胆泻肝汤：龙胆草 10g，栀子 10g，黄芩 6g，柴胡 15g，生地 10g，泽泻 10g，当归 10g，木通 6g，车前子 10g（另包），生甘草 3g。五苓散加味：桂枝 5g，茯苓 15g，猪苓 10g，泽泻 10g，白术 10g，陈皮 10g，半夏 10g。上述 2 方交替服用，煎法同上，早晚饭后分服。1 个月后复查精液常规：外观灰白，量约 5ml，液化，活动率 >5%，活动度良好，计数 1.03 亿。效不更方，继续服药 1 个月，复查精液常规：外观灰白，量约 5.5ml，液化良好，活动率 90%，活动度良好，计数 1.2 亿。2 个月后喜来告余，其妻怀孕。于 1994 年正常分娩一健康女婴。[23]

按：《男性病证治纲要》中将男性病分为 9 型 77 个证，100 余方，均有证可循。本文所及无任何自觉症状。辨证治疗从精液常规化验分析，先用肾气汤加味温补肾阳，后交替服用龙胆泻肝汤清下焦湿热，五苓散加味利水渗湿，健脾化气。以达到去湿邪，充肾气，健脾气，则精液自然液化，精子量、活动率、活动度等恢复正常。

十、前列腺炎

前列腺炎是男性常见病，绝大多数发生在青壮年，临床上前列腺炎可分为急性和慢性两种。急性前列腺炎临床上较少见，慢性前列腺炎在成年人群中发病较高，约占泌尿外科门诊患者的 1/5 左右，因慢性前列腺炎多伴有精囊炎，故又称为前列腺精囊炎。引起慢性前列腺炎的致病微生物主要是细菌，其次有病毒、支原体、衣原体以及其他致敏原等。性欲过旺、前列腺充血、下尿路梗阻、会阴部压迫、损伤，邻近器官炎症病变波及前列腺以及全身抵抗力下降等等，都可能是造成慢性前列腺炎的原因之一，甚至患者的精神状态也是影响症状轻重的一个因素。根据其临床表现，大致相当于中医学"淋病"、"精浊"、"肾虚"等病症。采用中医药治疗，可取得良好疗效。

【病案举例】

王某，男，27岁，1996年7月初诊。患前列腺炎在某医院治疗3个月未效。就诊时自诉排尿涩滞不通，每次排尿往往中断2~3次，且有余沥。偶有白液甚至血丝排出，烦躁难寐。伴见口干欲饮，舌绛无苔，脉弦紧。证属肾虚湿滞，尿道瘀阻。治宜健脾祛湿，益肾通瘀。方用五苓散加减。处方茯苓、金钱草、夜交藤各30g，猪苓、白术、车前草、虎杖、丝瓜络、玄参各15g，泽泻、赤芍、牛膝、菟丝子各12g，生地18g。水煎服，每天1剂。服2剂后有效，依此加减，服40余剂而病除。后嘱服六味地黄丸以巩固疗效。随访1年，未见复发。

按：本例乃肾虚湿滞兼燥，故不用桂枝。加生地、赤芍润燥祛瘀，虎杖微苦微寒，散癖止痛，祛风利湿；伍以丝瓜络之通利，则消炎止痛之力益增；车前草、金钱草祛湿利水，使湿邪从水道而泄；玄参降浮游之虚火，配夜交藤则降火交神；菟丝子益肾；牛膝补肝肾散瘀而引药下行。药用2剂则症减，40余剂即告痊愈。[24]

参考文献

[1] 杨文清．导气汤合五苓散治疗鞘膜积液11例小结．甘肃中医，1999，12（1）：28~29

[2] 李强，李华，杜日荣．加味五苓散治疗睾丸鞘膜积液．齐齐哈尔医科大学杂志，2000，21（4）：412

[3] 刘卫．加味五苓散治疗睾丸鞘膜积液20例．1998，（3）：44

[4] 赵云猛，王翠琴，费宗祥．酒精注射加加味五苓散治疗鞘膜积液45例临床分析．实用中西医结合杂志，1997，10（21）：2067

[5] 潘正平．舒肝渗湿汤治疗睾丸鞘膜积液36例．江苏中医，1999，20（3）：29

[6] 黄海．五苓散在男科病中的应用．湖北中医学院学报，2002，4（4）：100

［7］段俊英．五苓散临床新用验案．光明中医，2005，20（4）：49

［8］刘华峰，杜玉秀．五苓散证运用举隅．河南中医，2004，24（2）：13

［9］曾玉玲．五苓散加减治疗小儿水疝32例临床报告．湖南中医药导报，2002，8（9）：545~547，

［10］任勤，马永田．五苓散在外科中的应用．中国中西医结合外科杂志，1999，5（1）：15

［11］戎士玲　张贵印．五苓散加味熏洗治疗水疝验案一则．中医外科杂志，1998，7（2）：46

［12］肖红．五苓散加味治验水疝1例．实用中医内科杂志，1998，13（4）：14

［13］徐彦，顾晓箭，张亚大，等．BPH患者行经尿道前列腺等离子切除手术后使用内补黄芪汤合五苓散体会．第五次全国中西医结合泌尿外科学术会议论文汇编，2005：119~120

［14］欧春．加味五苓散治疗前列腺增生症临床观察．广西中医药，1997，20（5）：12~13

［15］戴安伟．加味肉桂五苓汤治疗良性前列腺增生38例疗效观察．新中医，1999，31（3）：16~17

［16］赵清理．活用经方经验拾零．河南中医，1998，18（2）：3~4

［17］彭立元，王秀荣．五苓散治疗外科病举隅．菏泽医专学报，2000，12（3）：96

［18］蔡雪琴．前列腺增生症治验集录．辽宁中医学院学报，1999，（6）：100~101

［19］朱晓明，周莉萍．益气导水汤治疗前列腺增生症40例．湖南中医学院学报．1996，16（2）：29~30

［20］陈国权．立足肝木疗杂症三则．中国临床医生，2004，32（11）：54~55

［21］张金玺．经方治验三则．辽宁中医杂志，1999，26（7）：323

［22］张学林．经方治疗非淋菌性前列腺炎验案．现代中西医结合杂志，2003，12（21）：2328

［23］成玉峰．男性不育治疗一得．甘肃中医，1997，10（2）：35

［24］黄瑞细．五苓散临床应用举隅．新中医，2001，33（8）：61

第八章

耳鼻喉科病证

一、梅尼埃病

梅尼埃病是一原因不明的，以膜迷路积水为主要病理特征的内耳疾病。临床表现为反复发作性眩晕、感音神经性耳聋、耳鸣，可有耳内胀满感。亦称为"美尼尔病"。该病临床上以一侧耳鸣、耳聋伴有突然性眩晕发作为特点，可经药物治疗或自行缓解。临床发病率较高，以 40~60 岁之间患者多见，男性发病率较高。现代医学认为植物神经功能紊乱可能为致病之主要原因，还与下列因素有关：变态反应性疾病、身体水分代谢紊乱、维生素 B 缺乏、感染病灶引起等。在临床中，多见情绪波动为此病诱因。

梅尼埃病属中医学"耳眩晕"范畴。中医学认为本病是由于外感六气而致病，又内伤脏腑而发病，并以内伤为主。内伤之中，又有风、火、痰、虚多种，其中，以肾、脾之虚居多。若患者平素情志不舒，肝气郁结，化火生风，风火上扰，或暴怒伤肝，怒则气上，升发太过，上扰清窍，发为眩晕；或饮食不节，劳倦过度，思虑不解，过服寒凉之物，损伤脾胃，则生化不足，气血亏少，不能上荣，或运化失司，聚湿生痰，阻遏阳气，蒙蔽清窍，故生眩晕；或先天不足，房劳过度，病后失养，耗伤肾阴，精髓不足，髓海空虚，耳窍失养；或阳虚生寒，不能化水，寒水停聚，上泛耳窍，眩晕则犯。故本病在脏腑方面，与肾、脾、肝的关系最为密切，虚者多在肾与脾，实者多在肝。

【临床应用】

王氏[1]近年来以半夏白术天麻汤合五苓散为主治疗梅尼埃病50例，疗效满意。药用：法半夏10g，天麻15g，白术15g，茯苓15g，猪苓10g，泽泻10g，桂枝6g，陈皮10g，磁石20g，生姜3片。治疗结果：50例中治愈38例（76%），有效10例（20%），无效2例（4%），总有效率96%。冷氏[2]应用加味五苓散治疗梅尼埃病76例，取得了满意的疗效。全部患者均采用加味五苓散治疗。基本方：桂枝、白术、茯苓、猪苓、泽泻、藿香、半夏、厚朴各10g，党参12g，水煎内服，每日1剂。治疗结果：①眩晕疗效：治愈20例，显效27例，有效23例，无效6例，治愈率26.3%，显效率35.5%，有效率30.2%，总有效率92.1%。②听力疗效：显效44例，有效22例，无效10例，显效率57.9%，有效率86.8%。周氏[3]等从1993年5月至1996年3月，运用加味五苓散从水论治103例梅尼埃病患者，疗效满意，并与西药常规治疗组50例作了对照观察。两组患者基本情况有可比性（$P > 0.05$）。治疗组单独服用加味五苓散，药物组成：泽泻30~60g，茯苓20~30g，白术20~30g，猪苓10~20g，桂枝10~15g，法半夏10~15g，代赭石30~50g，天麻10~20g，石菖蒲6~10g，甘草3~6g。对照组采用西药常规治疗：安定5mg，每日3次口服，烟酸0.1mg，每日3次口服，必要时肌内注射胃复安10mg止呕，补液维持水电解质平衡。2组均以6天为1疗程，每例观察1疗程。治疗结果：治疗组疗效明显优于西药常规组（$P < 0.01$）。绪氏[4]等运用五苓散加减治疗梅尼埃病65例，取得了满意疗效。治疗方法：患者均采取用五苓散加减进行治疗。基本方：白术10g，茯苓10g，泽泻10g，猪苓10g，桂枝6g，车前子10g（布包），天麻10g，钩藤15g，水煎服，每日1剂，2次分服。治疗结果：经过以上治疗，痊愈60例占92.3%，显效3例（4.6%），好转1例（1.53%），无效

1 例（1.53%），总有效率98.46%。症状消失最多6剂，最少2剂，平均3.2剂。李氏[5]等应用五苓散加味，治疗梅尼埃病28例，疗效显著。治疗方法：五苓散加味；泽泻18g，猪苓15g，茯苓、桂枝、白术各9g。治疗结果：临床治愈23例，为82%；好转3例，为10.7%；无效2例，为7.1%。总有效率为92.9%。许氏[6]临床应用络泰针剂配合中药自拟方（五苓散合六味地黄汤加减）治疗梅尼埃病60例，取得了满意疗效。治疗方法：以400mg络泰针（主要成分为三七总甙）加入0.9%生理盐水250ml中静脉点滴，每日1次，10～14天为1个疗程，若患者气虚明显者，可加参麦或黄芪注射液静脉滴注，中药用六味地黄汤合五苓散加减：茯苓15g，泽泻20g，桂枝、丹皮、山茱萸、猪苓各12g，白术、山药、熟地、枳实各10g，天麻5g，炙甘草3g，水煎服，每日1剂，治疗结果：第1个疗程，症状完全消失32例；第2个疗程，症状完全消失16例，症状明显减轻6例；症状无明显改善6例，有效率90%。张氏[7]等采用中西医结合方法治疗梅尼埃病113例，疗效满意。治疗方法：先予20%甘露醇250ml快速静脉点滴，在30min内滴完，稍后急煎加味五苓散口服，药用：泽泻30g，白术25g，猪苓20g，天麻10g，钩藤15g（后下），清半夏15g，陈皮10g，生姜20g，1剂，顿服。治疗结果：113例经首次治疗后，治愈（临床症状消失）96例，占84.96%；显效（症状明显减轻）10例，占8.85%；有效（原有症状好转，仍遗留有体位改变时眩晕加重）7例，占6.19%，总有效率100%。仲氏[8]等采取中西医结合治疗耳源性眩晕病28例，取得较大疗效。治疗方法：①西药：5%葡萄糖250ml，加入利多卡因100mg静脉滴注，每日1次，用药前常规心电图检查正常均可使用，心率少于60次/分者禁用。一般情况下用1～2次即可。②中药：采用五苓散加减，药用白术、茯苓、泽泻、车前子（布包）、钩藤各15g，桂枝、天麻各10g。水煎服，每日1剂，早晚分服。此外还配合穴位封闭治疗。治疗结果：痊愈18例，占64%；显效10例，占36%；总有效率100%。治愈最短时间为1个疗程，最长时间为2个疗程。万氏[9]在使用温胆汤的基础上，合用五苓散加减治疗内耳眩晕病，收到了较满意的疗效。药物组成：半夏10g，茯苓30g，陈皮6g，枳壳10g，竹茹10g，桂枝6~10g，白术10g，泽泻15g，猪苓10g，甘草5g，生姜3片。每日1剂，水煎日服2次，3~7剂为一个疗程。治疗结果：近期治愈52例，好转7例，无效1例。陶氏[10]应用五苓散加味治疗内耳眩晕34例，疗效满意。治疗方法：五苓散为基础方，症见眩晕、耳鸣、听力减退者，茯苓20g，猪苓12g，泽泻30g，白术15g，桂枝15g。结果34例症状全部消失，服药最少者3剂，最多者39剂。对全部病例进行了随访，初发者18例3年内无1例复发，16例反复发作者，其中1年内未发作者10例，1年内发作1次者4例，半年内发作1次者2例，发作时症状轻微，持续时间短，再服本方仍有显效。

【病案举例】

1. 李某，男，39岁，1998年6月13日初诊。患者自述眩晕、周围景物转动、不能睁眼、耳鸣、听力减退10余天，伴有胸闷、呕吐清涎、口苦，舌质淡，边有齿痕，苔白腻，脉滑。曾先后用西药扩血管剂、能量合剂等无效。查血、尿、大便常规，肝功能、肾功能、血脂均正常，头颅CT、颈部彩色多普勒未见异常。测血压15.5/10 kPa。五官科检查：眼球震颤，听力测定为感音性听力减退。中医诊断：眩晕。西医诊断：梅尼埃病。根据患者脉症，属痰饮中阻，清阳不升，少阳厥阴风阳上扰。治宜利湿化痰，和解少阳。方用柴胡五苓散加减：柴胡10g，半夏10g，黄芩10g，党参10g，白术10g，石菖蒲6g，泽泻18g，茯苓15g，猪苓10g，桂枝10g，生姜6g，大枣4枚，3剂。1998年10月16日二诊：眩晕耳鸣减轻，听力有所恢复，呕吐已除，但头昏重如蒙，上方加天麻10g，陈皮10g，继服5剂。1998年10月21日三诊：口苦、口干已除，自述头脑清爽，再未出现眩晕，仍有间断性耳鸣，上方去党参，加菊花12g，继服6剂，诸症悉平，配散剂1剂以巩固：柴胡40g，半夏40g，黄芩40g，白术40g，茯苓45g，泽泻75g，猪苓40g，桂枝30g，生姜20g，炙甘草20g，陈皮30g，天麻40g为散剂，每次服6g，每日3次，随访半年未见复发。[11]

按：此例患者其表现为痰浊中阻，少阳厥阴风阳上扰，故治宜和解少阳，利湿化痰。方用柴胡五苓散加减，使少阳厥阴风阳得平，痰湿得化而症除。

2. 患者，女，34岁，1996年10月6日初诊。感觉自身及周围景物旋转，站立不稳，并伴呕恶，水入即吐，曾服眩晕停、谷维素等药物治疗，效不显。现患者坐立不安，痛苦面容，面色少华，舌质淡，苔白腻，脉浮。吾以之为肾虚水泛，内生痰饮之邪，上扰清空而致。试投五苓散以治之：白术10g，猪苓10g，茯苓12g，泽泻15g，桂枝10g。水煎服，每日1剂。服药2剂，诸症均消除。[12]

3. 王某，女，43岁。因突发旋转性眩晕2h，于1994年4月5日就诊。患者既往有眩晕病史3年，耳鸣耳聋，耳内胀满感，呕吐，每因精神紧张或受凉而发病，查体：面白，精神不振，双眼水平震颤，舌淡苔腻，脉沉缓。血压15.9/10.6kPa，颈椎MRI检查未发现异常。西医诊断：耳源性眩晕症。中医诊为脾肾虚弱、运化不利、水湿不化、聚而生痰、上蒙清窍而致。治以健脾利水、除湿化痰。五苓散加减：白术、茯苓、泽泻、猪苓、车前子（布包）各15g，桂枝、制半夏、甘草各10g。水煎服，每日1剂，早晚分服，服5剂。5%葡萄糖250ml、利多卡因100mg静脉滴注1次，取太阳穴（双侧）、安眠1（左侧）、风池穴（双侧）、翳风穴（右侧），用利多卡因20mg、维生素B$_1$ 100mg、维生素B$_{12}$ 500mg，分别穴位注射，治疗1个疗程痊愈，随访2年未复发。[8]

4. 来某，女，50岁，1994年6月5日初诊。近1年来患者常感头晕，视物旋转，如坐舟中，伴畏寒、耳鸣、泛吐涎沫，曾在某医院诊为耳源性眩晕，服西药不效。来诊症见：精神不振，身重倦怠，不敢睁眼，舌质暗，苔薄，脉沉弱，证属痰湿中阻。治拟健脾利湿化痰，五苓散加减茯苓20g，猪苓15g，桂枝10g，泽泻24g，白术10g，党参30g，生黄芪30g，制半夏10g，陈皮10g，生甘草5g。药用3剂，诸症均除。[13]

5. 居某，女56岁，职工，于1995年6月6日就诊。3天前突然眩晕，视物旋转，恶心、呕吐，右耳鸣，曾服用眩晕停、654-2片治疗，症状无明显改善而改服中药治疗。诊见患者闭目，痛苦呻吟，泛泛欲呕，心悸，失眠，口渴，不欲饮，小便不利，胸满痞塞，舌苔厚腻，脉弦滑。检查：血压15.9/10.6kPa，眼球有水平样震颤，心脑正常，耳内检查：双鼓膜轻度内陷，音叉查右耳轻度感应性耳聋，对冷热水刺激无反应。诊断：梅尼埃病。中医辨证痰浊中阻，水饮上犯。治以五苓散加味：白术 10g，泽泻 30g，猪苓 10g，茯苓 10g，桂枝 10g，陈皮 10g，清半夏 10g，钩藤 30g，菊花 10g，竹茹 10g，石菖蒲 10g，生姜 3 片。服药 3 剂后，恶心、呕吐、口渴、小便不利悉愈，仍感眩晕，失眠。原方去竹茹、生姜；加入天麻 10g，酸枣仁 30g，夜交藤 20g，服药 11 剂，诸症渐失，后来因劳累眩晕又作，诸症较前轻，予原方又服 16 剂，诸恙悉除。耳检：听力正常，前庭功能恢复，对冷热水刺激敏感，随访至今未复发。[14]

6. 张某，女，38 岁，1990 年 3 月 10 日初诊。患者眩晕反复发作 5 年余，呈突发性。近 3 天又犯旋转性头晕，伴恶心、呕吐、耳鸣。诊见泛泛欲吐，头晕欲扑地，痛苦貌，心悸失眠，胸满痞塞。舌质红，苔白厚，脉沉弦滑。血压 16/10kPa。诊断：梅尼埃病。证属痰浊中阻，水饮上犯。投猪苓 15g，泽泻 20g，白术 10g，茯苓 15g，桂枝 9g，菊花 12g，钩藤 30g，炒枣仁 30g，石菖蒲 10g，半夏 10g，生姜 5 片。4 剂，水煎服。药后呕吐止，失眠愈，眩晕减轻。上方加天麻 9g，服 7 剂后，诸症消失，随访 1 年无复发。[15]

按： 五苓散中茯苓、猪苓、泽泻淡渗利水，导水下行；白术健脾利湿；桂枝内助膀胱气化，外解太阳之表。菊花、钩藤平肝潜阳，俾脾胃之气升，则清阳出上窍，浊阴出下窍，阴阳调和，诸恙得平。

二、分泌性中耳炎

分泌性中耳炎是以中耳积液及听力下降为主要特征的中耳急慢性炎症性疾病。本病是以耳胀痛、耳内堵塞感、听力下降、耳鸣为特点。临床上按起病急缓、病程长短分为急性与慢性两种。本病多发生于儿童，为影响听力的主要病变。成人发生慢性分泌性中耳炎较少，但急性分泌性中耳炎常发生于上呼吸道感染、过敏性疾病、耳气压伤或鼻咽部恶性肿瘤。

分泌性中耳炎归属于中医学"耳胀、耳闭"范畴。中医学认为耳胀为病之初，多由于风邪侵袭、经气痞塞而致；耳闭为病之久，由于邪毒滞留而致，并与脏腑虚损有关，故多为虚实夹杂之证。

【临床应用】

凌氏[16]采用中西医结合方法，分期辨治本病，取得了较好的疗效。分期论治：根据其发生发展过程，将本病分为初期、中期、后期3期，①初期：多为风邪壅闭所致，可见鼻塞、流涕、身热、畏光、咳嗽等感冒症状；局部检查：鼓膜充血，鼓室有少量渗液，舌淡红，苔薄黄，脉浮数，治宜祛风清热，开窍通气，方用银翘散加减，药物：金银花10g，连翘10g，防风10g，牛蒡子10g，薄荷10g，芦根10g，葛根15g，桔梗10g，香附10g，川芎10g，生甘草6g，同时配合耳鼓膜按摩；耳局部红外线物理治疗，每日1次，每次20min；滴鼻用1%麻黄素滴鼻液或达芬霖，保持咽鼓管开放。②中期：多无明显感冒症状而以耳闭耳胀及听力下降为主，局部检查：鼓膜不充血或轻度充血，鼓室有明显积液，可见液平面，舌淡红，苔白腻，脉濡缓，证属脾虚湿泛，清窍闭阻，治宜健脾渗湿，利水通窍，方宗六君子汤合五苓散加减，处方：党参10g，茯苓10g，白术10g，法半夏10g，陈皮10g，猪苓10g，泽泻10g，桂枝10g，石菖蒲10g，生甘草6g，配合咽鼓管吹张；无菌条件下鼓膜穿刺抽液；再酌情使用抗生素及皮质激素。③后期：病情迁延3个月以上，自觉耳聋、耳鸣、耳内闭塞感，局部检查可见鼓膜呈乳白色或灰蓝色，不透明，如毛玻璃状，可有内陷或黏连，活动度降低，舌淡，苔薄白，脉沉细，证属脾虚气弱，清窍不开，治宜益气升清，活血通窍，方用益气聪明汤加减，处方：党参15g，黄芪15g，葛根15g，升麻10g，石菖蒲10g，远志10g，柴胡10g，川芎10g，丹参10g，生甘草6g，配合鼓膜按摩；同时使用改善内耳血液循环药物：如都可喜、ATP、烟酸片等。

【病案举例】

郭某，男，18岁，中学生，1992年4月7日初诊。旬日前感冒，畏寒、发热，近1周来鼻塞、头晕、左耳闭塞感，听力下降。查：左外耳道（－），鼓膜色淡黄，活动度差，松弛部及紧张部周边轻度充血，透过鼓膜可见液平面，随头位移动。音叉试验及纯音测听均示左耳传导性耳聋（中度）。苔白根腻，脉浮而滑。诊为左耳急性分泌性中耳炎，证属表证未尽，肺失通调，水湿内停耳窍，治以解表宣肺，利湿通窍，方以五苓散加味，药用：桂枝10g，玉桔梗10g，建泽泻

15g，炒苍术、白术各 15g，猪苓、茯苓各 15g，车前子 15g（包），通草 10g，郁金 10g，路路通 15g，石菖蒲 15g。同时用 10% 麻黄素液适量滴鼻，日数次，以利中耳通气。上方日服 1 剂，每剂两煎，连服 10 剂后鼻腔通畅，耳内闭塞感顿失，听力改善。"气化则湿化"，去桂枝，加柴胡 10g，香附 15g，取通气散（《医林改错》）意，以因势利导，续服十余剂后，鼓室液平面消失，听力恢复正常。[17]

三、过敏性鼻炎

过敏性鼻炎，又称为变态反应性鼻炎，为机体对某些变应原（亦称过敏原）敏感性增高而发生在鼻腔黏膜的变态反应，也是呼吸道变态反应常见的表现形式，有时和支气管哮喘同时存在。其主要病变为鼻黏膜上皮下、基底膜和腺体之间毛细血管扩张和渗透性增加，导致水肿，同时有嗜酸性粒细胞浸润。本病临床上以鼻痒、打喷嚏、流清涕、鼻塞为主要表现，其特点是呈阵发性和突然发作，起得快，好得也快，好后如常人，早晚为常发时间。局部检查见鼻腔黏膜苍白或灰淡、水肿，鼻分泌物涂片可见嗜酸性粒细胞增高。

过敏性鼻炎属于中医学"鼻鼽"范畴。中医学认为本病的发生原因有二：一是内在因素，多为脏腑功能失调，主要是肺、脾、肾三脏虚损；二是外在因素，多为风寒、异气之邪侵袭鼻窍而致病。另有外因与内因合而为患，乃由肺气虚弱，卫阳不固，风寒外邪乘虚而入，或异气诱发所致。因此本病的发生是机体的内因为本，外因为标，临床上以虚证表现居多。本病若不治，可持续多年或呈永久性，反复发病，或治疗失当，致肾气更虚，摄纳失常，较难治愈，且可并发过敏性鼻窦炎、鼻息肉等症。

【病案举例】

1. 李某，女，44 岁，工人，1992 年 6 月 6 日初诊。3 年多来，晨起时或稍受寒每易鼻痒鼻塞，淌大量清涕，喷嚏频作，尤以植物开花时节为甚，用酮替酚等能控制症状，但药后常头晕、嗜睡而畏服。平素畏寒、倦怠、纳差或便溏。查：鼻腔黏膜苍白，双下甲水肿，滴 1% 麻黄素液收缩之尚可，鼻道清涕汪汪；清涕涂片嗜酸性粒细胞增多；副鼻窦卡瓦位片（-）；变应原激发试验未做。面色苍白，舌淡苔薄，脉细缓。诊为变应性鼻炎。证属卫表不固，脾虚失运，气不摄津，湿浊上溢鼻窍，治以健脾化湿通窍，并予益气固表，方以五苓散加味，药用：猪苓、茯苓各15g，建泽泻15g，炒白术15g，肉桂6g（后下），潞党参15g，绵黄芪15g，淮山药15g，炒薏苡仁15g，陈皮15g，辛夷花10g，广藿香15g，乌梅20g。同时用1%麻黄素液与0.5%醋酸可的松液适量交替滴鼻，1日数次。上方日服1剂，每剂两煎，连服17剂后，鼻塞、淌清涕等症递减，宗原意重用益气健脾之品，服至30剂后诸症悉愈，遂改服辛夷鼻炎丸合参苓白术丸月余以巩固疗效。[17]

按：《伤寒论》五苓散原方用桂枝，在外解太阳之表，内助膀胱气化。对上述诸证，若病程中无表证可见者，易肉桂温阳化气更宜。

2. 张某，男，11岁。1990年诊。患儿长期反复流清涕不止，并时喷嚏如感冒状，但按感冒治疗往往少效。就诊中医多投辛夷、苍耳、玉屏风散之类，每当寒热变化益甚，闻辛辣刺激气味亦然。西医诊断为"过敏性鼻炎"，曾多次使用抗过敏及增强免疫功能的针药，但效果始终不佳，乃转从中医治疗。患儿除鼻流清涕、多嚏，鼻孔因揩涕致使发红外，余无异常，舌苔白润，脉浮缓。因常规方已遍用，考虑再三，决定改弦易辙。因"肾者，水脏，主津液"（《素问·逆调论》），而"诸病水液，澄澈清冷，皆属于寒"（《素问·至真要大论》），虽"五脏化液……肺为涕"（《素问·宣明五气论》），但涕亦液也。鼻为肺窍，因"肺为水之上源"，膀胱为水府，苟膀胱气化不行，则水液不循常道出，上泛则可为饮、为痰、为液、为涕，故投以五苓散加味以通调水道，下输膀胱。处方：茯苓30g，猪苓12g，白术15g，泽泻10g，桂枝10g，台乌药12g，益智仁12g。服3剂清涕减少，守方加鹅不食草10g，续服6剂涕嚏告止。后因腹泻来诊，询问旧疾，言未复发。[18]

按：过敏性鼻炎属中医学"鼻鼽"范畴，多因肺肾气虚，卫外不固，津液内停所致。故虽非温补，亦温补也。本例辨为水饮上泛，以五苓散加味寓收于利之中，虽非温化之剂，然"通阳不在温，而在利小便"，此固非常法，却是正法。亦是旁开法门之道。

四、复发性口疮

复发性口疮是口腔黏膜病中最常见的疾病。主要表现为口腔黏膜反复出现孤立的、圆形或椭圆形的溃疡，溃疡表浅，呈淡黄色或白色，边缘整齐，周围绕以红晕，可单发或多发，有明显的灼痛，有自限性，能在 10 天左右自愈。可发生于口腔黏膜的任何部位，好发于唇、颊、舌缘等，但在角化完全的附着龈、硬腭则少见。普通感冒、消化不良、精神紧张、郁闷不乐等情况均能偶然发生。因其反复发作，故称复发性口疮或复发性口腔溃疡等。口疮的发病不受年龄限制，起病年龄大约在 10～20 岁左右。好发于青壮年，女性较多，一年四季均能发生，冬春季较多。

复发性口疮属于中医学"口疮"、"口疡"、"口疳"、"口破"等范畴。口腔为消化道门户，为胃之门，属胃系。口疮的发病与脏腑经络有直接的联系，脏腑经络失调，无不反映于口，尤其是心与舌，脾胃与唇、颊、龈之间关系更为密切。其部位在口舌，病机变化离不开"火"。或为实火，或为虚火。虚火之中可以是阴虚火旺，也可以是虚阳上越。

【临床应用】

李氏[19]运用五苓散加味治疗复发性口腔溃疡 68 例，取得良好效果。基本方药：猪苓 10g，泽泻 12g，白术 12g，茯苓 15g，桂枝 9g，肉桂（后下）6g，制附子（先煎）9g，党参 15g，炙甘草 6g。每日 1 剂，水煎 2 次取汁混匀分早晚温服。治疗结果：68 例患者全部有效，其中治愈 57 例，占 84%；好转 11 例，占 16%。徐氏[20]用中药西药结合，内治外治兼施，治疗复发性口腔溃疡，其中气虚湿重型用五苓散治疗，可取得良好效果。采用内服中药：按照中医辨证论治思想分型论治：①湿热内蕴者用黄连解毒汤。②阴虚内热者用知柏地黄汤。③气虚湿重用五苓散。中药外用：①吴茱萸 50g 捣烂调醋敷足心（涌泉），每天 1 次。②口疮散：明矾、梅肉、延胡索、黄连各 15g，细辛、冰片各 10g，研粉调生理盐水搽口疮患处。西药治疗：干扰素（肝灵素）片含服，每次 10 万 IU，每天 3 次。对症治疗：适当使用抗生素加地塞米松。此法只限于病情严重者短期使用。结果本组患者

20 例，8 例治愈，6 例显效，5 例有效，1 例无效。疗程 1～3 周不等。

【病案举例】

1. 王某，男，53 岁，工人，2000 年 10 月 20 日初诊。患口腔溃疡 2 年余。2 年前无明显诱因出现舌下及口腔黏膜溃疡，吃饭时痛甚，经某医院检查排除癌变，屡经中西药治疗，其效不彰。刻诊：患者舌下及口腔黏膜有黄豆大溃疡面 3 处，色白微痛，边缘清楚，伴畏寒肢冷，腰膝酸软，夜尿频，舌体胖大，舌边有齿痕，舌苔白，脉沉无力。证属脾肾阳虚，虚寒内生，寒水上泛，浸渍唇舌。治宜温补脾肾，化气利水。方用五苓散加味：猪苓 10g，泽泻 12g，白术 12g，茯苓 15g，桂枝 9g，制附子（先煎）9g，肉桂（后下）6g，干姜 9g，党参 15g，炙甘草 6g。水煎服。10 月 28 日二诊：溃疡面明显缩小。继用原方共服药 18 剂，口腔黏膜溃疡痊愈，余症皆除。随访 1 年未复发。[19]

2. 陈某，女，66 岁，2003 年 6 月 26 日初诊。口舌溃疡疼痛半月。口腔黏膜有 3 个黄豆大溃疡，周边微红，表面黄白，舌左边有一小溃疡点，表面白色、疼痛，喜饮水漱口，小便不利，舌稍红边有齿痕，苔薄白，脉沉细。证属膀胱移热于小肠，上炎为口糜。治以清心泻火，化气行水。方以五苓散合导赤散。处方：生地 15g，泽泻、白术各 12g，猪苓、茯苓、竹叶、甘草各 6g，桂枝 3g。5 剂，每天 1 剂，水煎，分 2 次服。二诊：口舌疼痛明显减轻，溃疡缩小，方药对证，上方继服 5 剂而安。[21]

按：《杂病源流犀烛·口齿唇舌病源流》曰："口糜者，口疮糜烂也……膀胱移热于小肠亦口糜。"本例患者口腔溃疡疼痛，喜饮水漱口，小便不利，乃膀胱移热于小肠所致，以五苓散合导赤散清心利水，化气行水，清泻小肠之热，去木通乃防其伤肾，故取效速捷。

3. 王某，男，16 岁，反复口腔溃疡 10 余年，加重伴进食困难 1 个月。患者有家族史，近 1 年来发作频繁，1 月前因功课紧张而病情急剧加重，由于咽部疼痛而害怕进食。查患者上下唇黏膜、舌尖舌体、咽腭等多处溃疡，共 6 个，0.3～0.8cm² 不等，舌尖部溃疡深达 1.5mm，咽至食管上段间有一面积达 2～3cm² 的溃疡。患者舌质淡红苔厚白腻,脉细。处方:①口疮散外敷。②吴茱萸敷涌泉。③内服五苓散。④含服肝灵素。3天后患者病情好转,溃疡面明显减少,可自由进餐,续用药1周,全部溃疡基本消失,停外用药,续服五苓散1周。追访半年,未见复发。[20]

五、喉炎

喉炎是喉部黏膜的炎性病变。多发于成人。发病与职业有关,如演员、售货员、教师等讲话较多者易患此病。根据其发病的急缓分为急性喉炎和慢性喉炎。

喉炎属于中医学"喉瘖"范畴。若小儿喉炎致咳哮声嘶,甚而呼吸困难者则属于中医学"急喉风"、"紧喉风"或"缠喉风"的范畴。中医学认为急喉瘖多由风寒或风热、疫毒、疠气袭肺所致,受凉、劳累和吸入有毒气体常为致病诱因。慢喉瘖常由急喉瘖迁延不愈或反复发作而成。肺主气,肺为气之源,肾为气之根,即声音出于肺而源于脾,根于肾,所以本病多由肺、脾、肾虚损所致。五苓散源于张仲景《伤寒论》,由茯苓、猪苓、泽泻、白术、桂枝组成,有利水渗湿、温阳化气之功,原用本方治太阳经腑同病者,所谓太阳表邪未解,又因膀胱气化不利而水蓄下焦之证。用于治疗喉瘖,亦可取得良好疗效。

【病案举例】

1. 吴某,女,32岁,营业员,1993年2月1日初诊。间歇性声嘶年余,近2个月来加重,渐为持续性,曾用庆大霉素、地塞米松作雾化吸入等未效。时感喉部不适,泛恶欲吐,间或咳嗽,咯痰黏稠,纳减腹胀,乏力。曾有缺铁性贫血史。查:口咽部(-),喉镜下见喉黏膜色淡,双声带游离缘水肿,未发现新生物,其运动尚可,但闭合不全;面色萎黄,舌胖嫩,苔薄腻,脉濡缓。诊为慢性喉炎(声带水肿型)。证系脾虚运化失司,水湿痰浊壅滞喉部肌膜所致,治以健脾利湿,化痰开音,方以五苓散加味,药用:猪苓、茯苓各15g,炒白术15g,建泽泻15g,肉桂6g,淮山药15g,法半夏6g,广陈皮10g,桔梗10g,瓜蒌皮10g,薄荷6g(后下),玉蝴蝶10g,泽兰10g,六一散15g(包),同时服黄氏响声丸。1日2次,每次20粒,并嘱注意休息。上方日服 1 剂，每剂两煎，服至 20 剂后，未再呕恶，咳嗽咯痰日减，声嘶明显好转，停服响声丸，原方去肉桂、半夏、泽泻、瓜蒌皮加党参 15g，黄芪 15g，升麻 10g 等益气升清，续服 20 余剂后，声嘶等症悉愈，复查声带，水肿基本消失，闭合亦可。随访年余，未见复发。[17]

按：本方由甘淡渗利及辛香温燥之品组成，易于耗伤阴津，故对素体阴虚津亏者慎用；为使渗湿利水而不伤阴，可酌情加用滋阴润燥之品。

2. 谢某，女性，32 岁，患者于 2000 年 3 月 20 日起突发声音嘶哑，至就诊时已 1 月余。检查见咽喉黏膜充血，双扁桃体无肿大，会厌（-），披裂及室带稍肿，声带充血稍肿，未见结节，前部充血。诊为急性咽喉炎。曾用抗感染、少量激素及对症治疗未效而来诊。诊见声音嘶哑，口干不喜饮，纳呆，欲呕，胸闷，咽部淡红，舌胖质淡，脉弦滑。诊为寒痰阻于胸咽，治以温阳化痰利咽方，用五苓散加味：桂枝 10g，白术 10g，半夏 10g，甘草 3g，泽泻 10g，猪苓 10g，射干 10g，桔梗 6g，每日 1 剂水煎服。5 剂后失音逐渐好转，继以健脾化痰之药 3 剂巩固而愈。[22]

按：失音多属郁火伤阴，但本患者舌胖质淡，脉弦滑，胸闷喜呕，其病当属"痰饮"范畴。《金匮要略》"病痰饮者，当以温药和之"。清火、滋阴之品伤阳助痰与病机不合，故症状加重。遵《金匮要略》以"温药和之"之法，以五苓散加味治之。五苓散温阳利痰可除声带充血水肿；半夏利咽喉开黏痰，与桂枝、甘草二味合成为《伤寒论》之半夏散及汤可治"少阴病咽中痛"，本方用半夏以佐五苓散化痰开声；射干疗咽开痹与桂枝、桔梗升降相调，使肺气宣发，失音一症得以治愈。

六、耳鸣

耳鸣是一种耳神经学症状（听觉紊乱），患者自觉耳内或颅内有声响（但环境中并无相应的声源），外界环境越安静，耳鸣声越大。耳鸣的发生率较高，常为某些疾病的伴随症状，有时也可能是某些疾病的首发症状；耳科疾病常伴有耳鸣。镇静剂对失眠同时伴有耳鸣的人疗效较好。常服些维生素 A、维生素 B 等药物，也有一定疗效。中医学认为，肾开窍于耳，精力的耗损、过度的疲劳，是造成耳鸣的重要原因。中年人或工作负担重，或精力不足，应注意调节生活节奏，避免过度劳累和精神紧张。耳鸣患者也可以试用益精补肾和抗衰老的药物。

【病案举例】

付某，男，48 岁，工人。1994 年 5 月 26 日初诊。自述耳如蝉鸣半月余，严重时鸣塞不能闻声，与他人交谈时往往两手扶耳郭以助听力。伴头晕重，身浮肿，口干，大便溏，小便短少，舌质淡红，苔白微腻，脉浮而缓。五官科诊断为神经性耳鸣。曾用维生素和镇静剂及中药补肾健脾数剂治疗无效。问其病史，半月前曾冒雨在工地施工而感冒后开始耳鸣。观其脉证，察其病因，辨为水湿为患，湿邪阻遏清窍而致耳鸣。治以利水渗湿、化气行水，用五苓散加味。处方：桂枝、僵蚕各12g；茯苓、白术各15g，猪苓、石菖蒲、蔓荆子各10g，泽泻、薏苡仁各20g，甘草5g。3 剂，水煎服。二诊：药后小便较前增多，耳鸣及诸症减轻，耳道时有阻塞感。续用前方 3 剂而愈，随访半年情况良好。[23]

按：五苓散利水渗湿化气行水，原用于太阳经腑同病，膀胱气化不利之蓄水证，正好与此证相合。因手太阳经分支进入耳中（听宫穴），其耳鸣乃时感受湿邪未除，病邪随经入腑，影响膀胱气化功能，而致水湿停留，湿邪循经上扰，壅蔽清道，致耳窍不灵而鸣塞头晕。其小便短少、水肿、大便稀溏系小肠清浊不分，膀胱气化失常，水湿内聚所致。由于气化不利，脾胃输布津液功能受到影响，因而津不上承故口干。用五苓散利水渗湿，加石菖蒲化湿开窍，渗湿；蔓荆子、僵蚕以行上祛风胜湿；薏苡仁助渗湿健脾共使湿邪去，耳窍灵；利水则小肠能分泌清浊而大便正常；湿邪除则脾胃健运，输布功能正常，诸症皆愈。

七、鼻息肉

鼻息肉是鼻科的常见病，好发于双侧筛窦，其发病率高达 1%～4%。本病病因复杂，无论是传统手术还是内窥镜鼻窦手术，术后复发一直是困扰鼻科医生的难题，所以鼻息肉术后的综合治疗非常关键，鼻息肉是鼻腔内的良性赘生物，色淡呈半透明，光滑而质软，状如葡萄或榴子，带蒂可活动，可有一个或多个。

本病属中医学"鼻痔"范畴。中医学认为鼻息肉常为鼻渊、鼻鼽的并发症，因受鼻涕长期刺激，鼻窍肌膜肿胀，渐大下垂而形成。故其病因亦与鼻渊、鼻鼽有关，主要由肺经热盛，肺气不得宣畅，湿热痰浊壅结鼻窍所致；或因素嗜食炙煿厚味，致使湿热内生，上蒸肺胃，结滞鼻窍而成；或因肺气虚弱，复感风寒之邪，寒邪凝聚，气血瘀滞，停结鼻内而致。

【临床应用】

吴氏[24]等采用鼻内窥镜施行鼻息肉手术183例，术后定期随访，术腔清理，其中有95例结合中药内服治疗，疗效满意。对照组：术后药物治疗：①术后常规应用抗生素静脉点滴3天，以后根据病情需要改为口服，糖皮质激素（30mg/d，晨起服，每天1次），口服2周后逐渐减量，同时开始鼻腔局部应用类固醇激素喷鼻（如二丙酸倍氯米松），持续用药最少3~6个月。②术后鼻腔清理：术后48h开始鼻腔清理，最好在内窥镜下，用适当大小的吸引器头进行清理，不能吸除的不要勉强祛除，对附着紧密的采用息肉钳逐步清除术腔残留的病变组织，保持清理后的术腔光滑。次日开始用含有抗生素的生理盐水冲洗术腔，每日1次，术后1周，隔日清理1次。出院后每周清理换药1次；第2个月每2周1次；以后每月1次，其目的是防止术腔水囊泡及肉芽形成，直到术腔上皮化完成。治疗组：①西医治疗：住院期间同西医治疗组。出院后开始1个月内2周1次鼻腔清理，术腔冲洗（包括上颌窦穿刺），以后2个月1次，6个月至1年内依据病情需要再行随访1~2次。术后3~6个月内鼻腔局部亦应用类固醇激素喷鼻. ②中药治疗：选用五苓散加味，方药组成：茯苓9g，猪苓9g，白术9g，泽泻12g，桂枝6g，黄芪10g，藿香10g，佩兰10g，柴胡10g，升麻10g，甘草6g，每日1剂，连服1个月。以后根据病情需要可改为：第2个月2天1剂，第3~5个月3天1剂，5个月后每周1剂，连服6个月~1年。治疗结果：两组治愈率经统计学处理，差异有显著性意义（$P < 0.05$）。

八、突发性耳聋

突发性耳聋是神经性耳聋的一种，一般是指发病比较突然，在几个小时之内，患病的耳朵听力几乎完全丧失，另外，患者还会感觉耳部麻木、发堵、耳鸣，有的患者还会有眩晕以及恶心、呕吐等。此病可为感冒、手术、妊娠、劳累等因素诱发，其真正发病原因至今未明，有关学说主要有内耳血流障碍、病毒感染、圆窗膜破裂等。突发性耳聋的治疗关键在于尽早治疗。治疗愈早，疗效越好。如果延误，有可能造成无法挽回的永久耳聋。突发性耳聋大多使用改善微循环的药物进行治疗，如丹参、葛根素、川芎嗪等，一般选其中一种静脉输液。另外，还可使用神经营养药、抗病毒药、激素等。此外，抗迷路积水、星状神经节阻滞、高压氧舱等均是重要的治疗方法。有圆窗膜破裂的患者，可考虑鼓室探查和迷路窗修补术。中医治疗突发性耳聋，可取得良好的疗效。

【病案举例】

王某，男，40岁，1994年5月20日诊。思虑过度，又因邻里关系争吵，于3月18日夜突然左耳暴聋，伴鸣响如潮，五官科诊为"神经性耳聋症"。经用龙胆泻肝丸、耳聋左慈丸、补中益气丸等效果欠佳。症见右耳如蒙、失听，鸣声如潮，面色苍白，饮食尚可，二便正常。左脉沉弦，右脉滑稍弱，舌质淡，苔腻。证属水饮上逆，闭阻清窍致耳聋。拟升清降浊开窍之法。方用大剂量五苓散加味：泽泻60g，白术15g，猪苓、茯苓各60g，桂枝12g，防风10g，僵蚕12g，石菖蒲12g，水煎服。服药3剂，耳鸣明显减轻，仍耳聋，继服药12剂后病瘥。[25]

按： 患者平时思虑过度，脾胃功能受损，不能正常运行水湿，使水湿停聚而成痰饮，饮邪上逆，蒙蔽清窍故发耳聋、耳鸣。五苓散是《伤寒论》中治疗膀胱气化不行，饮停膀胱的有效方剂。诸药相合，共奏通阳化气行水之功。用大剂量的泽泻利湿除饮；白术、茯苓、猪苓健脾利水；桂枝助茯苓通阳利水；防风祛风化湿，引药上行；僵蚕祛风清热化痰；石菖蒲利窍聪耳，振发清阳，诸药共用，升清降浊通耳窍，耳疾自愈。

参考文献

[1] 王立照. 半夏白术天麻汤合五苓散治疗美尼尔综合征50例. 中国中医急症, 2005, 14 (5): 465～466

[2] 冷治文. 加味五苓散治疗梅尼埃病76例. 安徽中医临床杂志, 2000, 12 (3): 177

[3] 周菲菲, 朱湘生. 加味五苓散治疗美尼尔氏征103例. 湖南中医药导报, 1997, 3 (6): 24

[4] 绪祥申, 汪长春. 五苓散加减治疗美尼尔氏综合征65例. 黑龙江中医药, 1996, (5): 21～22

[5] 李振爽, 何国香, 陈霞. 五苓散加味治疗美尼尔病28例. 实用中医药杂志, 2000, 16 (5): 3

[6] 许珍. 中药治疗美尼尔氏病60例疗效观察. 河南中医, 2004, 24 (11): 44

[7] 张中柏, 张云. 中西医结合治疗梅尼埃病113例. 河北中医, 200, 23 (2): 149～150

[8] 仲维霞, 丛秀彩. 中西医结合治疗耳源性眩晕病28例. 实用中医药杂志, 2001, 17 (6): 55

[9] 万根保. 温胆汤合五苓散治疗内耳眩晕病60例. 江西中医药, 2001, 32 (6): 37

[10] 陶永月. 五苓散加味治疗内耳眩晕病34例疗效观察. 现代中西医结合杂志, 1999, 8 (9): 1481

[11] 赵国庆. 王炯副主任医师应用柴胡五苓散验案五则. 甘肃中医, 2001, 14 (3): 11～12

[12] 韩文兰. 美尼尔综合征. 山东中医杂志, 1997, 16 (9): 392

[13] 祝定泉, 朱曙东. 五苓散加味治疗耳源性眩晕61例. 浙江中医学院学报, 1995, 19 (3): 12

[14] 熊爱玲. 五苓散加味治疗梅尼埃病12例. 安徽中医临床杂志, 1999, 17 (6): 393

[15] 周传祥, 周坤. 五苓散加味治疗美尼尔氏综合征体会. 天津中医, 1997, 14 (4): 153～154

[16] 凌艳君. 中西医结合治疗分泌性中耳炎体会. 湖南中医杂志, 2004, 20 (4): 54

[17] 邱则仁. 五苓散治耳鼻喉科病证三则. 云南中医中药杂志, 1995, 16

（4）：54

[18] 甘露．五苓散新用．江苏中医，2001，22（8）：35～36

[19] 李国甫．五苓散加味治疗复发性口腔溃疡68例．国医论坛，2004，19（3）：6

[20] 徐文锋．中西医结合治疗复发性口腔溃疡20例临床观察．中国中医药信息杂志，1997，4（9）：17

[21] 冯大千．五苓散新用．新中医，2005，37（4）：8

[22] 饶建新．五苓散加味治疗失音1例．中国民间疗法，2001，9（8）：38～39

[23] 谭继雪，毛则先．五苓散治疗耳鸣案．四川中医，1996，14（3）：51

[24] 吴志学，郭伟，陈玉．中西医结合治疗鼻息肉术后95例临床观察．江苏中医药，2003，24（6）：37

[25] 张予红，杨珂，张小平．五苓散加味临床治例．河南中医药学刊，1998，13（4）：8～9

第九章

眼 科 病 证

一、中心性浆液性脉络膜视网膜病变

中心性浆液性脉络膜视网膜病变（简称"中浆"）是由于视网膜色素上皮屏障功能障碍而引起的黄斑疾病，好发于 20~45 岁的男性，20 岁以下 50 岁以上及女性发病者较少，男女发病率之比约为 6:1。本病症状较为特殊，有时仅凭其主诉之症状即应考虑为中浆。病者多述视力减退，但一般不低于 0.5 以下，并有视物变小，或者视物变形症状；不少患者诉有中心或旁中心暗点，最有特征性的症状是该暗点为一团略带黄绿色的暗影，恰在视野中心。本病是眼科临床常见病，有自限性倾向，但病程长，易复发，反复发病可致部分患者永久性视力损害。目前临床上缺乏特异性的治疗方法。

该病属于中医学"视瞻昏渺"、"视瞻有色"、"视小反大"、"视正反斜"，"视直如曲"等范畴。中医学认为本病与痰湿、气郁、精亏有关。根据中医内眼组织与六经相属学说，黄斑区属脾，视网膜属肝，故黄斑区病变与肝脾两经有关。依据五轮学说，瞳神属肾所主，黄斑归属瞳神，又肝肾同源，故本病与肝肾有关，肝肾不足，精血亏损，精不上承，目失濡养引起脉络膜视网膜水肿，渗出等病变。治宜补益肝肾，滋阴降火，健脾利湿，祛痰化浊，疏肝解郁等法。

【临床应用】

常氏[1]等采用曲克芦丁注射液联合中药五苓散加味治疗中心性浆液性脉络膜视网膜病变106例，取得了较好的疗效。治疗方法：①西药：曲克芦丁注射液30mg患眼球后注射，每间隔3天注射1次，每眼酌情注射2~6次；同时常规口服芦丁、维生素 B_1、维生素 E、维生素 C 等。②中药：五苓散加味：白术10g，泽泻10g，猪苓10g，茯苓10g，桂枝3g，薏苡仁30g，车前子15g，茺蔚子15g，青葙子18g。每日1剂，水煎3服。每服药6天后停药1天，7天为1疗程，共服1~5个疗程后观察疗效。另嘱患者戒烟酒，勿过分劳累，去除全身发病诱因。治疗结果：治愈101例109眼，占95.61%；显效4例4眼，占3.51%；好转1例1眼，占0.88%；无效0例0眼。总有效率100%。疗程最短者7天，最长者32天，平均12、18天。随访1~3年，1年后复发1例，2年后复发1例，复发率1.74%。王氏[2]采用中西医结合方法治疗该病患者24例，效果满意。治疗方法：均给中药五苓散加味协定方治疗。组方：茯苓12g，白术6g，猪苓6g，泽泻10g，桂枝3g，红花10g，川芎6g，当归10g，陈皮3g。上药水煎服，每日1剂，服至渗出的浆液吸收，视网膜平复。然后给予明目地黄汤协定方善后。组方：熟地15g，淮山药10g，山茱萸3g，茯神12g，泽泻10g，丹皮6g，当归10g，柴胡3g，五味子5g。结果：本组治愈21例，有效3例，总有效率100%。刘氏[3]运用五苓散合杞菊地黄汤加减治疗中心性浆液性脉络膜视网膜病变33例38只眼，取得满意疗效。治疗方法：治疗组在黄斑视网膜神经上皮浆液性脱离阶段以五苓散为主，辨证加减：白术、泽泻各15g，茯苓、猪苓、车前子、牡丹皮、枸杞子各10g，桂枝6g，三七粉3g（冲服）。对照组口服维脑路通、他巴唑、B族维生素及三磷酸腺苷片。治疗结果：两组治愈率比较差异有非常显著性（$P < 0.01$）。用药到第2个疗程末，视力即达治愈者，治疗组25只眼，对照组14只眼，两组差异有显著性（$P < 0.05$）。不同病程的总治愈率，治疗组高于对照组（$P <$

0.05)。对治愈的45例51只眼经1～3年11个月随访,治疗组有2例2只眼(6.25%)复发,对照组有4例5只眼(26.31%)复发,两组差异有显著性(P<0.05)。对复发病例采用治疗组方法经4～6周治愈,再次随访6～11个月,未见复发。

【病案举例】

1. 张某,男,4岁,1991年3月10日就诊。左眼视物模糊变形,眼前出现黑影3月余。视力左0.4,右1.0,检查:眼前节正常,眼底黄斑区水肿,黄白点状硬性渗出物少许,其周围可见反射轮,中心凹反光消失。查其舌质淡苔厚腻,脉弦滑。四诊合参,疾系脾虚水泛,上害于目,治宜健脾化饮,利水明目。方用五苓散加车前子、青葙子。服药18剂后,左视力达0.8,黄斑区水肿,渗出物基本吸收,继服10剂,以固疗效。随访至今未复发。[4]

按: 湿性为痰,水泛亦为痰,痰滞为病,随气升降,无处不到,若肝气郁结,气滞津阻,或脾不运化,水湿内停,或肾不制水,水湿上泛皆可停痰聚饮,阻滞气机,以致清难升,浊难降,精气不能上注于目而发斯疾。症见:视物不清,如点如片,或圆或方,或形色不一,或视大为小,视正反斜,痰多食少,头晕目眩,舌苔厚,脉弦滑。其治者,当祛湿化痰,升清降浊,利水明目。五苓散用之每获显效。方中茯苓、猪苓、泽泻渗湿利水,白术健脾燥湿,桂枝辛温通阳。

2. 李某,男,41岁,1997年3月初诊。患者平素嗜食肥甘厚味,形体肥胖,患高血压、高脂血症5年余。经常口服降压、降脂、抗凝药物,平素无明显自觉症状。近1年来因工作劳累,心情不畅,感头晕头痛,昏沉不清,眼球肿疼,视物变形模糊,伴胸脘痞满,恶心纳呆,舌质淡暗,苔白厚腻,脉弦滑。血压22/14kPa,左眼视力0.8,左眼底检查镜下可见:黄斑区水肿,白色点状渗出,中心反光消失。诊为中心性浆液性脉络膜视网膜炎(简称中浆病)活动期。停服一切西药,给五苓散加减。处方:茯苓30g,白术20g,猪苓15g,泽泻10g,陈皮10g,半夏10g,当归10g,赤芍10g,川芎10g,菊花10g,钩藤15g,石决明20g。每日1剂,水煎2次早晚温服,服药5剂,左眼视力恢复至1.2,服药10剂恢复至1.5,自觉症状消失,血压正常后以杞菊地黄丸以资巩固，随访至今未复发。[5]

　　按：本病治以健脾渗湿，利水消肿，佐以养血，方中五苓散为治水湿内停，膀胱气化功能减弱的有效方，功能健脾燥湿通阳化气，利水消肿。当归、赤芍、川芎养血；菊花、钩藤、石决明平肝明目降火，全方共使水湿祛，水肿消，脉络通，病情自愈。

　　3. 徐某，男，36岁，1994年3月12日初诊。患者因感右眼前黑影遮挡，视物变小2天来诊。检查右眼视力4.7，左眼5.0，右眼黄斑区渗出、水肿明显，并见双重反光晕轮，中心反光消失。平时嗜好烟酒、辛辣之品。近日外出工作，较为疲劳，自觉口苦而腻，溲黄，纳便尚可，舌尖红苔黄腻，脉滑。证属湿热内阻，拟三仁汤合五苓散出入：杏仁10g、草豆蔻6g、薏苡仁15g、淡竹叶10g、滑石10g、通草6g、川厚朴6g、猪苓6g、茯苓6g、泽泻10g、姜半夏6g、车前子30g、茺蔚子10g、广郁金10g。服3剂后复诊，自觉症状明显减轻，查右眼视力4.9，黄斑区渗出及水肿基本消失，中心反光略暗，上方去杏仁、通草、泽泻、车前子，加丹参20g，淮牛膝10g，再服5剂而愈。右眼视力达5.0。前方再用5剂巩固疗效，随访1年未复发。[6]

　　4. 患者，男，24岁。1991年12月6日入院。右眼视力下降，眼前阴影反复发作1月余。曾在某市医院经荧光眼底造影确诊为"中浆"，经西药治疗半月余，症状无改善。刻诊：右眼视力0.4，左眼1.2；右眼外眼正常，屈光间质清晰，眼底检查发现视乳头及视网膜血管正常，黄斑区水肿，暗红色团块状渗出，中心反光消失。左眼未见异常，舌红，苔白，脉弦。治宜健脾清肝利湿。水肿期主方：五苓散加柴胡、栀子、菊花。每日1剂，水煎服。同时配合西药常规治疗。1周后复诊：视力1.2，右眼黄斑区水肿减退，暗红色不规则渗出较多，中心反光隐见。故改服渗出期主方桃红四物汤加减，每日1剂。15剂后黄斑区水肿消失，渗出物大部分吸收，但中心反光仍欠清晰，继以明目地黄丸口服，以此巩固疗效。[7]

二、白内障术后并发症

　　任何先天性或者后天性的因素，例如遗传、代谢异常、外伤、辐射、中毒、营养障碍等，引起的晶状体混浊使其透明性下降，称为白内障，是全球第一位致盲眼病。虽然多年来人们对白内障的病因和发生机制进行了大量研究，针对不同的病因学说应用药物治疗白内障，但是，至今药物治疗尚不能有效阻止或逆转晶状体混浊，因此，手术治疗仍然是各种白内障的主要治疗手段。手术方法有白内障针拨术、白内障囊内摘出术、白内障囊外摘出术、超声乳化白内障吸除术、激光乳化白内障吸除术以及人工晶体植入术等。但是，在手术方法不断发展的今天，对人体而言，手术毕竟是一种人为的物理性创伤，可使人体的脏腑气血、组织器官受到损伤而影响气血正常运行，产生瘀血。而气血瘀滞，又使水湿停留，导致局部乃至全身反应。

【临床应用】

杨氏[8]等运用中西医结合治疗52只患眼，治疗方法：上述患者随机分为2组，对照组为25只患眼，采用常规疗法，即术后口服抗生素、强的松片，地塞米松球结膜下注射，治疗组除采用上述治疗外，还采用中医治疗方五苓散加芎芍补血汤加减，中药方如下：猪苓30g，茯苓30g，白术15g，桂枝10g，川芎10g，白芍10g，防风10g，当归10g，牛膝10g，甘草6g，每日1剂，分2次口服。治疗结果：以治疗3~6天为标准，两组疗效比较，治疗组中，时间最短为2天，对照组中，时间最短为4天。王氏[9]自拟活血消肿汤（为五苓散合四物汤加减）应用于白内障术后，并设对照组观察，获得满意疗效。治疗方法：对照组术后每日换药，以托吡卡胺眼药水散瞳，局部滴用及口服抗生素、激素。观察组除局部处理同对照组外，加服中药活血消肿汤。其组方为：当归15g，川芎10g，赤芍10g，生地10g，茯苓15g，猪苓10g，泽泻10g，白术10g，柴胡10g，夏枯草10g，黄芩10g，甘草5g。每日1剂，每剂两煎，分上、下午温服，一般服用5~7剂。结果：①术后角膜水肿消退时间：观察组2天13例，3天22例，4天3例，5天2例，平均为2.85天；对照组2天2例，3天12例，4天10例，5天7例，6天6例，7天3例，平均为4.3天。②术后球结膜充血消退时间：观察组2天4例，3天11例，4天19例，5天3例，6天2例，7天1例，平均为3.77天；对照组3天2例，4天3例，5天7例，6天23例，7天5例，平均为5.65天。③

术后眼底清晰可见时间：观察组 3 天 9 例，4 天 22 例，5 天 5 例，6 天 3 例，7 天 1 例，平均为 4.12 天；对照组 3 天 2 例，4 天 7 例，5 天 11 例，6 天 14 例，7 天 6 例，平均为 5.37 天。

三、玻璃体混浊

玻璃体是特殊的凝胶体，在眼腔内呈类球形状。玻璃体混浊是玻璃体疾病中常见的临床症状，亦称为"飞蚊症"。是由玻璃体内漂浮的混浊物，在光线照射下投影到视网膜上形成的阴影，其形态可以呈点、线、蜘蛛网等。混浊物可来源于眼内出血，如糖尿病性视网膜病变、视网膜静脉阻塞、Eales 病或牵拉裂孔时形成的出血；也可来自玻璃体邻近组织炎症渗出的白细胞等。用眼底镜检查，可见随眼球运动漂浮的混浊物。

本病属中医学"云雾移睛"、"视瞻昏渺"范畴。其原因有湿浊上犯、气滞血瘀、肝肾不足、风火上扰等数端。因"玻璃体"为透明物质，只宜清澈，不宜混浊，若眼底组织发炎或出血，即可使玻璃体发生混浊、故一般认为痰湿血瘀是其主因。如李纪源《眼病》（河南科技出版社，1984 年版）指出："其病理病机为水湿停滞，或水湿化痰而成。治疗时注重健脾补肝肾，同时又渗湿利水，清利湿热，兼软坚化瘀。"《内经》云"水液混浊，皆属于热"，而此病除火之外，实更水湿痰瘀为患。故可用五苓散湿阳利水渗湿治疗。

【病案举例】

1. 患者，男，58 岁。患者 2 月前在一次下乡讲课中，右眼前突然出现多个固定不飘动黑点（左眼幼年因外伤造成高度弱视），曾在山西省眼科医院就诊，诊断为玻璃体混浊，经多方检查未能查明原因，肌内注射安肽碘，口服丹参片、芦丁片等，效果不佳，于是求治于中医，除上述主症外，尚伴有头晕，小便不利，早泄，遗精，舌质暗淡，体胖，边有齿痕，瘀斑，苔水滑，脉弦。辨证为：阳虚水泛，痰浊上蒙清窍。治以通阳行水，降浊化痰为主，佐以活血明目，方以五苓散加减：桂枝 24g，茯苓 18g，泽泻 18g，猪苓 15g，白术 15g，旋复花（包）12g，肉桂 3g，川芎 9g，葛根 15g，丹参 15g，枸杞 15g，草决明 15g，3 剂，水煎服，每日 1 剂。二诊：用药后眼前黑点较前减少，颜色变淡，舌脉无明显变化。上方加蝉蜕再用5剂，并加服明目地黄丸，每次1丸，每日2次。三诊：患者自诉服药期间，眼前黑点逐渐减少，此次就诊时已完全消失，偶因用眼时间过长，右眼外角视物模糊。舌淡体胖，瘀斑变淡，苔薄白，脉弦。二诊方加何首乌12g，菟丝子（包）12g，7剂，巩固疗效。[10]

按： 此案玻璃体混浊已明确，但未查明原因，故西医治疗效果不佳。本病属中医学"云雾移睛"，从头晕、小便不利，早泄等表现来看，当属肾阳不足，气化不利，水饮上泛，蒙蔽清窍，水血同源，水行不畅，则影响血运。故以五苓散通阳化气，利水渗湿，并加肉桂以增强温阳作用。旋复花降浊化痰以消云雾，川芎、丹参活血化瘀促进云雾吸收，枸杞、草决明补肝平肝以明目，葛根既能活血又能引药上行，使诸药直达病所，发挥治疗作用。本例患者年近花甲，又有早泄、遗精，必有肝肾亏损，故用明目地黄丸补益肝肾。

2. 王某，男，45岁，1997年诊。患者素有偏头痛病史，半年来，常觉眼前有黑点或如蛛丝浮动，近来视物渐觉模糊。经西医眼科检查：黄斑区水肿渗出，中心凹反光不清，视神经乳头轻度充血。诊断为"玻璃体混浊"，后就诊于中医。查眼外观正常，舌苔白腻，脉弦滑。治以化湿明目法，投以五苓散合当归芍药散以观其效。处方：茯苓30g，猪苓15g，白术15g，泽泻15g，桂枝15g，当归15g，川芎12g，赤芍15g，茺蔚子15g，2剂后眼前浮现物消失，再10剂视物模糊感明显减轻，后嘱其自购五子补肾丸以资巩固，3月后询之，视物清晰如常。[11]

按： 玻璃体混浊，属中医学"视瞻昏渺症"，多属水湿痰瘀为患。五苓散通过利小便而使湿浊去。更加当归芍药散活血化瘀，则湿瘀同去，玻璃体混浊得清，使眼明如初。

四、老年性黄斑变性

老年性黄斑变性是发生在45岁以上人口的黄斑区视网膜退行性病变，由于其发病率随年龄增长而增高，因此又称为年龄相关性黄斑变性。本病属中医学"视瞻昏渺"、"暴盲"范畴。主要因年老体弱，脏气虚衰。脾虚运化无能，气血津液化生不足，肾虚鼓动无力，主水藏精功能失职，导致水湿或痰湿潴留。痰湿郁久而化火，灼伤血络，瘀血内生。痰瘀互结，遂形成本虚标实之证。

【临床应用】

王明芳教授[12]灵活运用中医理论，采用内眼辨证的方法，将本病概括为脾虚湿困、痰瘀互结及肝肾两虚3个基本证型，其中，痰瘀互结型应用五苓散加减治疗，临床疗效显著。眼底所见：视网膜渗出，黄斑部多数玻璃膜疣及视网膜下新生血管形成，或出血，或有视网膜神经上皮脱离。全身症状：纳呆，胸闷，便溏，舌淡，苔白腻，脉沉滑，或舌紫暗，苔薄白，脉细涩，或无明显脉症。临证时依内眼所见，分别以化痰散结，活血化瘀，化痰祛瘀利水之法治之，方则分别选用二陈汤加减，血府逐瘀汤加减及桃红四物汤合五苓散加减；并常于化痰散结剂中加入活血通络之品，如地龙、路路通等；于活血化瘀之剂中加入健脾消食散结之品，如鸡内金、山楂等。

【病案举例】

男，68岁，2001年9月3日诊。双眼视力下降2年，加重2月，伴视物变形。检查：右眼视力0.2，左眼视力0.5，双眼前节（－），双眼晶状体轻度混浊，双眼玻璃体轻度混浊。双眼底：乳头界清，色稍淡，黄斑部多数玻璃膜疣，左眼黄斑部网膜部神经上皮脱离，见一片状鲜红出血灶，右眼未见明显出血，双眼中心凹反光消失。伴有纳呆，便溏，舌淡，苔白滑，脉沉滑。眼底荧光造影示：双眼黄斑部网膜下新生血管。诊断：双眼老年性黄斑变性，左眼黄斑部新生血管（湿性）。证属痰瘀互结，治以化痰祛瘀利水为法。方用桃红四物汤合五苓散加减：薏苡仁、丹参各30g，茯苓20g，猪苓15g，泽泻、佩兰、川芎、赤芍、红花、桃仁、郁金、花蕊石各10g。每日1剂。1月后复查，左眼出血吸收，黄斑部网膜出现机化斑，中心凹反光消失，右眼视力0.3，左眼视力0.5。[12]

五、青光眼术后前房迟延形成

青光眼术后前房形成迟缓或形不成多为肝气郁结、脾失健运、水气输布失调引起，青光眼患者多因悲郁忧思、暴怒、气结于肝，使气机闭塞疏泄失职，加之手术时产生恐惧心理，精神紧张。肝气郁结，疏泄失常，横犯脾胃，脾为后天之本，气血生化之源，若脾失健运则水湿内停，运化失常，水谷精微敷布失常，肝为藏血之脏，主目，目得血而能视，肝和则目能辨五色，如肝气郁结则气滞血瘀，肝失所养不能养目影响术后恢复。采用五苓散加减治疗，健脾利水，化气祛湿，佐以疏肝、理气、活血等药，可取得良好疗效，加速前房形成。

【临床应用】

邓氏[13]等对 36 例滤过性抗青光眼术后前房迟延形成的患者试用中药治疗，效果满意。中药方剂组成：党参、白术、茯苓、甘草、川芎、当归、熟地、生地、赤芍、白芍、猪苓、桂枝、泽泻、茺蔚子、楮实子、青皮。随症加减：伴高血压者去桂枝加钩藤、石决明；口苦咽干加龙胆草、玄参；腰膝酸软加枸杞子、菟丝子；失眠多梦加柏子仁。服法：每日 1 剂，分 2 次温服。治疗结果：用中药治疗后，36 只眼均前房形成并达治愈标准，前房形成时间最长 12 天，最短 3 天，平均 5.7 天。程氏[14]等对 36 例抗青光眼术后前房形成延缓的患者应用中药治疗，效果满意。方剂组成：当归、赤芍、柴胡、茯苓、白术、猪苓、泽泻、桂枝、茺蔚子、香附。随症加减：伴失眠多梦加夜交藤；伴大便干加大黄或番泻叶水冲服；口苦咽干加龙胆草；伴高血压者去桂枝、柴胡加石决明；炎症明显者加大青叶、金银花。治疗结果：用中药治疗后，36 眼均前房形成并达治愈标准，前房形成时间最长 11 天，最短 3 天。

【病案举例】

1. 陈某，女，45 岁。因心情不佳突发右眼急性闭角型青光眼住院，于 1998 年 12 月 10 日在局部麻醉下行右眼小梁切除术。手术经过顺利，术毕，按青光眼术后常规处理（单眼包扎，散瞳，静脉滴注皮质类固醇）。次日查房见前房极浅，除瞳孔区以外，全部虹膜面均与角膜内皮相贴。右眼加压包扎。12 日查前房仍浅，兼见胸闷善太息，胁肋时有胀痛，纳少，二便正常，舌苔白，脉弦。证属气血瘀滞，水湿停留。治宜疏肝理气，活血利水。方用血府逐瘀汤合五苓散加减：柴胡、郁金、川芎、赤芍、白芍、生地、泽兰、茯苓、猪苓、白术、木通、桃仁各 10g，红花 6g，枳壳 5g，甘草 3g。服 3 剂后，前房渐成，诸症减轻，效不更方，守原方续服 3 剂，前房渐恢复正常，痊愈出院。[15]

按：手术可使人体脏腑气血、组织器官受到损伤而影响气血正常运行，产生瘀血，加之情志不舒，更使气机阻滞。故投柴胡、枳壳、郁金等药疏肝理气，桃红四物汤活血化瘀，五苓散化气利水。血脉畅达，水湿通利，则前房自能恢复。

2. 刘某，女，57 岁，以右眼慢性闭角型青光眼于 1995 年 3 月 20 日入院。查视力 1.0，视野 15°呈管状。C/D＝0.8，视乳头苍白，眼压 7.29kPa，口服醋氮酰胺 0.25g，3 次/天，点 1% 匹罗卡品滴眼，每日 3 次后，眼压在 4.77～5.36kPa 之间，房角 3/4 前黏连，于 1985 年 3 月 28 日做小梁切除术，手术顺利，术后第 1 天前房约 1cm 滤泡弥散，阿托品点眼。第三天中央呈裂隙样前房，瞳孔直径 4mm，结膜伤口好，眼压低，缝线未松脱，给强力散瞳剂并 2.5mg 地塞米松结膜下注射，涂阿托品眼膏，静脉点滴甘露醇 3 天，经上法治疗于第 7 天前房仍不形成，打开包扎，加服中药 3 天于术后第 10 天前房形成。滤过泡隆起明显，眼压 1.63kPa，1 月后查视力 0.8，呈功能性滤过泡，眼压 2.12kPa，术眼情况良好。[14]

六、缺血性视乳头病变

缺血性视乳头病变，系由视乳头供血不足引起的视神经缺血性、营养不良性病变，临床表现为突然性视力减退，视乳头水肿和扇形视野缺损等特征。本病是由供应视乳头的后睫状动脉发生循环障碍，引起乳头缺血缺氧，以致出现视乳头水肿，并常伴有全身性血管疾病，如高血压、动脉硬化、糖尿病、颈动脉炎、偏头痛等。中医学认为眼与全身关系密切，"肝开窍于目"，着眼于全身与局部的关系，通过调理整体来治疗局部病变。临床所用药物具有扩张血管，改善血液黏滞度，增加血流量效用，终致改善供血。

【临床应用】

吕氏[16]等采用中西医结合治疗缺血性视乳头病变，可缩短病程，且获得较好的疗效。治疗方法：①西药：球后注射 654－2，隔日 1 次，10 次为一个疗程，口服维脑路通、他巴哇、烟酸肌醇酯、维生素 C、维生素 E、维生素 B₆ 等。复方丹参注射液 10ml 加入 10% 葡萄糖液 500ml，每日静脉滴注 1 次，10 次为一疗程。②中药：早期用治血化瘀、利水渗湿法，方用血府逐瘀汤加五苓散加减方：当归、生地、川芎、桃仁、红花、柴胡、枳壳、桔梗、牛膝、甘草、茯苓、猪苓、泽泻、白术、丹参，根据眼底及全身情况加减化裁。晚期补益肝肾加活血化瘀药物：熟地、山茱萸、山药、泽泻、茯苓、丹皮、枸杞、菊花、女贞子、桑椹、红花、桃仁、丹参，如气血亏损加黄芪、党参，结合临床加减用药。结果：治疗前视力 4.0 者 4 眼，4.2~4.3 者 3 眼，4.6 以上者 8 眼，4.8 者 5 眼，4.9 者 4 眼。治疗后视力：4.6 以上者 2 眼，4.8 者 3 眼，4.9 者 3 眼，5.0 以上者 19 眼。24 眼治愈（自觉症状消失，视力 5.0 以上，视野恢复正常或接近正常 >16 眼，占 67%，显效（视力进步三行以上，视野扩大）6 眼，占 25%，有效（视力有所进步，视野无改变）2 眼。

【病案举例】

1. 男，64 岁，入院前 7 天因生气而饮酒，左眼突然视物不清，曾在当地医院接受激素及止血剂治疗无效。既往高血压病史 3 年，2 月前左眼视力下降，入院检查：右眼视力 4.8，左眼视力 4.0，均不能矫正，双眼外眼及眼前节无异常。右眼视乳头边界清，色淡白，左眼视乳头边界模糊，水肿隆起约 2PD，双眼视网膜动脉细，动静脉比例约 1:3，可见交叉压迫 II 级，血压 24.0/14.6kPa。心电图示左室肥厚，全身及神经系统检查无异常发现。视野检查：右眼呈象限性视野缺限，左眼鼻下方与生理盲点相连的周边视野缺损。头晕，头痛，脉细弦，舌质红。诊断：缺血性视乳头病变。治疗：在用西药的同时静脉点滴复方丹参注射液 2 个疗程，中药按早期基本方加减，服 25 剂后，右眼视力 5.0，左眼视力 4.9，乳头水肿消失。改服杞菊地黄汤加活血化瘀药及补气血药物，又服 15 剂，右眼视力 5.2，左眼视力 1.2，视野恢复正常，血压 18.6/11.9kPa。[16]

2. 陈某，女，50 岁，主诉右眼视物不清 4 天，既往偏头痛病史 2 年，左眼视力减退半年。头部曾做 CT 检查正常，曾在当地医院治疗，诊断视神经萎缩。入院检查：全身无特殊，视力右眼 4.0，左眼 4.7，右眼视乳头上方界模糊，水肿约 2PD，颞侧视网膜可见少量渗出及点状出血，视野呈以生理盲点为出发点的颞上象限视野缺损，左眼乳头色淡白，边界清，黄斑中心反光可见，视野避开注视区颞下方象限偏盲。体征：面色萎黄，头晕，偏头痛，舌淡，脉细。诊断：缺血性视乳头病变。治疗：静脉滴注复方丹参注射液3个疗程，中药血府逐瘀汤加五苓散方，加补益肝肾药物，共服35剂，后改服杞菊地黄丸，住院治疗75天，自觉症状消失，视力右眼5.2，左眼5.1，视野右眼恢复正常，左眼较入院前扩大10°。[16]

七、视乳头炎

视乳头炎是指视神经球内段或紧邻眼球的球后段的炎性病变，以乳头充血水肿、视力急性下降为主要特征。常见于男性青壮年，多为单眼发病，也可双眼同时或先后发病。病情轻者，经治疗后可恢复正常；重者可累及视网膜而致视乳头视网膜炎，预后较差。因其视力急剧下降，故属暴盲范畴。其病多因饮食不节、七情所伤使肝胆积热，疏泄失职，邪火循经上逆，浸淫目系而发病，或因久病及气血两虚，目失濡养所致。

【病案举例】

患者，男，45岁，1992年6月10日就诊。素无目疾，初觉头晕目眩，眼前闪光，翌日右目突然失明。眼科诊断：急性视神经乳头炎。治疗3日乏效。症见：右目失明，头晕目眩，恶心，纳少，眼睑肿，晨起尤甚，舌淡苔白腻，脉濡。证属脾虚湿困，气化失常。治以健脾除湿，温阳化气。五苓散加味：猪苓、茯苓、泽泻、白术各25g，桂枝10g，枸杞30g。服2剂诸症减，续投4剂右目复明，余症消失。查眼底正常。追访至今未复发。[17]

按：李杲《兰室秘藏》说："夫五脏六腑之精气皆禀受于脾，上贯于目……。故脾虚则五脏之精气皆失所司，不能归明于目矣。"说明本病与脾虚失运有关。本例素体脾虚，又逢夏季多湿，水湿内停致使右眼局部水肿是其关键所在。故投五苓散健脾除湿，温阳化气；枸杞滋养肝肾，益精明目。用药虽简，与证相符，故获捷效。

八、视网膜脱离

视网膜脱离是指视网膜本身组织中的神经上皮层和色素上皮层分

离。它不是一个具有特异性的疾病名称，而是许多能产生视网膜下积液疾病的一个共有表现（如炎症、代谢疾患、外伤、血管性疾病等）。视网膜一旦脱离即出现水肿，透明度降低，加之视网膜下积液，脱离的视网膜呈灰白色隆起，导致视力下降。

视网膜脉络膜中医学称为视衣，在五轮中归水轮范畴，属肾，按五行学说，肝、肾、脾的疾病均可导致目络壅滞。如脾湿则痰壅，肾虚则水滞，肝郁则气滞，而痰湿、水滞和气郁均致视网膜下积液，进而引起视网膜脱离。当前治疗原发性孔源性视网膜脱离，仍以手术为主，但由于视网膜下积液较多，可影响手术的效果，为此，让患者于手术前服用中药以减少视网膜下积液，便于术中定位和操作；术后继服中药以促进愈合；对部分患者也可单纯服用中西药而治愈。

【病案举例】

1. 李某，女，49 岁，于 1995 年 4 月 1 日因右眼视物不清半月，诊为视网膜剥离收入住院。高度近视，戴眼镜已 30 余年，检查：视力（眼前指数），视网膜呈漏斗状剥离，黄斑袭孔。有慢性肝炎病史，胸胁胀痛，头晕，食少。脉弦滑，苔白腻，属肝气郁结型，治宜疏肝解郁，健脾除湿。术前用逍遥散加五苓散疏肝利水：当归、猪苓、甘草各 10g，泽泻、白芍各 20g，茯苓、白术各 15g，柴胡、炮姜各 6g，薄荷 1g，桂枝 3g，服 7 剂后，网膜下积液大部吸收，在局部麻醉下行二氧化碳冷凝加阔肌膜环扎术。术后服驻景丸生脉散，补养肝肾。菟丝子、楮实子、麦冬、茺蔚子各 15g，党参、枸杞子、五味子、车前子、木瓜各 10g，寒水石、紫河车各 6g，生三七粉 3g。服10 天后网膜复位，改用逍遥丸。术后 45 天治愈出院，视力 0.1，破孔封闭完全，网膜皱褶形成。5 年后随访，视力同前，未复发。[18]

2. 李某，女，28 岁，于 1997 年 8 月 3 日因右眼视物不清 10 天，诊为视网膜剥离入院。检查：视力 0.02，下半部网膜呈球型脱离，有浮动感，破孔位于 9 点角膜缘后 14mm 处。伴有失眠多梦，全身乏力，腰酸耳鸣，脉沉细，苔白滑。证属肾虚水滞。治宜温阳利水。术前用真武汤加五苓散。茯苓、泽泻、白术、白芍各 10g，猪苓、生姜各 10g，附子、桂枝各 3g，服 5 剂后视网膜下积液减少，即行网膜破孔电热凝固术，加涤纶布巩膜外加压术。术后服补中益气汤加生脉散以补气升阳固脱。党参、黄芪、白芍、五味子、麦冬、白术各15g，当归、陈皮、茯苓、泽泻各10g，甘草6g，柴胡3g，服1周后脱离区网膜复平。改服杞菊地黄丸，半月后破孔封闭，色素斑形成。术后20天出院，视力0.8，3年后复查，视力0.9，填充物未脱出，网膜压嵴存在。[18]

按： 肾为水脏，主化气而利小便，肾阳不足，气化无权，水饮内停，溢于目内，形成此症，故以温阳利水之剂。脾为中土，脾虚则不能制水，水湿上泛而致此疾，故以培脾健胃兼温阳利湿之剂。五苓散温阳健脾利湿，正可用于本病的治疗。采用中西医结合治疗，可以较快地吸收网膜下的积液，不仅促进病眼术后的恢复，缩短病程。如果辨治准确、及时，还能不用手术而治愈眼疾。

九、视网膜静脉阻塞

视网膜静脉阻塞是常见的视网膜血管病，属于眼底出血性疾病之一。因其病因复杂，病程冗长，并发症较多，且发病较急，视力下降明显，甚至常常导致失明，故中医眼科称之为"暴盲"、"视瞻昏渺"，是仅次于糖尿病性视网膜病变的常见致盲性眼底病。治疗较为棘手，临床多随病程的演变、病情的变化，因时制宜，分期辨治。

【临床应用】

金氏[19]等采用通窍活血汤合五苓散治疗视网膜静脉阻塞患者32例，取得较好疗效。治疗方法：采用通窍活血汤合五苓散加减治疗。当归、赤芍、桃仁、红花、三棱、莪术、泽泻、茯苓、炒白术、猪苓、桂枝各10g，川芎6g，三七（研粉冲服）6g，丹参15g，水煎服，每日1剂，连服15天为1疗程。辨证加减法：气血不足者加党参10g，黄芪15g；阴虚火旺者去桂枝，加知母10g，玄参10g；肝火偏盛者去桂枝，加龙胆草6g，炒栀子10g，夏枯草10g；眼部血管炎者加清热解毒药金银花15g，连翘10g，蒲公英15g，或滋阴补肾药枸杞子10g，女贞子10g，龟板10g；血吸收后有机化物者可加昆布10g，海藻15g。治疗结果：经治疗2个疗程，治愈12例，占37.5%；显效10例，占31.25%；有效8例，占25.0%；无效2例，占6.25%；总有效率为93.75%。

【病案举例】

患者，男，69岁，工人，1996年10月9日初诊。左眼视力骤降1周。眼科检查：右眼视力5.0，左眼视力4.1；双眼前节正常。左眼视乳头充血水肿，境界不能辨出，整个视网膜水肿混浊，后极部散在棉绒状斑，以视乳头为中心广泛的火焰状鲜红色出血，视网膜静脉迂曲扩张，呈节段状，动脉细，反光强，呈铜丝状，黄斑区放射状皱褶，中心反光未见。荧光血管造影提示视网膜中央静脉总干阻塞。全身无明显不适，无高血压、糖尿病史。血压20/12kPa，心肺无殊。舌质暗红，脉细涩。西医诊断：左眼视网膜中央静脉阻塞；中医诊断：左眼暴盲（血络闭阻，水湿上泛型）。治则：活血化瘀、利水渗湿。以通窍活血汤合五苓散治疗1个疗程后，左眼视力恢复至4.6，视乳头境界清楚，眼底除颞上方网膜尚有小片出血、后极部网膜散在硬性渗出斑外，其余出血渗出均吸收，黄斑区清晰，中心凹反光未见。继用前方加昆布10g，海藻15g，治疗1个疗程后，左眼视力恢复至4.8，眼底出血渗出均吸收，黄斑中心反光隐约可见。[19]

按：视网膜静脉阻塞，中医学称"暴盲"、"目衄"、"视瞻昏渺"，其病因多为阴阳失调，脉络阻塞，气血阻滞所致。"血不利则为水"，血脉瘀阻导致组织水肿，故其治则当为活血化瘀、利水渗湿，选用王清任通窍活血汤合五苓散加减，方中川芎为血中之气药，辛香善行，走空窍，行气血，上通下达，调和升降；桃仁活血润下；红花祛瘀生新；当归补血活血。现代医学药理研究认为：当归、川芎、红花、赤芍、丹参等活血药能降低血液黏稠度，扩张末梢血管，解除血管痉挛，减少血管阻力，增加血流量；五苓散中泽泻、茯苓、猪苓利水渗湿；加白术健脾益气而运化水湿；佐以桂枝温经通络，加强利水渗湿之功效。血与津液在生理和病理上都相互影响，视网膜静脉阻塞的视网膜水肿不仅与瘀滞有关，且有水阻的一面。《景岳全书》指出："凡治肿者，必先治水。"故在活血化瘀的同时，佐以利水渗湿药，更能有效地发挥活血化瘀的作用。两者配合，相得益彰，故获满意效果。

十、视网膜脉络膜挫伤

视网膜脉络膜挫伤是危害视力的主要外伤性眼病。视网膜挫伤后，主要病理变化为初期小动脉痉挛收缩，除个别严重者可造成缺血以致局部发生坏死外，通常多由于缺氧而引起细胞代谢紊乱和产生类组织胺的物质，因而使小血管麻痹性扩张，通透性增加，造成渗出出血。传统的西医治疗采用皮质类固醇及扩血管药物，但对皮质类固醇禁忌症的病例不宜采用此治疗方法。采用中西医结合方法，在西医治疗的基础上，应用五苓散加减，利水渗湿，恢复视网膜循环，消除水肿，可取得良好效果。

【临床应用】

李氏[20]等对视网膜脉络膜挫伤患者采用口服桃红四物汤合五苓散加减治疗，并同期与使用皮质类固醇及扩血管药物治疗者进行临床疗效比较。中西医组：①方选桃红四物汤合五苓散加减。在受伤10天内以健脾，渗湿，祛瘀为主。选用茯苓、泽泻、焦栀各15g，猪苓20g，白术、桃仁、当归、川芎各10g，红花6g，甘草3g。视网膜脉络膜出血者加白茅根20g，生蒲黄15g，煎服，每日1剂。伤10天，以活血化瘀，软坚散结为主。选用桃仁15g，当归、川芎、党参各12g，红花、昆布、海藻、猪苓、白术各10g，煎服，每日1剂，服药20天后进行疗效判定。②每天早晨顿服强的松片30mg一次，连服3日。西医组：静脉滴注地塞米松10mg，每日1次，连用5~7天，根据病情缓解的程度停用或改为口服强的松片并逐渐减量。同时口服烟酸或其他扩血管药物再加用维生素类药物。治疗结果：中西医组痊愈25例，好转5例，无效3例，总有效率为90.9%。痊愈最短时间为5天，最长时间为18天，平均痊愈时间为7天。西医组痊愈20例，好转3例，无效9例，总有效率为71.19%。痊愈最短时间为7天，最长时间为20天，平均痊愈时间为10天。中西医组疗效明显优于西医组（$P<0.05$）。

十一、视网膜震荡

视网膜震荡又名Berlin视网膜水肿。西医认为其发病机制是：钝力的作用可使脉络膜循环紊乱，由于动脉的收缩，血流缓慢，周围毛细血管扩张，循环瘀阻而致浆液性渗血，眼底则见水肿渗出，网膜出血乃外力致使小血管破裂而致。若不及时有效治疗，视网膜水肿长时间得不到吸收，可发生囊样退行性变化和黄斑裂孔，从而造成永久性视力损害。中医学认为眼球受钝力撞击，脉络受损，气血逆乱，气滞血瘀；气机郁滞，气道不通，津液不化，故气化失司则水停；又因血水同源，"血不利则为水"，"病血则病水"，故气滞、血瘀可致水液代谢障碍，而形成眼底视网膜水肿。故治以活血祛瘀，化气利水。以五苓散合方加减治疗。

【临床应用】

张氏[21]应用桃红四物汤合五苓散加减治疗视网膜震荡48例，获得满意疗效。药用：桃仁、赤芍、当归、猪苓、茯苓、泽泻、白术各10g，红花5g，川芎8g，生地15g，桂枝6g。气虚乏力者加党参、黄芪各15g；胸闷、胁胀者加香附10g，木香6g；便秘者加大黄10g。水煎温服，每日1剂，每日2次，小儿量酌减，3天为1个疗程。治疗结果：痊愈（视力提高5行以上或达到伤前视力，眼底恢复正常）40例；好转（视力提高3~4行，眼底视网膜水肿渗出吸收，或可见黄斑部色素紊乱）7例；无效（视力未提高，视网膜水肿渗出未吸收，或出现黄斑部囊样退行变性，严重者出现黄斑裂孔）1例。48例中，疗程最短者2天，最长者7天，平均4.5天。总有效率为97.9%。齐氏[22]等应用桃红四物汤合五苓散为主加减治疗视网膜震荡28例，取得了良好的效果。治疗方法中药为主，处方组成：桃仁、红花、当归、泽泻、猪苓、川芎各10g，赤芍、茯苓各15g，丹参、薏苡仁各30g。随症加减：有出血者加白茅根30g，侧柏叶10g，三七1g。西药可同时肌内注射维生素B_1、维生素B_{12}，口服维生素C、维生素K_4，一般不用激素。治疗结果：经10~50天治疗，治愈16例，占51.1%；显效8例，占28.5%；有效4例，占14.4%。总有效率100%。林氏[23]运用桃红四物汤合五苓散和西药治疗本病患者30例，疗效较好。治疗方法：两组患者均常规口服他巴唑10mg、烟酸50mg、维脑路通0.1mg、维生素B 10mg、维生素C 0.1mg，每日3次。酌情加用泼尼松15mg晨8时顿服。治疗组同时服桃红四物汤合五苓散加减：桃仁 10g，红花 6g，赤芍 10g，当归 10g，川芎 10g，枳壳 6g，陈皮 10g，茯苓 12g，白术 10g，桂枝 6g，泽兰 10g，茺蔚子 10g。加减：视网膜出血伴眼肿疼痛，舌质暗红者，加蒲黄、三七化瘀止血；头晕头痛伴烦躁者加钩藤、石决明平肝潜阳；恢复期视网膜水肿减轻，黄斑中心凹光反射未见，伴倦怠乏力者，加党参、黄芪补中益气、利水消肿；渗出难以吸收者选用昆布、牡蛎、夏枯草软坚散结。治疗结果：治疗组 38 只眼，痊愈 30 只眼，占 78.9%；显效 6 只眼，占 15.8%；无效 2 只眼，有效者 94.7%，2 周之内痊愈者占 56.6%。对照组 35 只眼，痊愈 20 只眼，占 57.1%；显效 5 只眼，占 14.3%；无效 10 只眼，有效者 71.4%。2 周之内痊愈者占 40.0%。两组患者痊愈时间经统计分析，治疗组的治愈率及治愈时间优于对照组（$P < 0.05$）。

【病案举例】

1. 王某，男，33 岁，2001 年 10 月 9 日初诊。自诉 1 天前右眼被人击伤，伤后右眼胀痛，视力下降。检查：右眼视力 0.1，左眼视力 1.0；右眼上、下睑肿胀青紫，球结膜下片状出血，角膜透明，前房清，瞳孔中等大，对光反射迟钝，晶体透明，玻璃体清。眼底：视盘色淡红，界清，A∶V = 2∶3，后极部视网膜灰白色云雾状混浊，黄斑部中心反射消失，呈樱桃红色。CT 检查：颅内、眶骨未见异常。舌暗红，苔白，脉细。西医诊断：右眼视网膜震荡。中医诊断：右眼撞击伤目。证属气滞血瘀，水湿内停。治拟活血祛瘀，化气利水，方选桃红四物汤合五苓散，每日 1 剂，水煎分 2 次口服。服药 3 剂后查：右眼视力恢复至 1.0，眼底恢复正常。随访年余无异常。[22]

2. 王某，男，32 岁，农民，于 1999 年 3 月 5 日就诊。自述右眼被拳头击伤后疼痛，视力减退 3 天。体格检查未见异常，眼科检查：右眼视力 0.1，左眼视力 1.1，右眼上下睑皮肤呈青紫色轻度水肿，结膜下有小片出血，角膜清，房水清晰，瞳孔大小可，对光反射存在，晶体、玻璃体无混浊。眼底：视乳头略充血，边界模糊，视网膜血管迂曲，后极部网膜水肿，黄斑有少许渗出，中心反光消失，视乳头下方可见两小片出血。诊断：右眼视网膜震荡，球结膜下出血。治疗：桃红四物汤合五苓散加减，药用桃仁、红花、当归、泽泻、侧柏叶、猪苓、川芎各 10g，赤芍、茯苓各 15g，丹参、薏苡仁各 20g，白茅根 30g，三七（冲）1g。另外西药给予肌内注射维生素 B_1、维生素 B_{12}，口服维生素 C、维生素 K_4。经治疗 10 天后，眼睑水肿消退，皮肤青紫色转淡，网膜后极水肿消退，出血呈暗红色。继服上方 10 剂，网膜出血吸收，黄斑遗留色素沉着，视力 0.8，嘱患者口服明目地黄丸 9g，每日 2 次。1 月后来诊，视力 1.0，黄斑中心反光可见，仍见色素少许。[22]

十二、外伤性近视

外伤性近视是由于眼外伤主要是钝挫伤后引起的屈光改变。
【病案举例】

1. 男，36 岁，因右眼被拳击伤 2h，于 1992 年 6 月 2 日初诊。既往体检视力均为 1.5。查：右眼视力 0.3，左眼视力 1.5，右眼睑瘀血水肿，睫状充血，角膜下方上皮大片擦伤，Tyndall（－），瞳孔及眼底正常，包扎右眼。次日查双眼视力同前，右角膜恢复正常，眼底正常。服中药方：桃仁，红花，生地，赤芍，川芎，当归，茯苓，猪苓，泽泻，白术，桂枝，每日 1 剂。6 月 8 日小瞳验光：右眼视力 0.5－1.00DS＝1.0。6 月 15 日右眼远视力 1.2，近视力 1.2，停药。4 个月后双眼远近视力均为 1.5。[24]

2. 男，8 岁，因左眼被手指戳伤半小时，于 1993 年 8 月 5 日初诊。查：右眼视力 1.0，左眼视力 0.1，左眼睫状充血（＋＋），角膜中央上皮大片剥脱，前房少许出血，瞳孔小，直径 2mm（对侧 3.5mm），对光反应迟钝，眼底看不清，眼压正常。左眼加压双眼包扎半卧位连续 3 日，每日换药 1 次。8 月 11 日查：右眼视力 0.6，左眼视力 0.3。左睫状充血（＋），角膜清亮，前房出血吸收，Tyndall（＋），瞳孔及眼底正常。家长述盖上好眼能写作业，1 周前到医院查视力双眼均为 1.0，现再查近视力两眼均为 1.0，以 1% 阿托品眼膏每晚点眼 1 次，3 天后：右眼视力 0.8－0.25DS＝1.0，左眼视力 0.4－1.00DS＝1.0，令服上述中药方减桃仁、红花，加大小蓟、侧柏炭。至 9 月 7 日双眼远近视力达 1.0，内外眼正常，以 1% 阿托品眼膏散瞳 3 天后检影：双眼正视，停药。1994 年 1 月 7 日复查视力及

屈光度未变. [24]

按： 桃红四物汤是眼科治疗眼外伤的经典方，其疗效亦有临床验证，用此方合五苓散治疗外伤性近视主要是从本病病理机制出发。中医学认为凡是离开血管的渗出物均属瘀的积聚，包括外伤引起眼球各个部位的出血、水肿，血不利则为水，即血脉瘀阻必然导致组织水肿，肌肉痉挛而不展亦为瘀。桃红四物汤通脉化瘀，五苓散利水消肿，二方合一，对解除睫状肌痉挛水肿，视网膜水肿，增强房水中渗出物的吸收及对缓解晶体肿胀有益。

十三、外伤性前房积血

外伤性前房积血是指外来的作用力直接或间接损伤眼球，引起前房积血，与其并发症（对视功能的严重损害）是临床医生始终关注的问题。积血发生的原因仍然不明，大多数发生在 2 ~ 5 天，几乎全部发生在 7 天之内，可能与下列 2 个因素有关：①与纤维蛋白溶解酶有关：纤维蛋白溶解酶使血管断端所存在的纤维蛋白和血块溶解或收缩，血浆凝固因素受到不良影响而反复出血。②与新生血管破裂有关：伤后 2 ~ 5 天正是凝血块收缩时间，正值新生血管脆弱易损期间，因瞬目、挤眼、揉眼或过分活动等外力的刺激而破裂，从而引起继发性出血。本病属祖国医学"撞击伤目"和"血灌瞳神"等范畴，瘀血水饮内结是其主要病机，故治疗上需血水同治，以五苓散合活血化瘀方药进行治疗，可取得较好疗效。

【临床应用】

罗氏[25]等近年来根据中医血水同治的原则，采用活血利水为主治疗外伤性前房积血继发性青光眼 8 例，取效良好。临床资料：本组 8 例中，男 7 例，女 1 例；年龄 14 ~ 48 岁，平均 28.38 岁；病程 5 ~ 14 天，平均 9 天；均系单眼患病，其中左眼 5 例，右眼 3 例；治疗前视力无光感 1 只眼，光感 3 只眼，手动 4 只眼；治疗前眼压 5.48 ~ 10.9kPa 不等。治疗方法：桃红四物汤合五苓散加减。药用：生地 15g，当归尾 12g，赤芍 15g，川芎、地龙各 10g，红花 6g，茯苓 30g，猪苓、车前子各 20g，白术 10g 等，每日 1 剂，水煎，分 2 次服，并配合用 50% 葡萄糖 40 ~ 60ml 静脉推注，每日 1 次，时间 1 ~ 2 周；眼部胀痛等自觉症状严重时，还配合静脉滴注20%甘露醇250～500ml，每日1次，用药3～5天，均经治疗17～31天，平均23.38天。治疗结果：眼部胀痛伴同侧头痛等自觉症状均消失，前房积血均全部吸收，眼压均降至正常范围，患眼眼压由治疗前的平均7.43±1.80kPa降至治疗后的2.64±0.16kPa；视力除1例无光感患者外，其余均恢复了部分视功能，由治疗前的平均1.375±0.744（按对数视力表统计）上升到治疗后的平均4.0±1.63。陈氏[26]以四物汤合五苓散加减治疗前房出血31例，取得了较好疗效。治疗方法：以四物汤合五苓散作为基本方，其中以当归尾易当归，赤芍易白芍。加减：出血早期，前房有新鲜出血者（3天以内）去桂枝，地黄用生地黄，加白茅根30g，仙鹤草15g，茜草、丹皮各12g；中期前房出血呈暗红色（4天以上），加红花、枳壳各10g，丹参20g，三七粉（冲服）5g；后期前房出血基本吸收或前房只残余少许陈旧性血块，或前房机化物形成，加红花、三棱、昆布各10g，丹参20g。水煎，每日1剂，早晚分服。治疗期间除患眼滴抗生素眼药水外未用其他西药。治疗结果：治愈24例，占77.4%；有效5例，占16.1%；无效2例（1例为合并玻璃体积血，1例为角膜血染、继发性青光眼），占6.5%，总有效率93.5%。出血吸收时间与出血量有关，Ⅰ、Ⅱ、Ⅲ度出血平均吸收时间分别为3.5天、5.2天和8.7天。

【病案举例】

1. 陈某，男，30岁，1991年11月12日诊，诉12天前右眼被人用泥块击伤，视物不见，在当地医院诊为右眼前房积血，经中西医结合治疗，病情日趋严重，于伤后第6天诊为右眼继发性青光眼，经静脉滴注20%甘露醇等治疗，眼部症状不见减轻，遂转本院就诊。刻下：右眼视力1m处光感，左眼视力1.5，右眼混合性充血（＋＋），角膜水肿，前房全部积满暗红色血液，眼内其余结构不清。测眼压：右眼10.9kPa，左眼2.28kPa，诊为右眼球挫伤，前房积血，继发性青光眼。先用祛风活血法，以除风益损汤加减，配合静脉滴注20%甘露醇500ml，静推50%葡萄糖40ml，每日1次，治疗5天，病情无明显好转。遂改用活血祛瘀，利水明目法，方用桃红四物汤合五苓散加减，药用：生地20g，当归尾12g，川芎、赤芍、桃仁、牛膝、猪苓、白术各 10g，茯苓、车前子各 30g，红花、甘草各 6g，配合使用上述西药。服 5 剂后，自觉眼部胀痛减轻，测眼压：右眼 7.73kPa，左眼 2.28kPa，前房积血吸收约 1/5。上方继服 20 剂，眼球胀痛消失，前房积血全部吸收，眼压：右眼 2.80kPa，左眼 2.28kPa，视力右眼 0.2，痊愈出院。[25]

2. 刘某，男，29 岁。左眼被拳击伤 1h，于 1998 年 10 月 13 日入院。视力：右眼 1.2，左眼 0.04。眼压：右眼 1.94kPa，左眼 2.98kPa。左眼挫伤性Ⅲ度前房出血。给予中药治疗，处方：当归尾、川芎、泽泻、猪苓、白术各 10g，赤芍、茯苓、茜草、丹皮各 12g，生地、仙鹤草各 15g，白茅根 30g。连服 3 天，前房出血部分吸收，呈暗红色，给予四物汤合五苓散加红花、枳壳各 10g，丹参 20g，三七粉（冲服）5g。连服 5 天，前房出血基本吸收，前房角残余少许血块，左眼视力 0.6，眼压 1.94kPa。再给予四物汤合五苓散加红花、三棱、昆布各 10g，丹参 20g，连服 3 天治愈出院。出院后半个月复诊未见再出血，左眼视力 1.0。[26]

十四、内障眼病

内障眼病是指发生在晴珠、神膏、视衣、目系等眼内组织的多种病症，可由内因、外因、不内外因所致，但其根本在于气血失调，气滞血瘀。尽管内障眼病病因各不相同，血管的扩张、浆液的渗出、炎症的刺激、血液动力学的改变以及外力的作用，均可造成视网膜共同的病理改变，如视网膜血屏障的紊乱；视网膜微循环的改变或破坏；视网膜细胞水肿；神经纤维层的渗出，肿胀，坏死；神经胶质的增生，等等，从而导致视功能的严重损害。这一系列的变化与机体气血、津液的传输、运行障碍机制相一致。依据辨病与辨证相结合的原则，联合补阳还五汤与五苓散，旨在活血化瘀，温阳行气利水。

【临床应用】

缪氏[27]以气血理论指导临床，应用补阳还五汤结合五苓散治疗眼内障疾病 34 例，取得一定的疗效。药用：黄芪 50g，泽泻 20g，当归 15g，赤芍、猪苓、茯苓各 10g，地龙、红花、桃仁、桂枝各 6g。在上方基础上，根据辨病与辨证相结合原则随证加减：郁热型（视盘血管炎，球后视神经炎，葡萄膜炎）6例，加山栀、黄芩、黄连、丹皮之类。郁结型（肾性视网膜病变，黄斑出血，糖尿病性视网膜病变）6例，加柴胡、白芍之品。瘀滞型（高血压性视网膜病变，缺血性视网膜病变，肾性视网膜病变）12例，眼底以视网膜血管瘀阻、痉挛、灌注不良等微循环障碍为主，配合丹参、枳实、泽兰。痰湿型（视网膜剥离术后，糖尿病性视网膜病变）12例，眼底以视网膜渗出、水肿、浅脱离、增殖性改变为主，重用猪苓、茯苓，再配车前子、陈皮、石菖蒲、白芷、牡蛎。治疗结果：治愈（视力恢复至1.0眼底恢复正常）2例，占5.9%；显效（视力恢复至0.8，眼底基本恢复正常）4例，占11.8%；有效（视力提高0.2，眼底炎症明显改善，出血及渗出明显吸收）19例，占55.9%；无效（自觉视力较好，视力无提高，眼底无明显改观）9例，占26.4%。疗程最短为2周，最长达半年余。视盘血管炎2例，显效2例。球后视神经炎2例，治愈1例，显效1例。缺血性视网膜病变3例，均无效。高血压性视网膜病变8例，有效6例，无效2例。糖尿病性视网膜病变5例，有效4例，无效1例。肾性视网膜病变3例，有效2例，无效1例。葡萄膜炎2例，有效2例。黄斑出血2例，治愈1例，显效1例。视网膜剥离术后7例，有效5例，无效2例。

参考文献

[1] 常学静，常学斌，张更生. 中西医结合治疗中心性浆液性脉络膜视网膜病变106例. 四川中医，2005，23（10）：96~97

[2] 王占江. 中西医结合治疗中心性浆液性脉络膜视网膜病变24例疗效观察. 现代中西医结合杂志，2004，13（24）：3300~3301

[3] 刘维扬. 五苓散合杞菊地黄汤加减治疗中心性浆液性脉络膜视网膜病变疗效观察. 中国中医眼科杂志，2003，13（4）：226

[4] 王法成，张明亚. 中心性视网膜脉络膜炎辨治四法. 1995，（6）：47~48

[5] 王淑荣. 五苓散新用二则. 黔南民族医专学报，2001，14（1）：31~32

[6] 周爱娟，张丽珍. 辨证分型治疗中心性浆液性视网膜病变96例. 中国民间疗法，2000，8（2）：44

[7] 肖屏风. 中西医结合治疗中心性浆液性脉络膜视网膜病变64例70只眼. 湖

南中医杂志，2005，21（1）：43

[8] 杨芬，杨昆彤．超声乳化白内障摘除术后角膜水肿中西医结合治疗观察．云南中医学院学报，2002，25（3）：53

[9] 王伟，陈国孝．活血消肿汤在白内障术后的应用观察．中国中医药信息杂志，2002，9（4）：61

[10] 徐月珍，祁宝菊．验案二则．邯郸医学高等专科学校学报，2000，13（4）：289

[11] 郜中平，甘露．五苓散新用．江苏中医，2001，22（8）：35～36

[12] 姚大莉．王明芳用内眼辨证治疗老年性黄斑变性．四川中医，2002，20（6）：7

[13] 邓怒远，杜志山，杨万期．八珍汤合五苓散加减治疗滤过性抗青光眼术后前房迟延形成临床观察．中医临床，1995，5（1）：32

[14] 程竹珍，刘秀峰．逍遥散合五苓散加减治疗青光眼术后前房迟缓形成的临床观察．山西临床医药杂志，1997，6（5）：327～328

[15] 章薇薇．青光眼术后并发症辨治心得．实用中医药杂志，2004，20（8）：453

[16] 吕金琢，吕金华．中西医结合治疗缺血性视乳头病变．中西医结合眼科杂志，1994，（1）：44～45

[17] 王忠全，石桂花．仲景方救治急重症拾零．中西医结合实用临床急救，1996，3（4）：184

[18] 朱新民．视网膜剥离的辨证施治．安徽中医临床杂志，2001，13（2）：135～136

[19] 金仁炎，李华，王丽介．通窍活血汤合五苓散治疗视网膜静脉阻塞．浙江中医学院学报，1997，21（6）：34

[20] 李晓峰，陈鸣．中西医结合治疗视网膜脉络膜挫伤．成都中医药大学学报，2001，24（1）：28～29

[21] 张春华．桃红四物汤合五苓散治疗视网膜震荡48例．湖北中医杂志，2003，25（5）：33

[22] 齐艳华，张玉华．桃红四物汤合五苓散为主治疗视网膜震荡28例．四川中医，2000，18（10）：51

[23] 林东晓．中西医结合治疗视网膜震荡临床观察．中国中医眼科杂志，1996，6（2）：120～121

[24] 张玉平．桃红四物汤合五苓散加减治疗外伤性近视的体会．中国中医眼科杂志，1997，7（4）：234～235

［25］罗萍，彭清华，喻京生，等．中药为主治外伤性前房积血继发性青光眼8
例．辽宁中医学院学报，1999，1（1）：45～46

［26］陈基生．四物汤合五苓散加减治疗前房出血31例．福建中医药，2001，32
（4）：30

［27］缪晚虹．补阳还五汤合五苓散治疗眼内障疾病34例．上海中医药杂志，
1999，（7）：30

第十章

皮肤科病证

一、斑秃

斑秃又名圆秃、圆形脱发。为一种局限性的斑片状脱发，骤然而生，经过徐缓，有复发倾向。本病以头发片状脱落、病变处头皮正常、无炎症、无自觉症状为特点，若整个头皮头发全部脱落称为全秃。全身毛发均脱落者称为普秃。西医治疗脱发，效果尚不理想，特别是西药治疗斑秃，虽有一定生发作用，但不良反应大，复发率高。

斑秃属于中医学"油风"范畴，俗称"鬼剃头"、"鬼舔头"，《黄帝内经》中"发落"、"发坠"、"毛拔"等症状的描述是对本病最早的记载。中医学认为，肝藏血，肾藏精，肝肾不足，精血亏虚为脱发病主要病因，同时与血热生风、肝郁血瘀、脾虚血弱等相关。中医治疗脱发内容丰富，内外同治，具疗效高、不良反应少、复发率低的特点。对于脾有湿热型的脱发，可用五苓散加减治疗，健脾利水渗湿，取得良效。

【病案举例】

患者，男，36岁，头发大片脱落，头顶部头发已稀疏，有白屑，稍痒，有油腻感，发质稍黄，曾服六味地黄丸及外擦药未见好转，证属湿困脾胃型。治法：健脾祛湿，养血生发。方用五苓散加减，药用：茯苓、白术、泽泻、熟地、何首乌各12g，猪苓、陈皮、枸杞子、白芍、甘草各10g，当归15g。服法：水煎服，日3次温服，每日1剂，服药7剂后脱发减轻，有少量新发生出，痒减轻。[1]

按： 此病属中医学"斑秃"范畴，"发为血之余"，斑秃多从血虚、肝肾亏虚、脾湿内蕴、瘀血阻滞等方面论治，患者因湿困脾胃，为水湿为患，治当疏利水湿，故用茯苓、猪苓、泽泻、白术健脾利湿，使其脾健湿除，营血充故毛发生。用熟地、何首乌、陈皮、当归、枸杞子养血生发，故病自愈。

二、传染性脓疱病

传染性脓疱病又称脓疱疮，俗称黄水疮，是由金黄色葡萄球菌或溶血性链球菌引起的一种急性化脓性皮肤病。主要表现为浅表的脓疱和脓痂，接触传染，蔓延迅速，多发生于夏秋季和暴露部位，容易在儿童集体中流行。本病病机因湿邪不化，内蕴成毒而致，治当利湿解毒，故以五苓散加减治疗本病，可获良效。

【病案举例】

唐某，男，5岁半，2001年4月6日初诊。其母代诉：患儿自今年3月中旬长脓疱疮，初以头面部及双下肢为多，似黄豆大小，局部红肿瘙痒，继而全身多处出现脓点，周围皮肤红肿，破溃后结黑痂，反复发作，历时半月余，在某医院消炎抗病毒治疗，效果欠佳。患儿神疲纳呆，食欲减少，形体日渐消瘦，唇红，舌淡苔薄黄，脉细弱。证属湿毒内蕴，正气不足。治以五苓散加味。处方：猪苓、茯苓、泽泻各8g，白术5g，桂枝、甘草各3g，金银花10g。水煎服，每天1剂，5剂后，脓疱疮逐渐破溃、结痂，无新发，瘙痒明显减轻。守原方加生黄芪18g，再进5剂，托毒生肌。三诊时患儿精神明显好转，食欲增加，脓疱疮结痂脱落，予六君子汤3剂调理而愈。[2]

按： 脓疱疮因湿邪不化，内蕴成毒而致，治当利湿解毒，故以五苓散加味治疗。本例患儿病程较长，体质亦差，故在利湿解毒的基础上，配合健脾理中之药，则疮愈体健。

三、传染性软疣

传染性软疣俗称"水瘊子"，是由痘病毒感染引起的一种皮肤病。有一定接触传染性，主要发生于儿童。临床表现为粟粒至绿豆大丘疹，呈灰白、乳白或珍珠色，表面光滑，中央微凹似脐窝，境界清楚，可从中挤出白色乳酪状物质，系软疣小体。皮疹数目不等，散在分布，不融合。好发于躯干、四肢等处，自觉瘙痒，抓破后部分可自愈，不留疤痕，有时因搔抓后易继发感染或损害周围继发湿疹样损害。

本病属于祖国医学"鼠乳"范畴。中医学认为气血失和，腠理不密，复感外邪，凝聚肌肤是本病的发病原因。五苓散具有温阳利水渗湿的功效，能改善水液代谢，故可加减用于本病的治疗。

【临床应用】

日本医家福富梯[3]用五苓散合薏苡仁汤治疗传染性软疣。对象与方法：以主诉为传染性软疣，并希望汉方治疗的45例患儿（男28例，女17例，年龄1~8岁，平均年龄4.4±2.0岁）为对象。根据患儿的年龄给予不同剂量的五苓散合薏苡仁汤（0.25~0.3g/（kg·d）），每日2~3次。根据森岛昭的判定标准进行疗效评价。结果：能够进行疗效评价的患儿有24例，其中疗效显著（服药12周以内全部消失）16例（66.7%），有效（服药13周后全部消失）1例（4.1%），无效7例（29.2%）。平均服药时间为4.5±3.0周（2~16周）。治疗开始时显著有效与有效的17例患儿的传染性软疣的个数为21.8±1.2个，治愈时间平均为4.5±3.6周。无效的7例患儿在治疗开始时传染性软疣的个数为20.7±6.1个，治疗时间为4.6±1.0周，二者治疗开始时传染性软疣的个数与治疗时间均无显著差异。

按：传染性软疣是一种小儿多见的疾病，患病率可达6.8%~9.0%，多在游泳池内感染，并多发生于皮脂腺细胞密度低的部位。薏苡仁汤是疣病治疗药，五苓散具有改善水液代谢的作用，五苓散合薏苡仁汤能够修复受游泳池水和消毒液损伤的皮肤细胞和皮脂腺的功能，薏苡仁还具有抗病毒作用。本次研究显示五苓散合薏苡仁汤对传染性软疣有效率高，无不良反应，是有效治疗该病的方法。

四、带状疱疹

带状疱疹是一种由水痘－带状疱疹病毒所引起的，累及神经和皮肤的急性疱疹性病毒性皮肤病。临床表现以簇集性水疱沿身体一侧周围神经呈带状分布，伴显著神经痛为特征。可发生于任何年龄，多见于青壮年。好发于春秋季节，一般愈后不再复发。西医目前仍未研制出杀灭该病毒的理想药物，一般以止痛、抗炎、预防继发感染和缩短疗程为治疗原则。

带状疱疹属中医学"蛇串疮"、"缠腰火丹"、"火带疮"、"蛇丹"、"蜘蛛疮"等范畴。认为是感受毒邪、湿、热、风、火郁于心、肝、肺、脾，经络阻隔，气血瘀滞而成。故治疗一般抓住肝经湿热、脾胃湿热、气滞血瘀进行辨证、遣方、用药，可收到满意效果。结合外治法疗效更快。五苓散具祛风活血、健脾燥湿之功，作用机制与其相吻，故能收效。

【临床应用】

寇氏[4]等以清热除湿中药为主治疗带状疱疹进行疗效分析，治疗方法：治疗组以口服清热除湿中药为主治疗。以龙胆泻肝汤合茵陈五苓散加减，药用：生地25g，当归、黄芩各20g，栀子、龙胆草、柴胡各15g，木通、车前子各10g，泽泻15g，茯苓20g，茵陈15g，白术20g，桂枝10g。热偏盛见口苦、便秘或发热、疼痛剧烈加大青叶、金银花、连翘、蒲公英；湿偏盛见水泡簇集成群，甚或出现血泡，去生地、当归，加重白术、茯苓、车前子用量。用法：1剂，水煎至200ml，每天2次，同时口服维生素C 500mg，3次/天，吗啉胍片（上海集成药厂）300mg，2次/天口服。阿昔洛韦软膏，1次/4h涂患部。对照组除中药汤剂外用药与治疗组相同。连续用药5天后评估疗效。结果经5天治疗后据皮疹消退、疼痛消失情况进行疗效评估。其中皮疹全部消退，疼痛消失，疼痛评分为0分，治疗组18例（28.7%）、对照组5例（7.9%）；皮疹消退70%以上，疼痛明显减轻，疼痛评分为1～3分，治疗组27例42.8%，对照组20例33.4%；皮疹消退50%，疼痛有所减轻，疼痛评分为4～6分，但仍有少量新疹再发，治疗组 13 例 20.6%，对照组 23 例 38.3%；皮疹未消退，疼痛无明显减轻，治疗组 5 例 7.9%，对照组 12 例 20%。显效率：治疗组 71.4%，对照组 41.7%。总有效率：治疗组 92.1%，对照组 80%。经统计学处理两组疗效对比有显著性差异（$P < 0.05$）。

【病案举例】

刘某，女，72 岁，1991 年 5 月 2 日初诊。患者右侧胸部至右腹部出现红色丘疹，继而出现绿豆大水疱，水疱聚集，累累如串珠，排列成带状，疼痛难忍，夜间加重，不能入眠，皮肤科诊为带状疱疹，给予维生素 B_1、B_{12} 肌内注射，口服甲氰咪呱、龙胆泻肝丸治疗十余天，仍感痛甚，彻夜难眠，疹未减，请中医诊治。诊见：局部皮肤疼痛，水疱成簇，皮色红白相间，形体肥胖，舌质暗淡，苔白腻，脉弦滑，证属脾虚湿盛，湿邪内蕴，外受毒邪而诱发缠腰火丹，治以健脾燥湿，活血祛风，方用五苓散加味，处方：茯苓 30g，猪苓 15g，泽泻 30g，白术 20g，桂枝 15g，车前子 15g，当归 10g，赤芍 10g，水煎服，每日 1 剂，服药 3 剂后疼痛明显减轻，夜间已能入眠，继服上方 5 剂，疼痛完全消失，疱疹结痂后消退，无任何后遗症。[5]

按：缠腰火丹，病机多因脾经湿邪外溢皮肤所致，方中茯苓、猪苓、泽泻、白术、车前子燥湿利水；桂枝、当归、赤芍祛风活血。现代药理研究表明，其水煎剂能抗病毒，对皮肤真菌有较强的抑制作用，全方具有祛风活血，健脾燥湿之功。其作用机制与缠腰火丹之病机相吻合，故能取效。

五、荨麻疹

荨麻疹是一种临床较常见的皮肤黏膜过敏性疾病。临床表现为大小不等的局限性水肿性风团。其临床特征为迅速发生与消退，退后无痕迹，伴有剧痒。严重者可伴有发热及腹痛、呕吐、腹泻等胃肠受累的临床症状。根据病程长短可分为急性荨麻疹（病程 3 个月以内）及慢性荨麻疹（病程反复发作超过 3 个月以上）。

荨麻疹属中医学"瘾疹"、"鬼风疙瘩"等范畴，总由禀性不耐，人体对某些物质敏感所致。可因食物、药物、生物制品、病灶感染、肠寄生虫病而发。或因情志不畅、外感寒热风邪等因素而发。中医药治疗轻、中型荨麻疹疗效较好，在减少其复发率方面，具有明显优势。五苓散温阳利水渗湿，可辨证用于荨麻疹的治疗。

【临床应用】

金氏[6]应用越婢汤合五苓散治疗急性荨麻疹合并血管性水肿，共治9例，疗效满意。治疗方法：治以疏风散寒利水，方用越婢汤合五苓散加味。基本方：麻黄、大枣、茯苓、白术、桂枝、连翘、猪苓各10g，乌梅、泽泻各15g，生石膏30g，炙甘草6g。日1剂，分3次煎服。治疗结果：1例服2剂而愈。3例服3剂而愈，2例服4剂而愈。多数在服药后1h内出现小便频频。一般服1剂后水肿即基本消退，身痒减轻，续进1~3剂而告愈。

【病案举例】

姚某，女，47岁，1990年6月24日初诊。诉3天前曾喝杨梅烧酒，当晚即发荨麻疹。次日全身浮肿伴少尿。服息斯敏、肌内注射肾上腺素、静脉注射葡萄糖酸钙和地塞米松。2天后症状未缓解反加重。刻诊：微恶风寒，尿量极少，头晕，大便数日未解。检查：周身间有水肿性风团，双眼睑浮肿，唇大突出，全身皆肿，颈肿不能转侧，腹大如鼓，腹水征（＋）。舌淡、苔白，脉紧数。此重型瘾疹并见"风水"、"蓄水"证。治以疏风散寒利水，越婢汤合五苓散加味，1剂。二诊：自云服药10min即出现大量排尿，小便频数量甚多，每1~2min即解1次，直至水肿消退风团消失，皮肤划痕弱阳性。原方再进2剂而愈。[6]

六、湿疹

湿疹是一种常见的炎症性皮肤病，以皮疹形态多，易于渗出，病程迁延和有复发倾向为特征。临床上按其发作阶段可分为急性、亚急性和慢性三期。其主要症状是剧烈瘙痒。湿疹是皮肤病中的常见病、多发病，由于其反复发作，经年不愈，给患者带来很大的痛苦。西医采用抗组胺类药物治疗，疗效不够令人满意。皮质类固醇激素治疗有一定不良反应，停药后反跳现象明显。

本病属中医学"奶癣"、"旋耳疮"、"绣球风"、"浸淫疮"等范畴。乃因禀性不耐，风湿热客于肌肤而成；或因脾失健运或营血不足，湿热逗留，以致血虚风燥，风燥湿热郁结，肌肤失养所致。经实验研究证明，部分中药具有抗炎、止痒、调节机体免疫功能的作用。通过临床观察对湿疹皮炎具有良好疗效，且无抗组胺药物的嗜睡、口干等不良反应，无皮质类固醇激素不良反应，停药后无反跳现象。五苓散利水渗湿，与祛湿药相伍，使内湿外湿俱去，则湿疹自消。

【病案举例】

1. 张某，男，19岁。2003年7月12日就诊。症见：面部皮肤出现粟粒状红色丘疹，糜烂面有浆性渗出，并伴有剧烈瘙痒，口中黏腻，大便不爽，舌质淡红，苔白厚，脉滑数，辨证为素体湿盛所致，故用健脾渗湿之法，方用五苓散加减：泽泻18g，猪苓15g，茯苓、地肤子、白鲜皮、滑石各20g，白术、蝉蜕、槟榔各10g，甘草6g，7剂，水煎服，每日2次。二诊：皮疹明显减少，渗出消失，继服7剂，湿疹痊愈。[7]

按：本病多发于素体湿盛之人，五苓散功专利水渗湿，加用白鲜皮、蝉蜕、地肤子等祛风止痒，内湿既除，外湿自止，湿去则疹自消。

2. 余某，女性，23岁。2004年12月27日初诊，皮肤红色斑丘疹、丘疱疹伴瘙痒反复1年，加重泛发全身半月。外院诊断为湿疹，以中西药多次治疗未效。初予温清饮加荆芥、连翘、薏苡仁，3剂不应。二诊改用朱仁康氏乌蛇驱风汤加减，4剂，并配合抗过敏西药，仍未取效。患者遂转他医求治。给予西药数种抗过敏及清热解毒、利湿之中药，亦未得效，且皮疹瘙痒更甚。四诊时，详加询问，见全身泛发红斑、丘疹、丘疱疹，瘙痒剧烈，伴刺痛。四肢皮疹尤甚，伴肿胀，扪之热，略有渗液。自感微恶风，稍汗出，口干多饮，饮不解渴，身重乏力，心烦，夜寐不宁，纳差，二便尚可，月经到期未至，稍有腹胀，舌淡，苔白微腻，脉浮细稍数。此五苓散方证，遂拟五苓散与猪苓汤合方：猪苓12g，茯苓30g，泽泻12g，苍术12g，桂枝10g，薏苡仁20g，滑石15g，阿胶9g（烊化），益母草15g，香附6g。2剂。外用消炎止痒洗剂（医院自制药）外洗，不再用任何西药。2日后复诊，皮肤瘙痒刺痛及四肢肿胀均见好转，口干渴饮明显减轻。遂守前方加减调治半月而愈。[8]

按：此案初诊、二诊均未详察，导致辨证不准。温清饮（四物汤合黄连解毒汤）适用于里热盛而兼血虚；乌蛇驱风汤适用于风热盛于表而渐入于里。而此案实表热而夹里饮之证。《伤寒论》第71条："太阳病，发汗后，大汗出，胃中干，烦躁不得眠，欲得饮水者，少少与饮之，令胃气和则愈；若脉浮，小便不利，微热消渴者，五苓散主之。"第72条："发汗已，脉浮数，烦渴者，五苓散主之。"其症微冷、汗出、饮不解渴、心烦、寐不安、脉浮数等皆辨证眼目（虽无明显小便不利，但五苓散证已彰显），故用五苓散加减治疗取效。

3. 杨某，男，54岁。1992年3月16日诊。肛门部作痒已数月，伴肛周潮湿。选用祛风止痒之品治疗，时轻时重。近几日又感症状加剧，伴身微恶寒、汗出、口干。检查：肛周潮红，粟粒样疹点密布，渗液。舌红苔薄白，脉濡缓略浮。诊为急性肛门湿疹。究其病机，既是肛门湿疹，虽选用祛风止痒之品而不能中病，说明病机不是风邪为患。结合伴随症状及舌脉分析，当属阳虚不能化气行水，不能通调水道，下输膀胱，津液上行外泛，郁于肌表而发病。治拟温阳化气行水，方用五苓散：茯苓15克，泽泻、白术、猪苓、桂枝各9克。水煎服，1剂后，自觉患处渗水明显减少，汗出亦减，恶寒消失，口干减轻，复进3剂而愈，随访1年未复发。[9]

按：五苓散系仲景方，能外通腠理，下达膀胱，通行三焦，化气行湿，正如《医方集解》中记载，可"通治诸湿肿满，水饮水肿，呕逆泄泻，水寒射肺，或喘或咳，中暑烦热，身热头痛，膀胱积热，便秘而渴，霍乱吐泻，痰饮湿症，身痛身重"。故用本方治疗肛门湿疹，获效甚佳。

4. 汪某，男，5岁，全身瘙痒2年余，抓破血溢出，随破随收，曾用氯化钙针剂静脉注射及口服息斯敏、赛庚啶等药奏效。近来两大腿内侧突然瘙痒难忍，黄水淋漓，曾诊为"急性湿疹"，用硼酸液湿敷，并给予氧化锌油外涂4天，皆无效。刻诊：两大腿内侧左右分别有7cm×8cm、、8cm×9cm红斑丘疹，呈糜烂渗出，边缘无明显界限，伴头痛发热，烦渴欲饮，水入即吐，小便不利，舌苔白，脉浮。证属脾失健运，水湿内停，兼有表邪。治宜利水渗湿，温阳化气。五苓散治之：猪苓9g，泽泻15g，白术9g，茯苓9g，桂枝6g，3剂，每日1剂，水煎服。服1剂后，瘙痒减轻，渗液减少；2剂后，瘙痒消失，渗液明显减少，3剂痊愈。随访未再复发。[10]

按：患者脾失健运，水湿内停，而致瘙痒难忍，黄水淋漓。重用泽泻为君，取其甘淡性寒，直达膀胱，利水渗湿；臣以茯苓、猪苓之淡渗，增强利水化饮之功；加白术健脾气而运化水湿；更佐以桂枝，既外解太阳之表，又内助膀胱气化。诸药相合，使水行气化，表解脾健，而诸症自除。

七、脱发

脱发是一种较为常见的病症，其发病率有逐年上升之趋势。现代医学认为，脂溢性脱发主要是皮脂腺分泌过盛，堵塞毛孔，导致毛囊功能衰退所致，中医学认为，脂溢性脱发主要为湿盛所为。这是因为湿邪袭表，易阻遏阳气，从而清阳不升，营卫之气不和，卫气功能失调，则温养皮肤功能减弱。再者，脾为湿困，运化失职，水湿上泛，易袭阳位，而头又为诸阳之会，故头顶毛发被水湿泛滥为害。表现为毛发油腻、稀少易落、头皮油脂增多等。五苓散具有利水渗湿，温阳化气之功用。常用于治疗水湿为患的病证。因而，用五苓散治疗脂溢性脱发正切中病机，故其治疗效果也如鼓应桴。

【病案举例】

1. 陈某，男，31岁，1992年5月26日初诊。患者自1990年5月初始觉头部瘙痒，搔抓后有白屑和头发脱落。1周后加剧，嗣后头发逐渐减少。经多方求治，毫无效果。近来上症尤甚，痛苦异常。诊见：形体稍胖，精神郁闷，头部仅有稀疏黄发，时而搔抓。发根部布满脂溢性白屑，未见炎症表现。面色萎黄，神倦无力，大便溏，小便清长，腰膝酸软，舌体胖，苔白润，脉沉细弱。西医诊断为脂溢性脱发。中医辨为脾肾阳虚，气化失司，风湿相搏壅遏于肌表。治宜温阳化气，利水渗湿，佐以祛风活血通络。拟用五苓散加味。处方：茯苓18g，泽泻、白术、补骨脂、当归、红花各15g，猪苓12g，蝉蜕、羌活、荆芥各9g，桂枝6g。1剂/天，水煎服。10剂后，头部瘙痒与脱发明显减少，余症减轻，脉舌如前。效不更方。守上方增损连进20

余剂，两鬓新生细发变粗变黑，头顶部有细发长出，续用原方出入40剂，巩固治疗而愈。[11]

按：脂溢性脱发，属中医学"油风"范畴。患者素体阳虚，精神忧虑，加之过食生冷损伤脾胃，致肝郁犯脾，使脾气更亏，不能制水，水津失布，聚湿生饮，逆移于肌表，风湿相搏，壅遏腠理，毛孔闭塞发失所养，脱发诸症由此而生。是方重用泽泻通利水道；佐二苓增强蠲饮利水之功；配白术苦温健脾祛湿；更用辛温之桂枝，一则疏解风邪，温经行血，二则宣通阳气，蒸化三焦以行水；掺入当归、红花、羌活、荆芥等养血祛风，达"祛风先治血，血行风自灭"之意。诸药合用，表里同施，气化水行，脾健湿运，血行风灭，脱发故有再生之机。

2. 患者，男，45岁，1989年5月初诊。半年前患者发现头发脱落，每次洗头均脱发较多，屡服中西药无效，脱发日渐加重，头枕部3处可见约5cm宽的光秃区，伴见头部溢脂较多，时有头痛，倦怠嗜卧，大便时有溏泻，常感脘腹胀满，不思饮食，渴欲饮水，但水入欲吐，口腻，舌苔白润而厚，脉浮。此系湿邪为患，投五苓散治之。处方：泽泻15g，茯苓12g，猪苓10g，白术9g，桂枝3g，水煎服，日服2次，连服15剂，以利湿邪。并配合外用桑叶50g，煎水外洗，15剂，每日1次，15天后病告痊愈，长出短黑发，随访3年，未复发。[12]

按：五苓散入足太阳膀胱经，其经起于目内眦，向上走额部，再到巅顶。五苓散功能利湿，湿气祛，腻滞除，经络之气血畅通，血可上荣于发，使新发重生，原发不再脱落。

3. 赵某，男，32岁。1987年5月诊。患者出现散在性脱发年余，近3个月加重，每次梳洗脱发甚多，头顶前部已显稀疏，伴头发油腻。曾外擦、内服补肾养血生发之药数月未见效果。舌苔白腻，脉缓。脉舌症合参，乃水湿上泛，浸渍发根所致。非滋补之剂所宜，拟投五苓散：茯苓60g，猪苓15g，白术30g，泽泻15g，桂枝15g。水煎服，每日1剂。服药10剂后脱发减少；二诊守方加瞿麦、青蒿、桑白皮并嘱其用硼砂少许溶温水浸头，每日1次。20剂后脱发停止，头皮油腻明显减少；三诊守方续服10剂，原脱发部位已见新发再生。[13]

按：古人云："发为血之余"，"肾，其华在发"。一般脱发多从血虚、肾虚论治。但如赵某之脱发，显系水湿为患。湿浸发根，腐蚀毛囊，若更行滋补，是益增其壅，如肥盛而禾苗枯烂，发脱必愈甚。治当上病下取，疏利水湿，发根不为水浸，而反得固。《岳美中医疗经验集》以一味茯苓饮治发秃，并指出"发秃的形成，多因水气上泛巅顶，侵蚀发根，使发根腐而枯落。茯苓能上行，渗水湿，而导饮下降，湿去则发生，虽不是直接生发，但亦合乎'先其所因，伏其所主'的治疗法则"。虽为一味茯苓饮，亦不出五苓散义，本例中于五苓散中重用茯苓亦在于此。

八、过敏性皮炎

过敏性皮炎是由诸多因素导致的皮肤炎症反应。本病常见诱因甚多，不同致病因素所致的过敏反应命名不同，如化妆品皮炎，接触性皮炎等。大多数患者的脸部、四肢及身体上都会引起皮炎（红肿、表皮脱落），而眼睑、颈部、肘部、膝盖或脚踝部位更容易患病。患处会非常痒。皮炎感染后，患处会结痂或渗出分泌物。治疗过敏性皮炎如用传统的控制的方法治疗，如激素类、抗组胺类、炎症类药物治疗，一时减轻，但过一段病情又会加重。如中西医结合治疗，可取得较好疗效。五苓散温阳化气，利水渗湿，故可治疗过敏性皮炎因脾虚湿盛引起者。

【病案举例】

李某，男，28岁，干部，1993年9月14日诊。左手手指瘙痒、起粟米大小样疹、发泡甚或流水、酒后益剧3个月。西医诊为过敏性皮炎，经抗过敏、消炎等内外治疗，效果不显，舌淡苔白润，脉细。证属脾虚失运，湿邪外溢所致，五苓散合六君子汤加味。处方：泽泻24g，桂枝3g，猪苓、陈皮、法半夏、党参、防风、白鲜皮、苦参各10g，茯苓、炒白术各15g，炙甘草、白芷各8g，赤芍12g，3剂。17日复诊：服第2剂时因触摸正红花油而痒增。此乃正红花油之辛热与手指的轻度热毒所致，脉舌同上。守上方加金银花15g，连翘12g，3剂。23日再诊：略痒。此乃血虚生风所致，余无不适。一味丹参代四物，故守上方加丹参 20g，3 剂，以善其后。3 个月后随访，未再复发。[14]

按：此例过敏性皮炎是由于脾虚失运、湿邪外溢所致，故用五苓散合六君子汤健脾除湿，切中病机，故获显效。

九、特应性皮炎

特应性皮炎又称异位性皮炎或遗传过敏性皮炎，具有遗传史，血IgE 高，常伴发哮喘和过敏性鼻炎的慢性复发性、瘙痒性、炎症性皮肤病。祖国医学中的"奶癣"及"四弯风"等可能就是本病不同阶段的表现。本病的症状多种多样，其炎症可由急性到慢性，反复发作，有剧烈瘙痒，病程较长。随着年龄的增长，皮疹的特点也有所改变。通常可分为三个阶段，婴儿期、儿童期、青年成人期。有些患者各期症状依次发展，但也有的仅有一两个阶段。本病的治疗可用干扰素、胸腺素及环孢素 A 治疗，有明确变应原如尘螨过敏者，可试用脱敏疗法。采用中西医结合治疗本病，可取得更好的疗效。五苓散利水渗湿，温阳化气，可用于本病的治疗，起到调节体内水液代谢的作用。

【临床应用】

日本医家吉永和惠[15]以 1991 年 6 月以后在丰岛医院皮肤科就诊的特应性皮炎（AD）患者为研究对象，共计 37 例（男 21 例，女 16例），使用的方剂为五苓散或其类方。除 3 例中断治疗外，治疗对其余的患者均有效。五苓散为利水渗湿、温阳化气之剂，虽未见用该方治疗 AD 的有关记载，但若根据 AD 多与湿邪有关这一事实，认为可灵活运用该方。在应用该方提取剂时，以温性强的肉桂代替原方中的桂枝。当热证明显时，有必要使用加入清热药的茵陈五苓散或有其他清热药的合方等。局部湿润，或即使局部呈干燥状态，但有舌苔厚等湿邪的表现时可广泛应用该方。另外，在使用煎剂时，根据上述理由常减去桂枝。五苓散治疗 AD 有效，表明该方不仅是利尿剂，而且还是调节体内水液代谢的方剂。

十、扁平疣

扁平疣是一种由疣病毒感染引起的良性皮肤赘生物。多见于青少年，常发于颜面和手背。容易自身接种，也可传染他人。常突然发生，又很快地完全消失。本病一般无自觉症状，根据皮疹特点即可确诊。皮疹特点为粟粒至高粱米大小的扁平丘疹，为圆形、椭圆形或多角形，边界清楚，表面光滑，呈淡褐色、黄褐色或正常肤色。常对称发生于颜面、手背、前臂等部位，呈散在或密集分布，可因抓搔而发生自身接种。偶感轻度瘙痒。

本病中医学称为"扁瘊"。多由风热毒邪搏于肌肤而生；或怒动肝火，肝旺血燥，筋气不荣，肌肤不润所致。故治疗上多以清热解毒散结为主要治法。同时，有湿郁肌肤者，当温阳祛湿，伍以五苓散，可取得较好疗效。

【临床应用】

陈氏[16]运用麻杏五苓散治疗面部扁平疣 30 例，取得较好疗效。一般资料：30 例均为门诊患者，其中男 6 例，女 24 例；年龄最小 6 岁，最大 26 岁；病程最短月余，最长 2 年。麻杏五苓散药物组成：麻黄 12g，杏仁 12g，白术 20g，茯苓 20g，泽泻 20g，桂枝 15g，猪苓 20g，牡蛎 30g，香附 15g，枳壳 15g，甘草 10g。热甚者加金银花、连翘。水煎服，2 天 1 剂，每天服 3 次，不需外用药。治疗结果：服药后疣块斑点消失，皮肤不留痕迹为痊愈。结果 30 例全部治愈。其中服药 2 剂痊愈者 6 例，3 剂痊愈者 14 例，服 4 剂以上痊愈者 10 例，治愈率为 100%。

按：面部两颧属肺，肺有主皮毛、主宣发，通调水道之功能。《内经》曰："饮入于胃，游溢精气，上输于脾，脾气散精，上归于肺，通调水道……"，此病由肺气郁滞，肺主宣发、通调水道的功能失调，致使湿郁肌肤而形成皮肤斑点。方中用麻黄、杏仁宣肺疏郁，桂枝、白术、茯苓、猪苓、泽泻通阳利湿调水道，牡蛎散结消斑，香附、枳壳疏郁行气，气行则湿自除。观全方具有宣肺疏郁，利湿散结之功，药中病机，故获满意疗效。

【病案举例】

胡某，女，18岁，近2个月来面部出现小如粟米、大如米粒样的褐色斑点，高出皮肤，不痒，在市某医院和皮肤病医院诊为扁平疣，给予聚肌胞治疗，肌内注射5天无好转，而来求中医治疗。刻诊：除上症外别无他苦，察舌淡，苔薄白，脉浮缓。诊为扁平疣。证属肺气郁滞，湿郁肌肤所致。用上方治疗，连服2剂后面部褐色斑点消失，连左手小指生一黄豆大的扁平疣也随之消失。现已有7年多未再复发。[16]

十一、干燥综合征

干燥综合征是一种原因未明的自身免疫性疾病，临床表现以干燥性角膜炎口腔干燥或伴发其他结缔组织病为特征，发病年龄多为40岁以上的中老年女性。西医目前对本病尚无特效疗法。根据临床表现，本病当属祖国医学"燥证"范畴，《内经》中"燥胜则干"，刘完素"诸涩枯涸，干颈皴揭，皆属于燥"等论述与干燥综合征的病因病机、发病特点极为相似。在治疗方面，因其干燥少津，故"燥者濡之"是其一般的治疗方法，但燥有内、外之分，温、凉之别，临床还当根据具体情况而详加审证，不可一概而论。从中医学宝库中发掘治疗该病的有效方药是近年来许多学者努力的方向，仲景方在本病的治疗中尤有独到之处。五苓散在《伤寒论》中主要用于太阳膀胱蓄水证，在《金匮要略》中主要用于水饮内停之头眩与消渴，具有化气利水之功。可用于本病气机不畅，水津内停，津液敷布失常者。因阳气不足，阳不能化气，气不能布津，津液不能输化，则诸燥发作，法当温阳化气，气行津复，燥证可除。

【临床应用】

王氏[17]认为干燥综合征见口舌干燥，双目干涩，鼻腔咽喉干燥，甚或影响呼吸，屡用清热、养阴之品无效，饮多尿多，饮不解渴或脘腹胀满，口干不欲饮，饮后胀满更甚者，治宜调节津液气化功能，使其运化敷布功能恢复正常，可用五苓散、半夏泻心汤或桂枝汤化裁。其以本方为主加减治疗本病津液气化，敷布失常型23例，有效率达91%。

【病案举例】

苏某，女，59岁。1996年3月7日初诊。1年前因感冒发热加之心情急躁而口舌生疮，口腔黏膜与舌体溃疡3～5处，反复不愈。口干，咀物艰难，双目干燥酸涩，多饮多尿，饮水虽多但干燥之症毫无缓解，心慌少寐，大便时溏，皮肤干燥，面色少华。舌红无苔且有裂痕，脉象细数。化验血糖、尿糖均属正常，在某医院检查排除尿崩症，被诊为干燥综合征。中医辨证：脾肾阳虚，三焦气化失常；心火偏亢，水火不济。治宜温阳化气，交通心肾。方用五苓散合交泰丸加减：桂枝、白术、焦栀子、甘草各10g，茯苓15g，猪苓、泽泻各12g，肉桂3g，黄连6g，生石膏、炒枣仁各30g，7剂，水煎服。3月15日二诊：药后口舌溃疡愈合，口眼干燥明显减轻，尿次尿量明显减少。乃于上方中加入乌梅10g，砂仁8g。连服10剂，诸症基本消失。嘱其继续服用金匮肾气丸和归脾丸以善其后。[17]

十二、急性局限性水肿及淋巴水肿

【临床应用】

日本医家大熊守也[18]用五苓散治疗急性局限性水肿患者63例，其中接触性皮炎17例，带状疱疹16例，单纯性疱疹9例，虫咬性皮炎8例，湿疹3例，白癣2例，包茎1例，蜂窝组织炎1例，性传播疾病1例，不明原因者4例。患病部位：颜面部24例，眼睑部19例，外阴部10例，小腿5例，足部5例，其他9例。将其分为4组，Ⅰ组18例，微波理疗和汉方药内服（五苓散7.5g/d，小柴胡汤7.5g/d）；Ⅱ组27例，微波理疗；Ⅲ组28例，汉方药内服；Ⅳ组40例，以弱弹性绷带包扎。结果：与内服黄香草犀的12例比较，未见明显差异。Ⅰ、Ⅱ组水肿缩小率有明显差异；Ⅲ，Ⅳ组前臂、小腿有明显差异，上臂、大腿未见差异。

参考文献

[1] 杜丽春. 五苓散临床治验新用. 中医杂志, 2004, 21 (5): 54
[2] 周放良. 五苓散新用. 新中医, 2003, 35 (3): 64

[3]〔日〕福富梯.对五苓散合薏苡仁汤治疗传染性软疣的探讨.国外医学中医中药分册,2001,23(6):335

[4]寇接红,吴敏.清热除湿中药为主治疗带状疱疹疼痛疗效分析.现代康复,2001,5(6):125

[5]王淑荣.五苓散新用二则.黔南民族医专学报,2001,14(1):31~32

[6]金超.越婢汤合五苓散治疗急性荨麻疹合并血管性水肿.1994,(7):51

[7]古风交,王晓娜.陕西中医,2006,27(1):105

[8]欧阳卫权.经方皮肤科应用.中国中医药报,2005,9,12:006

[9]梁新成,丁秀真.五苓散巧治肛门湿疹.1994,4:175

[10]徐振华.五苓散治验3则.国医论坛,1995,(6):20

[11]黎志远,杨贤海.经方新用三则.湖北中医杂志,1999,21(8):373

[12]蒋改苏.五苓散治脱发1例.天津中医,1995,12(3):43

[13]邰中平,甘露.五苓散新用.江苏中医,2001,22(8):35~36

[14]陈国权.《金匮》方新用3则.湖北中医杂志,1995,5:55

[15]〔日〕吉永和惠.利水在治疗特应性皮炎中的意义.国外医学中医中药分册,1995,17(6)

[16]陈华容.麻杏五苓散治疗面部扁平疣30例.国医论坛,2003,18(5):32

[17]王鹏宇,王静.辨证治疗干燥综合征73例.浙江中医杂志,1997,4:164~165

[18]〔日〕大熊守也.五苓散对急性局限性水肿及淋巴水肿的疗效.国外医学中医中药分册,1999,21(1):24

第十一章

传染科病证

一、病毒性肝炎

病毒性肝炎是由于感染肝炎病毒所引起的，以肝脏炎症和坏死病变为主的一组传染病。主要通过口、血液或体液传播。临床表现比较复杂，常以疲乏、食欲减退、肝肿大、肝功能异常为主要表现，部分病例出现黄疸，无症状感染较常见。按病原学分类，目前已确定的病毒性肝炎共有 5 型，即甲、乙、丙、丁、戊型。

病毒性肝炎根据其临床表现不同，分属于中医学"黄疸"、"胁痛"、"癥瘕"等范畴。中医学认为，本病多因外感六淫湿热之邪与时行疫毒而发病。其病变部位主要在肝胆脾胃。主要病机为外邪侵犯人体致肝胆疏泄功能失职，脾胃运化功能失调，致气机阻滞，水谷代谢紊乱，湿浊内生。主要病理产物为气滞、血瘀、湿浊。究其病性，初期多为邪实，久则耗伤正气，临床治疗初期为祛邪为主，后期以扶正祛邪兼顾。

【临床应用】

郁氏[1]应用茵陈五苓散加味治病毒性肝炎高胆红素血症 75 例，取得良好疗效。治疗方法：茵陈五苓散加味，药物组成：茵陈 20～30g，白术 10～20g，泽泻 10～20g，猪苓 10～20g，茯苓 10～20g，桂枝 5～8g，红藤 20～30g，泽兰 10～20g，赤芍 20～30g，秦艽 10～15g，丹参 10～20g，每日 1 剂，水煎，早晚分服。部分病例同服西药维生素 B_1、维生素 C、脱氧核苷酸；重型病员加服 654－2 10mg，每日 3 次，鲁米那 30mg，每日 3 次，连服 10 天。治疗结果：75 例中，服上方 1 疗程血清胆红素降至正常者 60 例，占 80%，2 疗程降至正常者 9 例，占 12%；3 疗程降至正常者 4 例，占 5.3%；无效 2 例，占 2.7%。与此同时，患者症状、体征、肝功能有关项目均得到恢复和明显好转。韦氏[2]应用健脾利湿法治疗脾虚湿困型慢性乙型肝炎 455 例，取得良好疗效。治疗方法：放予四君子汤合五苓散：党参 20g，白术 12g，茯苓 15g，炙甘草 2g，猪苓 15g，泽泻 12g，桂枝 4g，肝气郁结加柴胡 10g，香附 10g，郁金 12g，黄芪 12g；气滞痰郁加法半夏 12g，厚朴 6g，白芥子 10g，黄芪 12g；气滞血瘀加丹参 30g，赤芍 20g，红花 12g，香附 10g，黄芪 12g；HBsAg（＋）加黄花倒水 30g，白花丹 12g，美人蕉 30g。结果临床治愈 257 例，治愈率 56.4%，显效 198 例，显效率 43.5%。在临床治愈的 257 例中，服药 1 个疗程 35 例，2 个疗程 122 例，3 个疗程 70 例，4 个疗程 30 例。在显效的 198 例中，HBsAg（－）31 例。喻氏[3]等以中药养肝降酶丸治疗单项转氨酶升高 333 例。治疗方法：自制纯中药丸剂养肝降酶丸，每次 6g，1 日 3 次，温开水送服，连服 2 个疗程共 30 天（15 天为 1 个疗程）。以茵陈五苓散加减，选用中药茵陈、黄芩、五味子、垂盆草、虎杖、黄芪、芍药、白术、大黄等按比例混合后研粉，制成水泛丸。治疗结果：333 例临床症状基本消失，黄疸指数与血小板数恢复正常，治疗前后的谷丙转氨酶及疗效结果与治疗前比较差异非常显著（$P < 0.01$）。丘氏[4]应用中西医结合方法治疗妊娠晚期急性黄疸型肝炎 30 例，取得良好疗效。中医治法：本组病例中医治疗均以四逆散合茵陈五苓散加减，柴胡 9g，枳壳 6g，白芍 12g，茵陈 30g，白术 10g，茯苓 15g，猪苓 10g，泽泻 10g，黄芩 10g，地榆 15g，金钱草 20g，车前草 15g。西药治疗：①清开灵 20ml 加入 3∶2∶1 液 500ml 静脉滴注，每日 1 次，连用 7～10 天。②门冬氨酸钾镁 20ml 加入 5% 葡萄糖 500ml

中静脉滴注，每日 1 次，20 天为 1 个疗程。③肝安注射液 250ml 静脉滴注，每日 1 次，20 天一疗程。④每天静脉滴注能量合剂及维生素 K_1。⑤黄疸深者加入氨苄青霉素每日 5g 静脉滴注。⑥适当给予口服联苯双酯、肝太乐等护肝和维生素 B 族。治疗结果：治愈 21 例，占 73.3%，好转 7 例，占 23.3%，无效 1 例，占 3.3%，总有效率 96.7%。

【病案举例】

1. 华某，女，35 岁，农民，1991 年 2 月 14 日诊。乏力、纳差、脘胀胁痛、厌食油腻、尿少尿黄 1 周，恶心呕吐、皮肤瘙痒、大便秘结、肤目黄染 2 天。体检：急性重病貌，巩膜及周身皮肤黄染，心肺听诊正常。腹软，肝右锁骨中线肋下 2.5cm，剑突下 1cm，压痛明显，脾肋下可触及，墨菲征阴性，无移动性浊音；舌苔白腻，舌质偏红，脉弦。肝功能检查：总胆红素 256.5μmol/L，直接胆红素 176μmol/L，谷丙转氨酶 1000U/L，谷草转氨酶 1000U/L，碱性磷酸酶 180U/L，γ－谷氨酰转肽酶 175U/L，总蛋白 74g/L，白蛋白 39g/L，球蛋白 35g/L，A/G = 1.1，甲胎蛋白阴性；乙肝抗原抗体三系统检测阴性；抗－HAVIgM 阳性，诊断为急性黄疸型甲型病毒性肝炎进展期、重型趋势。在茵陈五苓散加味方基础上加藿香 10g，佩兰 10g，生大黄 15g，生山栀 10g，姜半夏 10g，川黄连 6g，3 剂后呕止纳增，尿多便畅；7 剂后黄疸消退过半。后在加味方基础上随症增删，共服 21 剂，复查总胆红素和直接胆红素均降至正常；临床症状、体征消失，其他肝功能项目也均正常。随访半年未见反复。[1]

按：高胆红素血症的主要临床特征是肤目黄染，此症揭示肝病病情复杂和严重程度。《金匮要略·黄疸》篇指出："黄家所得，从湿得之。"因湿性重浊，阻滞气机，"气郁则湿郁，湿郁则热郁"，湿热交结，瘀滞百脉，胆液横流，瘀则身必发黄，故笔者认为该病之湿，乃其病理基础；瘀，乃其病理产物；黄，乃其病理表现，而湿、瘀又为黄疸的病理症结所在。除湿不利小便，非其治也，活血是散瘀的必然手段。五苓散系化气利水，健脾祛湿之名方；而茵陈一味，清热利湿，利胆退黄，擅治肝胆脾胃湿热，祛邪排毒，直折锐气，为治黄专药。医圣在五苓散健脾利湿的基础上独具匠心，主用茵陈则湿热俱除而黄疸退矣，加红藤活血解毒，扩张内脏管腔；泽兰通窍利水，活血祛瘀；赤芍泻肝凉血，祛瘀生新；秦艽疏肝胆之气，活血通络，利大小便；丹参一味，功同四物，可增加内脏血流量，修复病变组织。诸药相伍，集清热利湿、活血化瘀、疏肝利胆、通便解毒于一方，既体现了"治黄不利小便、非其治也"的投药原则，又解决了"瘀热在里，身必发黄"的病理关键，有助于肝功能的恢复，故收退黄之佳效。

2. 李某，男，39 岁，主诉：皮疹、瘙痒。既往有慢性胃炎、乙型肝炎、脂肪肝以及 20 年饮酒史。就诊时面部、上肢可见寻常性痤疮和湿疹样须疮。常用抗生素，希望能减少用量。舌质红、苔黄腻，脉沉弦。给予黄连解毒汤合茵陈五苓散，服药 2 周左右，颜面红赤、瘙痒、痤疮等减轻。继续加减服药 1 年，肝功能、脂肪肝均获改善。[5]

3. 王某，男，26 岁，眼黄，腹胀 1 月余，化验直接胆红素 180 μmol/L，谷丙转氨酶 200 U/L，HBsAg（＋），HBcAg（＋），确诊为急性乙型肝炎。查见生命体征正常，全身皮肤、巩膜重度黄染，肝肋下 3 cm，有明显压痛，移动性浊音（－），脾未及，舌淡，苔黄腻，脉细弱。中医诊断为：阳黄，肝胆湿热，肝木克脾土。治宜疏肝利胆，清热化湿。方用四逆散合茵陈五苓散加减：柴胡 10g，白芍 20g，白术 10g，茯苓 10g，板蓝根 10g，枳壳 10g，茵陈 15g，猪苓 10g，泽泻 10g，车前子 10g，黄芩 10g，砂仁 10g，丹参 15g，鸡内金 10g（研末冲服），甘草 6g。每日 1 剂，水煎服。5 剂后诸症明显减轻，黄疸明显消退，食欲渐增，故效不更方，以原方再进 10 剂，体力恢复，黄疸完全消退，食欲正常，腹胀也消失。直接胆红素、谷丙转氨酶恢复正常，续以四逆散合香砂六君子汤调理 1 月余。查肝功二系统均恢复正常，随访复查 3 年无复发。[6]

4. 乌某，女，12 岁，学生，1997 年 5 月 14 日初诊。全身黄染伴小便色黄量少 1 月余，因在院外治疗无效而来我院要求中药治疗。刻诊：面目、肌肤黄染如烟熏，畏寒、精神萎靡、神志呆滞、腹胀、不思饮食、便溏、舌淡边暗、苔白腻、脉缓。肝肋下 2.5cm，质软，触痛，未见腹壁静脉曲张及蜘蛛痣，谷丙转氨酶 150U/L，谷草转氨酶 8U/L，HBsAg（-）。诊为急性黄疸型肝炎，辨证为阴黄脾阳虚兼瘀阻型。处方：茵陈 20g，白术 10g，附子 6g，肉桂 6g，茯苓 10g，泽泻 10g，猪苓 10g，炮姜 10g，益母草 12g，丹参 20g，五味子 10g，郁金 10g，延胡索 10g，焦三仙各 10g。1 月后复查肝功能正常，病告痊愈。[7]

5. 胡某，男，31 岁，有 HBV 感染史，因面目全身黄染，肢倦乏力反复发作半年左右，于 2002 年 6 月 10 日入院。体检：神清，营养一般，形瘦，皮肤巩膜重度黄染，呈慢性病容，腹平软，肝脾肋下未触及，肝区叩击痛（+），腹水征（-），肝功能总胆红素 212.7μmol/L，谷丙转氨酶 102U/L，HBV - DNA 2.07×10^7/L，诊断为慢性乙型黄疸性肝炎（重度）。入院后给予对症保护肝细胞膜，补充氨基酸、维生素治疗同时，配合中医施治。初诊（6 月 12 日）：面目遍身发黄，色泽偏暗，脘腹胀满，动摇有水声，纳减，口干不欲饮，小便短赤，大便干，日一行。神疲懒言，舌苔白腻，边尖质微红，脉象滑数，证属肝气郁结，脾失健运。治宜疏肝健脾，化湿和中。拟柴胡疏肝汤合五味异功散加减。药用：柴胡 10g，枳壳 10g，制半夏 10g，广陈皮 10g，黄芩 10g，潞党参 10g，焦白术 10g，茵陈 6g，石菖蒲 10g，大腹皮 10g，郁金 6g，金钱草 20g，水煎。服 5 剂。二诊（6 月 17 日）：腹胀减，纳食增，面目黄稍退，大便两日一行，舌苔薄黄而腻，脉弦细带数。证属湿滞气阻，胆汁郁滞中宫。治宜利湿通便，消胆解郁。拟茵陈五苓散合五皮饮加减，药用：茵陈 10g，茯苓 10g，猪苓 10g，泽泻 10g，陈皮 10g，大腹皮 10g，焦白术 10g，车前子 30g，石菖蒲 10g，生大黄 6g（后下），水煎，服 5 剂。三诊（6 月 22 日）：黄疸已轻，腹胀亦减，大便一日两次，精神好转，胃纳略香，舌苔薄腻，质微红，脉濡缓，证势已见转机，再以原方减去大腹皮，加冬瓜皮 10g，煎汤代水煎，服 7 剂。四诊（6 月 27 日）：黄疸虽轻未净，自觉症状无特殊，舌苔薄白，舌质红边有红色瘀点，脉象濡稍涩，证属病后存有瘀血，血行不畅，宜按前方加当归 10g，丹参 12g，续服 7 剂。嗣后病情逐渐恢复，黄疸消退。[8]

二、晚期血吸虫肝硬化腹水

血吸虫病是由日本血吸虫寄生在门静脉系统所引起的疾病。人主要是通过皮肤接触含尾蚴的疫水而感染。主要病变是由虫卵引起肝与肠的肉芽肿。急性期有发热、肝脾肿大和压痛、腹泻或排脓血便，血中嗜酸性粒细胞显著增多。慢性期以肝脾肿大为主。晚期以肝脏门静脉周围纤维化为主，可发展为门静脉高压症与腹水。

腹水是晚期血吸虫病肝功能失代偿的表现。腹水形成与门静脉阻塞、低白蛋白血症及继发性醛固酮增多引起水、钠潴留有关。腹水程度轻重不等，病程长短不一，可反复发作。患者诉腹胀难受，腹部膨隆，常有脐疝与腹壁静脉曲张。有时于脐周可听到连续性血管杂音——克鲍综合征。仅少数患者出现黄疸。蜘蛛痣与肝掌较门脉性肝硬化少见。下肢浮肿常见。

【临床应用】

阳氏[9]等自1999年10月至2004年5月，采用中西医结合治疗晚期血吸虫病腹水50例，疗效满意，并与单纯用西医常规治疗的50例进行对照观察，治疗方法：对照组采用西医常规治疗，包括限制钠、水摄入量，给予高热量、高蛋白、低盐、低脂饮食；静脉滴注复方氨基酸注射液250ml，每天1次，口服护肝片、肌苷片、21金维他护肝治疗；选择性地间断联合使用安体舒通、氢氯噻嗪、速尿利尿治疗；肝功能检查血清蛋白＜30g/L者，静脉滴注20%人血白蛋白50ml，每周2次。1个月为一疗程。治疗组在对照组治疗的基础上加服中药桃红饮合五苓散加减。基本方：桃仁、白术、猪苓各12g，红花、川芎、归尾各10g，茯苓、泽泻、黄芪、丹参各15g。每日1剂，水煎，分2次服，连服1个月。疗效：治疗组显效66%，有效30%，总有效率96%，与对照组比较差异有显著性（$P < 0.05$）。

三、流行性出血热

流行性出血热属于病毒性出血热中的肾综合征出血热，为自然疫源性疾病，鼠为主要传染源。临床上以发热，休克，充血出血和急性肾功能衰竭为主要表现。广泛流行于亚欧等许多国家。我国为重疫区。本病潜伏期 4~6 天,一般为 7~14 天,以 2 周多见。典型病例病程中有发热期、低血压期、少尿期、多尿期和恢复期的 5 期经过。非典型和轻型病例可以出现越期现象,而重型患者则可出现发热期、休克期、少尿期之间互相重叠。

【临床应用】

汤氏[10]应用中西医结合的方法治疗流行性出血热多尿期 38 例,治疗方法:38 例患者在西医常规补液静脉滴注能量合剂、平衡盐液及多种氨基酸制剂,个别给予人血白蛋白的基础上,加用五苓散。基本方:猪苓 10g,泽泻 15g,白术 10g,茯苓 15g,桂枝 6g。舌淡苔白、渴不欲饮者加白豆蔻 10g,山药 15g;舌淡胖苔白滑,头晕目眩,腰酸者加益智仁 10g,山药 15g,乌药 10g;舌质红苔黄,口渴多饮者加玉竹 24g,黄柏 6g,水煎服。1 日 1 剂,小儿酌减。结果:移行阶段 8 例,显效 6 例,有效 2 例,多尿早期 20 例,显效 16 例,有效 4 例;多尿后期显效 2 例,有效 8 例;总有效率 100%。多尿持续天数:移行阶段持续 2 天以内 3 例,4 天以内 5 例;多尿早期持续 2 天者 7 例,4 天以内者 2 例。与同期患者治疗效果比较有明显差异。

【病案举例】

1. 患者男,36 岁,发热伴腰痛、头痛 3 日,于 1996 年 10 月 21 日就诊。患者于 3 日前在无明显诱因情况下出现发热,略恶寒,剧烈头痛、腰痛、眼眶痛,伴口渴,恶心欲吐,小便短少。查体:体温 38.8℃,脉搏 98 次/分,血压 16/12kPa,酒醉貌,球结膜充血,颈前皮肤潮红,压之褪色,两腋下及前胸可见条索状出血点,腹软无压痛,肝脾不肿大,两肾区叩痛(+),四肢无水肿;舌红苔薄,脉弦数。血常规:白细胞 12.1×10^9/L,中性粒细胞 0.78,血小板 150×10^9/L;尿常规:蛋白(+++),其余正常;流行性出血热抗体阳性。诊断为流行性出血热。治拟清热化气利尿。方用泽泻 30g,猪苓 20g,白茯苓 20g,桂枝 10g,白术 15g,白茅根 30g,淡竹叶 10g,金银花 30g。每日 1 剂,水煎分早、晚 2 次服。同时记录 24h 尿量,服药 2 剂后,热退,诸症减轻,尿量达 2000ml/24h,服药 5 剂后尿量达 3500ml/24h,已进入多尿期,遂停上方,予六味地黄汤,半个月后尿量恢复正常。治疗第 10 日时单做流行性出血热抗体检查为阳性。[11]

2. 患者，男，53 岁，2000 年 11 月 24 日初诊。于 2000 年 11 月 19 日，以发热、血压测不到、少尿 2 天收入桦南县人民医院传染病区。血清免疫学检查：IgM 抗体阳性。经用升压、利尿、抗病毒等药物对症治疗，次日测得：血压 15/8kPa，体温 38.7℃，呼吸 16 次/分，心率 90 次/分。患者精神状态良好，惟小便量少。虽日静推速尿累积达 1000mg，但 24h 尿量为 130～200ml。23 天后，该患者无尿，靠口服甘露醇以导泻。予以速尿 400mg，4h 后仍无尿。经传染科主任会诊后，建议转入上级医院。其子特邀笔者会诊。小腹紧缩感伴尿少色黄 7 天，无尿 1 天。胸闷，微恶寒，无汗，周身困重。舌淡红，体胖大，黄白厚腻苔，脉浮。此属湿温，为外有表证，湿热内蕴。治以解表，温阳化气，清热利湿。处方：桂枝 35g，白术 15g，泽泻 15g，猪苓 15g，茯苓 30g，紫苏 25g，杏仁 15g，白豆蔻 15g，薏苡仁 30g，半夏 10g，通草 10g，白茅根 30g，桑白皮 20g，竹叶 15g。投前方 1 剂水煎服。药后 1h，小便畅然而下，尿量约为 350ml。继投前方 2 剂后，24h 尿量可达 1800ml，其间未用任何西药利尿剂，使患者安全平稳地进入多尿期。[12]

按：中医学认为出血热是由感受湿热疫毒之邪，伏于血脉，弥漫三焦，侵犯脏腑，伤营动血所致。医者准确抓住患者小腹紧缩感和微恶寒的主要症状，运用六经辨证和三焦辨证，有机地将五苓散和三仁汤融于一炉，可谓正中契机。重用桂枝原因有二：一是解太阳之表，一是助膀胱化气，杏仁、桑白皮和紫苏有"提壶揭盖"之意。中医学对本病的严重性早有认识，如《备急千金要方》曰："人有因时疾，瘥后闭塞不通，遂致夭命，大不可轻之。"可见，只有正确地进行辨证，恰如其分地遣方用药，才能使中医对危重病证治疗的独到之处得以发扬。

四、结核性渗出性胸膜炎

结核性渗出性胸膜炎，是由于人体抵抗力低下，结核杆菌进入胸膜腔所致，即"正虚邪盛"。治疗既要扶正又要祛邪，用五苓散和抗痨药，既能提高机体免疫功能，扶助正气，又有加强抗结核杆菌作用。同时五苓散利水作用较强，有利于胸水消退，尽快缓解症状。

【临床应用】

杜氏[13]等收治了结核性渗出性胸膜炎 88 例，随机分为五苓散（改汤）、山莨菪碱治疗组 48 例和西医常规对照组 40 例，经疗效比较，治疗组效果满意。治疗方法：①治疗组除抗结核治疗外，口服五苓散汤。药物组成：泽泻 15g，茯苓、猪苓、白术各 9g，桂枝 6g。每日 1 剂，水煎，分 2 次温服，10 天为 1 疗程。中量或大量胸腔积液者，加用胸腔抽液 600～1000ml，抽液后胸腔注射 654-2 针 30mg。对照组除用抗结核药外，合并中量或大量胸腔积液者用 X 线定位，第一次抽液不超过 600～1000ml，此后采用非限量性胸穿抽液，每周 2 次。有结核者，治疗组与对照组均采用抗结核治疗。链霉素 1.0g 或 0.75g 肌内注射，每日 1 次，连用 3 个月；异烟肼 400mg，清晨顿服，连用 9 个月；利福平 450mg，清晨顿服，连用 9 个月。治疗效果临床以症状、体征、胸水消失者为痊愈；症状、体征基本消失，胸水明显吸收或仅存少量积液为好转；症状、体征无变化者为无效。结果：治疗组痊愈 41 例，占 85.4%；好转 7 例，占 14.6%。对照组痊愈 31 例，占 82.5%；好转 9 例，占 17.5%。两组体温下降天数分别为 1.5～5 天、6.5～10 天，胸水消失天数分别为 4～8 天、19～31 天，两组治愈率无显著性差别，但症状缓解时间与胸水消失时间，两组有显著性差异（$P < 0.05$）。同时观察到治疗组胸水重复出现率低，很少形成胸膜粘连。

参考文献

[1] 郁冠亚. 茵陈五苓散加味治病毒性肝炎高胆红素血症 75 例. 国医论坛, 1995,（3）：10

[2] 韦文深. 健脾利湿法治疗脾虚湿困型慢性乙型肝炎 455 例. 广西中医药, 1996, 19（2）：14

[3] 喻方亭, 俞守义, 骆抗先, 等, 中药养肝降酶丸治疗单项转氨酶升高 333 例. 深圳中西医结合杂志, 1997, 7（1）：（9）～10

[4] 丘健明. 中西医结合治疗妊娠晚期急性黄疸型肝炎 30 例. 实用中西医结合杂志, 2002, 9：858

［5］菅沼荣〔日〕．湿热所致肝胆脾胃疾患的汉方治疗．国外医学中医中药分册，2004，26（2）：106

［6］郭志斌．茵陈五苓散合四逆散治愈急性乙型肝炎 1 例报道．甘肃中医，2001，14（5）：39

［7］石文斌，石刚，马宝林．急性黄疸型肝炎 270 例治疗体会．内蒙古中医药，2002，21（3）：8

［8］何世荣．中医药治疗肝内胆汁郁滞症．安徽卫生职业技术学院学报，2004，3（6）：19～20

［9］阳力，王月爱．中西医结合治疗晚期血吸虫病腹水 50 例疗效观察．中国血吸虫病防治杂志．2005，17（1）：35～36

［10］汤宝宁．中西医结合治疗流行性出血热多尿期 38 例．光明中医 1998，13（79）：12

［11］钱荣江．五苓散治疗流行性出血热 1 例．中西医结合实用临床急救，1998，5（4）：160

［12］姜树坤，孙艳红．五苓散合三仁汤治愈流行性出血热少尿期尿闭症 1 例．黑龙江中医药，2002，25（3）：23～24

［13］杜建鲁，王建娜．中西医结合治疗结核性渗出性胸膜炎 48 例．国医论坛，1996，11（4）：34～35

第十二章

疑难病证

一、膀胱白斑

【病案举例】

马某，女，32岁。患者于1986年4月以劳累后尿频，少腹坠胀1年收入病房，曾做膀胱镜确诊为膀胱白斑。给予西药膀胱灌注效果不显，以求中药治疗。患者面色白，口渴欲饮，神疲乏力，诉遇劳则少腹坠胀不能忍受，小溲频数而痛，伴腰酸腿软，休息后症状缓解，舌质暗淡苔白腻，脉沉细。证属脉络阻滞，气化失司。治拟温阳化气，逐瘀通络。处方：猪苓12g，泽泻10g，白术15g，茯苓12g，桂枝10g，血竭10g，香附10g。服15剂，患者诸症消失，可参加农业劳动，但复查膀胱镜示：膀胱白斑未完全消失。又服中药调理1月，随访2年未复发。[1]

按： 膀胱白斑属难治疾患，回族妇女多见，病因不明，中医所辨病机为瘀滞与水结而成蓄水证。五苓散温阳化气，血竭、香附通络散结消肿，治此顽症往往奏效。

二、成人口流涎水

【病案举例】

黄某某，男，28岁，工人，1999年12月

3 日诊。患者自 1995 年 3 月起，无明显诱因出现经常口流涎水，每当睡熟时流水更多。方用五苓散：猪苓、茯苓、白术各 6g，泽泻 9g，桂枝 2g。水煎 2 次兑匀，分 2 次温服。服药 7 剂后，涎水量大为减少。原方再服 7 剂而告愈。[2]

按： 口流涎水，中医学认为是脾失健运，不能运化水湿，故水停中焦，不能布散周身，而沿本经上溢，因脾脉连舌本，散舌下，所以口中常流涎水。据《金匮要略》"吐涎沫而巅顶眩者，五苓散主之"，所以用五苓散以利水健脾，利其已蓄之水，脾健则水精四布，使新入之水再不致停而为患。故采用五苓散治疗口流涎水，疗效颇佳。

三、多尿症

【病案举例】

张某，女，39 岁，1995 年 8 月 6 日初诊。自述口渴、多饮多尿 8 年。曾去上海、北京等地大医院求治，排除糖尿病、尿崩症等病，诊断为精神性多饮多尿症，经多方治疗但一直未能治愈。现症：渴欲饮水，饮不解渴，多饮多尿，饮一溲一，每日约喝水 10kg，渴仍不解，且每感口渴多饮之前，先有咽部发痒欲咳，小便处挛急难忍，不可名状，及时饮水后症状缓解。脉弦，舌淡，苔白滑。此为水饮内停，三焦气化失司所致。治以健脾渗湿，通阳化气为主。方以五苓散化裁。方药：猪苓 10g，泽泻 15g，茯苓 10g，白术 10g，桂枝 6g。3 剂，水煎服。8 月 10 日二诊：服药后口渴减轻。效不更方，原方 3 剂，水煎服。8 月 14 日三诊：述口渴十去七八，惟感气弱乏力。上方加党参 12g，黄芪 20g。3 剂，水煎服。8 月 18 日四诊：述基本不渴，气弱乏力亦减。此水饮已化，用香砂六君子汤加减，以资巩固。1 年后随访，未复发。[3]

按： 此病与中医学"消渴"似有相象之处，但脉症又不尽相符。且前医已用过滋阴降火、生津止渴等剂而无效。据脉症分析，辨为水饮内停，三焦气化失司所致。因水饮停于内，使三焦气化之通路受阻，气化不行则津液不能正常敷布而致口渴欲饮，虽得饮水，但水不能化为津液上承，反而为尿液直接排出体外，故虽多饮而口渴不解，这与内热消渴自是不同，水液不经热耗及气化，必致多尿。可见欲求渴止必使饮入之水化津上承，敷布周身，欲使水化为津必使三焦气化正常。而仲景五苓散乃化气行水之经方，方中猪苓、泽泻利水蠲饮；白术、茯苓健脾化湿；桂枝通阳化气。诸药合用，使脾健而水饮化，饮除而阳气通，体内大气运转，三焦通利，津液上承而口渴自止，诸症可随而除之。故取而用之效如桴鼓。

四、多饮症

【病案举例】

1. 陈某，男，46 岁，1996 年 6 月 12 日就诊。患者渴饮无度，昼夜饮水超过 5000ml，尚觉口舌干燥，纳食尚可，惟觉精神疲惫，小便清长。曾服沙参、麦冬、天花粉等中药，效果罔然。察其舌脉，舌质淡红，舌苔白滑，脉象沉滑。化验检查：尿糖阴性。细审其证，热象不著。辨证为水湿内停，气化不利，水津不能上承所致，当以五苓散化气利水，敷布津液。处方：桂枝 6g，茯苓 10g，泽泻 10g，白术 10g，猪苓 10g，水煎服，每日 1 剂。患者服 3 剂后，口渴多饮明显减轻，每昼夜饮水减至约 3000ml，效不更方，继服 10 剂，诸症皆除。[4]

按：五苓散是治疗由于水湿内停，阻遏三焦，气化不利而引起的多饮、多尿、水肿及小便不利等证，具有化气利水的功效。本病例是以口渴多饮为主症，唐容川在《伤寒论浅注补下》一书中说："五苓之渴饮水，是水停不化气，气不布，则津不升。"用五苓散以猪苓、茯苓、泽泻、白术健脾利水，使水湿能化；配桂枝温阳化气，使气化宣行，津液得以上承，药证相合，故服数剂获良效。

2. 孙某，男，8 岁，2003 年 5 月 27 日初诊。口渴尿频 4 年。4 年来口渴多饮，尿频，白天小便约 10 次，夜尿 3~4 次，尿有臭味，量多，舌淡红苔薄白，脉弦。尿常规、尿比重及血糖检查均正常。证属肺失肃降，肾气不足，膀气不固。治以宣肺温肾行水，方以五苓散加味。处方：泽泻 18g，猪苓、茯苓、白术各 10g，桂枝、小茴香各 6g。5 剂，每天 1 剂，水煎，分 2 次服。二诊：药后口渴、尿频明显减轻，服药有效，继服 10 剂而愈。[5]

按：肺主气，有通调水道、推动水液输布和排泄之功能。病在肺则肺失宣发，水液不能布散，机体不得水液充养、滋润而口渴；肺气肃降太过，使水液直趋肾和膀胱则尿频数；肾气不足，脬气不固故夜尿多。五苓散具有开鬼门，洁净腑，通调水道之功效，可治肺失肃降，三焦失统，不能通调水道之证，加小茴香温肾固脬，故药尽病愈。

五、高龄患者轻度足背水肿

【临床应用】

日本医家石冈忠夫[6]应用五苓散与柴苓汤治疗无严重心脏疾患、血清肌酐值正常的高龄足背轻度水肿患者43例，其中男性9例，女性34例，年龄66～94岁（平均83.1岁）。体力分为中等和差两组。分别给予五苓散颗粒剂7.5g或柴苓汤颗粒剂9.0g，分3次饭前或饭后给药，服药2周后2种药物互换。观察2种方剂对水肿的疗效。疗效判定：有效（给药2周后，水肿消失），稍有效（给药2周后，水肿明显减轻）、无效（水肿不变）、恶化（给药1周后症状加重，又服用利尿剂或2周后症状明显加剧）。结果：可评价药效者五苓散43例，柴苓汤42例。以上的有效率五苓散为67%，柴苓汤为62%。体力中等组五苓散有效率为57%，柴苓汤为62%，无显著差异。体力差组五苓散有效率为77%，柴苓汤为62%。由此认为，两方剂对高龄患者足背水肿均有效，五苓散对体力差者更佳。

六、高原地区肝损害

在高原地区，因缺氧而诱发的心、脑、肝、肾等器官的功能异常或损害较为常见，对初到和世居高原人们的身体健康危害极大。采用温阳利黄法，选用中药方剂五苓散加活血丹参、当归、红花、桃仁等中药治疗高原地区引起肝功能异常取得了很好的疗效。由于高原地区氧分压低，造成机体脏器组织缺氧，使肝细胞水肿，肝功能损害，黄疸指数增高，转氨酶溢入血中，加上缺氧造成红细胞增多，红细胞的寿命缩短等都是黄疸指数增加的原因，患者除了表现微循环衰竭外，口紫绀、指甲青紫、舌苔多为厚或腻。中医学认为黄疸是湿郁不得泄，胆汁不循常道而外溢，则面目周身发黄、发热。高原地区高寒湿邪为重，故多为阴黄，利用温阳利黄法选用中药方剂五苓散加活血丹参、当归、红花、桃仁等中药使微循环得到改善，机体组织缺氧得到改善，经脉舒畅，黄得以宣泄，黄自除，转氨酶降至正常。

【临床应用】

李氏[7]选择进入 4000m 以上高原地区，时间 2～3 个月，巩膜出现黄染，进入高原前肝功能、肾功能、心功能严格做过检查均在正常值范围的 52 例男性患者为对象，年龄 25～45 岁，均为体力劳动者。52 例均在出现黄疸后做肝功能检查。其中 38 例出现黄疸合并转氨酶增高，黄疸指数 26～35μmol/L，谷草转氨酶（改良穆氏法）68～72U/L，谷丙转氨酶（改良穆氏法）55～134U/L，其他各项无异常。14 例肝功能检查黄疸指数 25～28μmol/L，其余各项均正常。此外 41 例患者感觉乏力，不思饮食，30 例出现恶心呕吐等症状，26 例血压 18.0～21.2/11.9～14.6kPa，36 例血红蛋白 18～23g/L，所有病例红细胞计数普遍增高，心率 52～120 次/分。9 例出现心律不齐，束支传导阻滞。所有病例头部 CT 排除脑水肿，胸部 CT 排除肺水肿。治疗：脱离高海拔区域转入低海拔 3600m 以下区域休息。黄疸指数增高和转氨酶增高者，选用中药方剂"五苓散"加静点茵栀黄注射液，如舌苔厚腻者加甘松、佩兰、白术、山药，脘腹胀满者加厚朴、木香、半夏。舌苔老厚者加用生石膏（或生地）、白术、山药。恶心呕吐者加用竹茹、半夏。不思饮食者加用半夏曲、神曲、焦山楂、焦麦芽、炒谷芽、白术、山药、鸡内金等，同时口服维生素 C 1～2g，每日 3 次。用药最短者 28 天，最长者 56 天。14 例单纯黄疸指数增高者的治疗为脱离高原地区，转入海拔 3000m 以下区域休息，口服中药方剂五苓散，用药时间最短 10 天，最长 30 天。结果：38 例黄疸指数增高合并转氨酶增高患者，用药 28～56 天后做肝功能检查，黄疸指数均降至 9～17μmol/L。谷草转氨酶（改良穆氏法）降至 12～36U/L，谷丙转氨酶（改良穆氏法）降至 10～24U/L。14 例单纯黄疸指数增高患者治疗 10～30 天后黄疸指数降至 8～17μmol/L。所有患者血压和红细胞计数均降至正常，心率 <100 次/分。患者自觉症状消失，巩膜黄染消失。

七、酒精中毒戒断综合征

【病案举例】

吴某，男，46 岁，农民，1997 年 7 月 3 日就诊。患者有 20 余年的酗酒史，每日需喝 500～750ml 左右的白酒。近半年来，常因酒醉而打人毁物并多次摔伤。5 天前，被家属强制戒酒，戒酒 3 天后即出现谵妄、打人毁物、烦躁不安等症状，予西药治疗 2 天，症状未减。刻诊：意识模糊，谵妄，躁动不安，胡言乱语，步态不稳，四肢震颤，全身大汗出，泪流涕出，口臭，大便 3 日未解，舌淡，边有多块瘀斑，舌下络脉暴露，苔白腻，脉浮弦。证属营卫不和，痰浊、瘀血阻滞心窍。先予调和营卫、化痰开窍法。方选桂枝汤加味：桂枝 12g，白芍 18g，生姜 3 片，大枣 5 枚，甘草 5g，石菖蒲 10g，远志 10g，半夏 15g，僵蚕 10g，黄连 3g，生龙骨、牡蛎各 30g，大黄 10g。服 3 剂，汗已止，大便通畅，神志基本清楚，仅夜间偶发谵妄，睡眠仍差，四肢颤抖减轻，舌边瘀斑未化，脉弦涩。营卫已和，但痰浊、瘀血未去，再予活血化瘀、化浊开窍法。方选五苓散合桃红四物汤加减：茯苓 20g，猪苓 20g，泽泻 15g，桂枝 10g，白术 10g，当归 10g，川芎 10g，红花 6g，桃仁 12g，赤芍 15g。药进 10 剂，除四肢偶有颤抖外，余症皆除。嘱其清淡饮食并适当参加体力劳动。2 个月后偶遇患者，诉其已完全戒酒，四肢亦不发抖，并能参加一般的体力劳动。[8]

按：有长期酗酒史的人，若突然戒酒，易发生戒断综合征，出现兴奋过度的表现。由于患者难以忍受，戒酒容易失败，或者由于躁动、谵妄易发生意外，故应予及时治疗。本案中医辨证为营卫不和，痰浊瘀血阻滞心窍，治疗上分为两个阶段，一首先予调和营卫法，再予化浊、活血、开窍法。如此营卫和，浊瘀去，则心有所主，阴阳自和而诸症自愈。

八、橘子黄

过量进食橘子所引起的皮肤黄染简称"橘子黄"。橘子黄的特征性临床表现为：手、足皮肤黄染。皮肤黄染的程度和部位与过量进食橘子的数量、年龄相关，即每日吃的橘子越多，年龄越小，皮肤黄染的程度越深，黄染部位亦广，可超出手、足范围，甚者可达腕、踝关节以上和面部皮肤。

【临床应用】

江氏[9]治疗橘子黄26例，疗效满意。治疗方法：西药组8例，静脉输液加口服氢氯噻嗪，并多饮水；中西医结合组13例，在上述治疗基础上加服茵陈五苓散；5例未经任何治疗。治疗结果：5例未予任何治疗措施者，皮肤黄染消退时间平均为22天；西药组8例皮肤黄染消退时间平均为12.15天；中西医结合组13例皮肤黄染完全消退时间平均为7.15天。经t检验显示：未治疗组与西药组比较两组之间无显著性差异（$P > 0.05$）；中西医结合组与未治疗组比较$P < 0.01$，与西药组比较$P < 0.005$，均显示有显著性差异。26例患儿中20例随访2个月，12例随访3年，未发现任何不良后遗症或病变。

按："橘子黄"与过量进食鲜橘有关，可能与胡萝卜素的量有关，治疗以增加鲜橘在体内的代谢和加快排泄速度为主。配合中药茵陈五苓散利湿退黄，效果明显优于对照组和西药组。

九、咳溺症

【病案举例】

郭某，男，70岁，1993年12月10日就诊。患者咳而尿出3天，痰少色白，痰中无血丝，夜间尤甚，曾被诊为"泌尿系感染"，给予静脉滴注青霉素、口服氟哌酸等药物治疗乏效，终至夜不能寐，日更裤数次，苦不堪言。诊见：形体肥胖，面色淡白，神疲倦怠，舌淡胖，边有瘀斑，苔稍厚白腻，脉沉迟。辨证为上焦失宣，气机不利，下焦气化失职，膀胱失约之候。治以健脾除湿，宣肺止咳，通阳化气。方以五苓散加减：白术、泽泻、陈皮、半夏、杏仁、苏子各9g，茯苓12g，桂枝6g，甘草4g。水煎服，日1剂。药进3剂，小便如常，夜能寐，惟有轻咳，少量白黏痰，后予蛇胆川贝液宣肺止咳化痰以资巩固。随访未再发作。[10]

按：五苓散方《伤寒论》用治小便不利，该患者咳而尿出，证虽不同，膀胱气化失调则一。用五苓散加味治之，药证相合，效如桴鼓。

十、煤烟中毒后遗症

【病案举例】

张某，男，46岁。因煤烟中毒而住院周余，出院后自觉头目眩晕，站立不稳，行走困难，院方认为是中毒后遗症，需慢慢恢复，亦或永远如此。余查其小便不利，舌苔滑，脉沉弦，诊为：水眩。投五苓散：茯苓、泽泻各30g，猪苓15g，白术10g，桂枝6g，连进7剂。眩晕明显减轻，可扶物行走，继进7剂病愈。5个月后随访，情况良好。[11]

按：《金匮要略·痰饮病篇》有言："假令瘦人，脐下有悸，吐涎沫而癫眩者，此水也，五苓散主之。"可见水饮内蓄，上扰清窍亦可引发癫痫或眩晕，并用五苓散主治。以上案中的患者的病情虽复杂，但细辨之，却有水饮内停之象，故据此投之，效果理想。

十一、顽固嗜盐症

【病案举例】

赵某，男，52岁，工人，于1998年9月22日初诊。患者20年前发病，初始仅喜食食盐，逐渐严重，发展至今见食盐嗜食而不能自控。每日除饭菜中多放食盐以外，平时随身携带食盐，不时放入口中咀嚼，工作时亦是如此。据其称，食之不觉味咸，反而觉香，且无口渴症状，平时喝水亦少。平均每日食盐量达100g。检查：面色萎黄，眼眶黯黑，口唇色淡，爪甲苍白，舌质淡，苔薄白且润，脉浮大无力。大便检查未发现钩虫及蛔虫卵。脉症合参，此乃脾胃虚寒兼湿。治以健脾燥湿、化气利水，用胃苓汤加减。方用：党参、茯苓、丹参各20g，薏苡仁30g，厚朴、陈皮、焦白术、草豆蔻、泽泻、炮姜、炙甘草、苍术各10g。服5剂后，嗜盐量已减半，除所食菜肴较咸味外，已毋须携带食盐，见盐亦能自控。因其有贫血貌，在原方中加入黄芪20g，当归10g。前后共进20余剂，嗜盐症悉除。随访3年未复发。[12]

按：本例患者查大便未见虫卵，且病史已 20 年之久，可以排除肠道寄生虫所引起的嗜食异物的可能性。医者以"嗜咸必口淡"这一角度考虑。口淡一症，祖国医学认为是脾胃有湿或虚寒。如秦伯未在《中医临证备要》中所说："有见于病后胃虚的……一般病中出现口淡，多为胃有湿浊"。胃苓汤乃平胃散与五苓散合方而来，有化湿运脾、通阳利水之功，服之既可振奋脾阳，又可温化中焦寒湿，故用之获效。

十二、胃痛浮肿

【病案举例】

黄某，女，30 岁。1993 年 6 月 12 日诊。7 天前中午，天气炎热，三夏繁劳，热渴交作，饮冷水拌生蜂蜜一碗，饮后片刻即觉胃脘部疼痛不适，又强劳至傍晚。胃脘部剧痛，泛泛欲吐，饮热水后稍舒。次日早上胃痛加剧，不能进食，强食则吐，伴见全身浮肿，尿清而少。曾在某院按"肾炎"、"胃炎"中西药杂投治疗 7 天，效果不佳。诊见：胃脘痛，按之不减，得温稍舒。周身浮肿，皮色鲜明，按之没指，口淡无味，舌淡苔白厚腻，脉沉紧。查心、肺、肝、肾功能正常。诊断：胃痛、浮肿，治宜温胃散寒，通阳化气。予良附丸合五苓散：高良姜 18g，香附、白术、茯苓、猪苓各 9g，桂枝 6g，泽泻 15g。每日 1 剂，水煎早晚分服，2 剂后胃痛减半，浮肿见消。守方继进 2 剂，诸症悉除而告愈。[13]

按：本例患者，以胃脘痛与周身水肿为主症，二者在文献中分别于"胃脘痛"与"水肿"中讨论。在临床上二者合病较少见。寒性收引，主痛。夏月贪凉，寒邪直中胃肠之间，膜原之下，血不得散，小络引急，故痛。寒与湿合而内侵，滞留中焦，脾为湿困，运化失职，水湿不得下泄，泛于肌肤发为水肿，方中以良姜倍香附，功专力宏，温胃散寒，配香附宣通中焦枢机，合"五苓"通阳化气利水，切中病机，使寒邪得散，脉络通而胃痛止，阳气通水气化而浮肿消。

十三、夜间半身汗出不止症

腰以下半身夜间汗出不止，有别于半身汗出和阴虚盗汗，此乃脾湿失运，加之气化功能失常，湿无出路，郁久化热，迫津久泄之候，以五苓散加味治之，可取得良好效果。

【病案举例】

1. 叶某，男，32岁。1990年9月6日诊。脉象沉涩，舌淡白腻苔，自诉腰以下半身夜间出汗不止2年，起于热天过食冷饮之后，又过食滋腻之品，伴有四肢疲软，纳食不香，小便短黄，皮肤发痒等症，2年来易医多处，曾服"当归六黄汤"加减、"桂枝龙骨牡蛎汤"加味等多剂无效。近半年来除夜间汗出不止外，且有双下肢发热如火燎之感，每至凌晨缓解。证属湿郁中下焦致枢机不转，升降失利，三焦气化功能失常之候。拟五苓散合四妙丸加味治之，处方：桂枝、茯苓、白术、苍术各15g，猪苓12g，黄柏、厚朴各10g，泽泻、川牛膝、薏苡仁、忍冬藤各30g。每日1剂，水煎服。药服5剂复诊，自诉2年顽疾已十去八九，除夜间稍有微汗外，其余诸症均消失。效不更方，原方再进5剂，诸症全除，追访3年无复发。

按： 治汗之法因虚宜涩，因热宜清，因湿宜利。又治湿大法化、利、逐，湿在下焦宜利，湿在中焦宜化，积而成水用逐。此症夜间腰以下半身汗出，甚至于午夜阴气隆盛之时，乃因湿为阴邪。凌晨阳复阴匿，故汗出缓解。足证因湿而汗。笔者每以仲景五苓散化气行水，鼓荡中焦枢机。冉雪峰谓之"一片神行，其灵妙之处与杜枝汤相似。"且桂枝一味，可通阳、利水、发汗、祛邪、扶正、降逆、升陷、固摄。益气化水，水化气，枢机运转正常，三焦气化一片活泼。此症内伤生冷，继过食滋腻，舌淡苔腻，显属湿滞中、下二焦。五苓散化中有利、利中有化，尤宜中、下两焦并病。方中重用泽泻之意，乃泽泻不但能使有形之水下行，且能使无形水气上滋泽润诸脏。冉雪峰云："日泽日泻，昭其实也，但人多知其泻，而不知其泽。所以对重用泽泻意义，殊少体会。"合四妙丸之意，在于清中下焦湿热，中下焦湿热气火得清，枢机活泼，升降复位，则无迫津外泄之忧。又重用川牛膝乃取其祛风、利湿、破血下降之性，尤破下肢络瘀，加忍冬藤助其祛风通络，清除下焦湿热，更能化解经络中之湿热痰瘀胶着，故午夜双下肢发热亦随之消失。[14]

2. 潘某，女，68岁。1992年1月12日诊。形体丰腴，脉沉涩，舌淡白腻苔，自诉腰以下半身夜间出汗2年余，伴四肢疲软，纳食不香，小便短黄混浊，皮肤发痒等症，又素嗜生冷滋腻之品。易医多处未效。近2月来除夜间出汗外，亦于晚上9～10时开始下肢轻微发热，尤服偏寒凉中药后，更增发热。旬日前因顿服寒凉中药，突发腰以下横身痛、酸、重、木，不能俯仰，活动受限，不能独自起床，前医诊为腰肌劳损，服药10剂见效。笔者据其舌白，苔腻，形丰且服寒凉药诸症加重，胃脘不适，今又服凉药至痹，辨证为因湿至汗，因湿至热，因湿至痹。拟仲景五苓散加味治之，处方：桂枝、猪苓、茯苓、苍术、炒小茴各15g，生白术60g，泽泻、槟榔各30g，厚朴10g，每日1剂，水煎服。药服3剂复诊，自诉诸症大减。原方减槟榔量再进5剂，诸症如失，追访2年未复发。[14]

　　按：此患虽年迈古稀，但形丰体胖，乃痰湿之体，加之饮食不节，显属因湿致病。方中重用白术之意乃白术能去诸经中之湿而理脾胃，且有汗则止，无汗则发，能消虚痰。陈士铎谓："白术善通腰脐之气"，"必须多用乃神"。小茴香有大补命门，温中散寒，立行诸气之说，具有镇痛之功。合槟榔利气逐水，盖气行水亦行，且槟榔有宣通五脏六腑壅滞之说。诸药共奏化气行水，鼓荡中焦枢机祛湿，五脏六腑宣通，则汗、热、痹诸症速愈。仲景五苓散方简效宏，其灵活变通寓于其中，笔者临症灵活变动其药量，或合用时方，或借助效药加味，用治因湿致汗、因湿发热、因湿至痹、因湿致泻等诸因湿缠绵之瘤疾，每每应手取效，实有妙用无穷之感。

十四、夜间排尿晕厥

【病案举例】

　　患者，男，43岁。因夜间排尿晕厥连续3个夜晚来院就诊。发病前1周曾患感冒，未予治疗。就诊前3天夜间起床小便时自觉头晕目眩而晕倒，小便亦失禁，数分钟自醒，全身汗出。夜晚排尿时均晕倒，白天无碍。入院查体：血压、心电图、心脏彩超、血尿便常规检查均无异常。脉浮缓苔白滑，既往无晕厥史，辨证属营卫不和太阳之气失宣所致。治以发汗利水，调和营卫。予桂枝汤合五苓散：桂枝12g，白芍12g，白术12g，茯苓15g，泽泻15g，猪苓12g，甘草10g，生姜10g，大枣10枚，温服取汗2剂而痊愈。[15]

　　按：张仲景治太阳病以发汗、利水为大法。该患者外感于前，邪郁肌表未得汗解，太阳之气失宣；内则水饮不化，夜间阴气盛，水易上乘清阳之位，复加起床运动，故致晕倒。该患者便遗汗出后自醒，此为邪欲出、病欲达之病理机转。治宜因势利导，并重用茯苓、泽泻为君，取其涤水逐饮之意，温服取汗而愈。

十五、移植肾排斥反应

【病案举例】

　　闫某，男，36岁，农民。因浮肿、尿少、咳血、呕吐20天于1993年2月28日初诊。患者于1990年12月因慢性肾炎、尿毒症，在某军区医院行肾脏移植术。术后一直使用环孢素、硫唑嘌呤、强地松，近1年来能从事轻体力劳动。1个月前因着凉而鼻塞流涕关节酸痛，疲乏无力，自以为"感冒"未加在意。10天后发现尿量减少，继而全身浮肿，恶心呕吐，咳嗽痰中带血，并逐渐加重，遂又去某军区医院求治。查白细胞5.1×10^9/L，红细胞2.79×10^9/L，血红蛋白83g/L，尿素氮26mmol/L，肌酐544.4mmol/L，尿蛋白（＋＋）。胸片示：支气管炎并右肺感染，右侧胸膜炎，心脏病变待除。诊断为移植肾排斥反应，动员住院血透观察。但患者因经济不便未依从，而来我院要求服中药治疗。症见全身高度浮肿，尤以双下肢为甚，按之深陷，尿量每日500～600ml，恶心纳呆，水入即吐，频繁咳嗽，痰白带血，端坐气急，不能平卧，面色苍白无华，舌质淡红，边有齿印，苔薄白，脉沉弦，血压22/14kPa。证属：肾气劳损，气化衰竭，阳不胜阴，水湿泛滥。治宜标本兼顾，扶正祛邪。方以五苓散、葶苈大枣泻肺汤、桂枝汤加减。药用：茯苓30g，白术10g，泽泻30g，猪苓30g，葶苈子10g，桂枝10g，白芍10g，丹参30g，大腹皮10g，益母草30g，鸡内金10g，木香10g，甘草5g，大枣5枚，生姜3片。水煎服，每日1剂。上方服7剂，尿量增多，夜能平卧入睡，恶心呕吐止，咳血亦愈，脉沉弦，血压20/13kPa。继用5剂后，水肿消退，尿量每日2000ml左右，血压19/12kPa，惟腰膝酸软。再用上方7剂，另加金匮肾气丸12g，于每日午时顿服。至1994年1月20日复查尿素氮 8mmol/L，肌酐 164μmol/L，血压 18/12kPa，停中药汤剂，以金匮肾气丸巩固疗效。半年后随访，能胜任一般家务劳动。[16]

按：肾移植患者，由于长期使用免疫抑制剂，正气虚弱，容易感受外邪，而外邪之侵袭，又可使移植肾受累，从而诱发急、慢性排斥反应，甚至造成移植肾功能丧失而危及生命。此时若能正确选用方药，扶正祛邪，常能缓解移植肾的排斥反应而转危为安。就本例而言，由于肾气本虚，复感外邪，邪气循经入里，内舍于肾，致使肾气耗竭，气化无力，水湿泛滥，上凌心肺。其病机颇似《伤寒论》之"水逆证"。故重用五苓散利水渗湿，温阳化气；辅以葶苈大枣泻肺汤荡涤阴邪，启上开下；更以桂枝汤和营固卫，调节免疫功能。三方合用，扶正祛邪，标本兼顾，故能促使移植肾气化功能恢复而诸症缓解。

十六、阴茎水肿

【病案举例】

钟某，男，8 岁，学生，1998 年 10 月上旬就诊。其母代述：患孩于月初出现不明原因的全身浮肿，并有咳嗽，纳食差，稍有畏寒，小便不利，口微渴不饮，其他正常，在某医院治疗 1 周后（药物不详），上述症状基本缓解，惟有阴茎水肿未消，故来余处就诊。望其发育良好，形体瘦弱，眼睑微肿，阴茎水肿透明如桔色，小便不利，纳食正常，无其他不适，舌苔薄白，质淡，脉浮滑无力。血常规、尿常规正常。分析为表邪未除，水湿邪气停聚下焦，健运失调，气化不利。试投五苓散加味：茯苓 15g，猪苓 10g，白术 8g，泽泻 6g，桂枝 6g，生黄芪 15g，防己 8g。3 剂，日 1 剂，水煎分 2 次服。二诊：服完上药后，阴茎水肿基本消失，其他正常，药已对症，嘱其按原方再服 3 剂，巩固疗效。半年后随访，病未复发而痊愈。[17]

按：本病因表邪未解，水湿邪气停聚下焦，运化失常影响气化功能，而出现阴茎水肿，投五苓散通阳化气行水，加生黄芪、防己加强益气行水之功，而获得满意疗效。

十七、大瘕泄

【病案举例】

患者陆某，女，36岁，家属。体态如常人，腹胀、泄泻、便秘相间，里急后重3年，曾在温州市某医院检验，确诊乙状结肠冗长症，经西药治疗罔效。建议中药治疗，经多方治疗，效果甚微。1994年3月22日来我中医科求治。触诊腹胀，从脐下至耻骨联合明显，少腹左侧下角处压痛明显，排便后胀势不减。终日便意频频，一日登厕10余次。蹲厕稍舒，里急后重，其中能排出大便仅1~2次。大便形状细如竹筷，每次大便尾骨疼痛，前阴胀痛，小便正常，舌质淡苔薄白，脉弦缓。初诊采用升提中气为主，服补中益气汤加味20余剂，病无进退，随即用脾肾双补、润肠通腑、通阳化湿法，又进40余剂，未获寸功。病属疑难，不能用常法视之。详问病情分析，虽里急后重但便下无赤白，虽窘迫异常但大便泄泻与便秘相间。觉与《难经·五十七难》"大瘕泄者，里急后重，数至圊而不能便"之症相类似。从患者饮食视之，胃脘无病，因积滞在肠下端，肠道冗长下垂而变形，肠腔为细长，故见于大便形状变细，兼有冗长部位明显压痛，冗长迂曲，传导失常而见似痢非痢。泄泻与便秘相间，似泻非泻，里急后重，数至圊而不能便，乃积滞所阻而胀，是为气机不畅。四诊合参，辨证论治，病属肝气郁结，疏泄失常，肝克脾土，湿邪阻于下焦。脉弦缓，弦为肝脉，缓为病久正气虚之兆。尾骨疼痛，前阴有时胀痛，肝脉过阴部与任督二脉相贯，二阴俱属肝脉任督行过之地，其病理可通。辨证：肝气郁结，气虚腑陷，疏泄失常。治则：疏肝解郁，升阳提腑，通阳化气。方剂：逍遥散、补中益气汤、五苓散加减。药用：炙甘草、当归、枳实、木香、乌药、小茴香、泽泻各10g，人参3g，炙黄芪20g，白芍、茯苓、白术、柴胡、陈皮各15g，鹿角霜12g，服药5剂，登厕1天减至5次左右，里急后重明显减轻，舌脉同前。效不更方，遵上方人参改为党参15g，又投10剂，里急后重消失，每日登厕1~2次，每次都能解下少量大便，大便形状变粗，脉趋于和缓。为巩固疗效，患者照原方服20余剂，诸症消失告愈，半年后能参加重体力劳动。[18]

按：本病西药治疗 3 年，疗效甚微，顽疾不除。先投中药 60 余剂未获寸功，教训何在？乙状结肠冗长症，乃西医之病名，初诊审因不确，见西医病名以推测肠腑下垂，单用补中益气之法无效。或杂投它法，未获寸功。知症属疑难，不能常法视之，更不能用西医之名对中药之方剂，良久思之，患者大便不爽乃肝气郁滞，条达失常；里急后重、蹲厕则舒为中气不足；气虚无力托附，肠腑下冗，滞于耻骨上，肠道必然变形而狭窄，故便形变细如竹筷。冗降部位隐隐作痛，肠腑下陷，通畅不利为发病之标，肝气郁滞，失于条达为发病之本。用补中益气汤益气升阳，逍遥散疏肝解郁，健脾养血而治本，五苓散通阳化气以分利之。三方化裁，标本同治，药到病除。

十八、奔豚

【病案举例】

李某，女，58 岁。胸闷烦乱 5 月余而来诊。患者平素气短、乏力、畏寒，每因劳累及受寒冷刺激后而诱发。自述有气从少腹上冲心胸，心中烦乱不能自主，需立即停止活动休息数分钟方可缓解。发作时神志清，活动自如。症见下肢轻度浮肿至踝，舌质淡胖有齿痕，苔白，脉濡。心电图示慢性冠状动脉供血不足。中医诊断为奔豚症（心阳不足，水气凌心），以温阳化气行水。用桂枝加桂汤合五苓散、真武汤加减：桂枝 18g，白芍 10g，生龙骨、生牡蛎各 20g，茯苓10g，白术 10g，车前子 10g，泽泻 10g，附片 10g（先煎），生姜 3片，大枣 4 枚。水煎每日 1 剂。服 20 剂而愈。随访 3 年未复发。[19]

按：患者年老体衰，阳气已衰，脾肾阳虚不能温化水湿，水湿内停，心阳不足不能下降温化肾水，加之劳累及寒冷刺激伤及阳气，阳气更虚，肾水上泛而凌于心。心为君主之官，扰之则殃及所主，故发作时烦乱不能自主。桂枝加桂汤补其心阳之不足，保其主；五苓散、真武汤温化水气，镇其寇，而其病可愈。

十九、自汗

【病案举例】

曹某，女，52 岁，工人。1993 年 3 月 8 日初诊。患者自汗半年，头汗尤多，自觉烘热则汗出涔涔。前医曾投玉屏风散、当归六黄汤等汤剂，未见寸功。来诊时，饮食如常，小便短少，时自汗出。舌质淡红苔薄白，脉浮大。证属脾阳郁遏，膀胱气化乏权。治拟健脾通阳，化气行水。处方：茯苓 15g，白术 10g，猪苓 10g，泽泻 15g，桂枝 10g，糯稻根 30g，桑叶筋 5g。另：五倍子末 5g，用唾液调匀敷脐，外以纱布块覆盖，胶布固定，每日 1 次。上药服 5 剂后，汗液渐收，继服 5 剂，小溲增多，自汗告愈。1 年后经随访，未见复发。[20]

按：汗为阴液，《素问阴阳别论》曰："阳加于阴谓之汗"。说明汗是阳气作用于阴液之产物。本例自汗以头面居多，且饮食如常，小溲短少，当属脾阳郁遏，膀胱气化乏权，水津外泄使然。并非卫表之失固，故用玉屏风散治之无效。又非虚火内炽，投以当归六黄汤难建寸功。今用五苓散崇脾以利膀胱气，俾小便畅行，阳气通达，则自汗即止。方中加用糯稻根、桑叶筋，并外用五倍子末填脐，意在增强敛汗之功，药后奏效迅速。

二十、臀部疼痛

【病案举例】

许某，女，20 岁，2000 年 11 月就诊。诉两侧臀部酸痛半年余，经过多方检查无明显异常，服用西药止痛剂虽可暂缓一时，停药即复发，后改用中药治疗，以为痹证，给予乌头、附子之类服之，同样是服则痛止，药停即发，痛苦异常。后于余处诊治，思其历经多方治疗无效，若再以常法治之，恐难取效。思之良久，其痛处乃足太阳膀胱经脉所过之处，问其是否由感冒引起，目前是否经常感冒，曰是因感冒引起，但目前不常感冒。问其小便利否？则曰小便次数增多，排便时有涩滞不利之感，观其舌质淡红，舌苔薄白润滑，切其脉濡细。综观脉症，结合病史，此病得之外感风寒，外邪随经入腑，影响膀胱气化功能，水蓄下焦，足太阳经脉不利所致。治疗当先去其水，水去膀胱气化功能正常，太阳经脉运行畅利，则疼痛自止。方用五苓散化气利水，加独活祛湿止痛。服药 3 剂，小便畅利，疼痛明显减轻。再用 3 剂，疼痛痊愈。[21]

按语：本例之臀部疼痛，常医皆以止痛之法，此治标之法也，焉能愈病？仅起一时之效也。去其下焦蓄水，膀胱经脉畅利，则疼痛焉存？学仲景方，重在掌握其法，临证之时，又当注意抓主症，五苓散之主症，小便不利也。然小便不利之状，又有多端，临床当掌握次多、量少、尿痛或不畅等特点，不可被尿频、尿急、尿痛之典型小便不利印定眼目。

二十一、发热、吐泻

【病案举例】

李某，男，36 岁，农民。2001 年 10 月 16 日就诊。主诉：恶寒、发热 3 天，吐泻 2 天，3 天前晨起始觉周身恶寒，肉上粟起，犹如鸡皮疙瘩，鼻塞流涕，因建房忙碌未予治疗。午后继感发热、汗出、头痛、颈项不舒，疲惫无力。自购安乃近服后，虽汗出而寒热未解。次日觉恶寒发热益甚，恶心呕吐，大便稀溏，头痛目眩，小便不利。乡医让服藿香正气水并予输液治疗，然寒热依旧，诸症不减，且烦渴欲饮，水入即吐。今日方来我院就诊。观其面色晦滞，神态疲惫，目窠微肿，舌淡苔白，脉浮而数。因有发热吐泻，小便减少，眼睑浮肿等症状，诚恐其为流行性出血热，故令其急查血、尿常规，结果回报均无异常。根据祖国医学理论细审此证，与《伤寒论》第 141 条完全相符。实乃太阳表证未解，随经入里，经腑同病，膀胱气化不利，水湿不行之证，即五苓散方证。随处方：猪苓、白术、茯苓各 6g，泽泻 9g，桂枝 3g，仅服 2 剂热退症已。[22]

二十二、烦渴不解

【病案举例】

严某，女，29 岁，1996 年 2 月 4 日诊。主诉：口渴不解已 10 多天，因流产后洗衣起病。刻下：卧床不起，神情冤烦，身微热，头微痛，心下悸，少腹微满，小便短少，脉浮数，舌质暗红，苔黄腻。体温 37.9℃。四诊合参，辨为太阳蓄水证。拟五苓散：泽泻 15g，白术、猪苓、茯苓各 10g，桂枝 8g。煎服 1 剂后心下悸解，津升渴止，身热退，再剂，诸症若失，惟体未复，以十全大补丸善后。

按：本案因流产后体虚感邪，表邪不解，循经入府，水气不化而成蓄水证。其辨证依据：脉浮数，身微热，头微痛，为外邪未解；小腹微满，小便不利，为水蓄结于膀胱；膀胱气化失职，津液不布则烦渴不已。本病属表里同病，治当两解表里。五苓散为表里两解、通阳化气利水之剂，气化津升，不治渴而渴自止。[23]

参考文献

[1] 杜业勤，张星平．经方治疗痼症举隅．上海中医药杂志，2004，38（9）：22

[2] 周嵘．五苓散治愈成人口流涎水1例．江西中医药，2000，31（4）：59

[3] 杜保宏．五苓散临证举隅．河南中医，2004，24（4）：8~9

[4] 温荣达，赵春栋，李永康．《伤寒论》方药应用二则．甘肃中医，2002，15（3）：33

[5] 冯大千．五苓散新用．新中医，2005，37（4）：84

[6] 〔日〕石冈忠夫．五苓散与柴苓汤对不同体力的高龄患者轻度足背水肿疗效的比较．国外医学中医中药分册，1998，20（6）19

[7] 李春富．52例高原地区肝损害的中医治疗体会．医药论坛杂志，2004，（11）：62

[8] 江文庆．经方治验2则．国医论坛，1999，14（1）：9

[9] 江淑爱，詹凌峰，张米娜．橘子黄26例诊治体会．上海中医药杂志，1998，（11）：17

[10] 徐振华．五苓散治验3则．国医论坛，1995，（6）：20

[11] 熊建平，张如苗．五苓散临床运用举隅．陕西中医，2004，25（1）：77~78

[12] 孙艳灵．顽固嗜盐症．浙江中医杂志，2002，37（6）：268

[13] 靳三元．胃痛浮肿证治验．四川中医，1994，（2）：29

[14] 邱志济．五苓散加味治疗夜间半身汗出不止症．四川中医，1996，14（2）：34

[15] 徐述．夜间排尿晕厥治验1例．华北煤炭医学院学报，2001，3（3）：317

[16] 李延培．经方治疗移植肾排斥反应．黑龙江中医药，1994，（5）：39

[17] 李明方．五苓散异病同治两则．江西中医药，2003，34（10）：35

[18] 石仁海．大瘕泄治验．陕西中医，1997，18（1）：27~28

[19] 孔立，卢思俭．临证治验二则．中国民间疗法，1997，（2）：50

[20] 邹兰谷．五苓散的临床应用．江苏中医，1995，16（6）：36

［21］荣晓琦，张保伟．五苓散治验4则．河南中医药学刊，2001，17（4）：31～32

［22］荣军海．古方今用验案4则．陕西中医，2002，23（10）：948～949

［23］柳育泉，金素娟．经方验案4则．国医论坛，2002，17（6）：5

下 篇

实验研究

第一章

制 剂 研 究

五苓散（丸）

【药物组成】 茯苓、猪苓、泽泻、白术、桂枝。

【功效主治】 通阳化气，利水渗湿。主治急性肾炎，急性闭角型青光眼等属水湿内停者。症见小便不利，水肿腹胀，呕逆，渴不思饮，或饮用水食即吐，头目胀痛等。亦可用于泄泻，老年性黄斑变性等。

【规格用法】 散剂，每袋12g。1日2次，1次4~6g，开水冲服；丸剂，每12粒重1g。1次6g，1日2次，温开水送服。

【注意事项】 阴虚津少之小便不利及热证水肿不可服。

第二章

药 理 研 究

第一节　五苓散各组成
中药的药理研究

一、茯苓

（1）茯苓醇提物给家兔腹腔注射有明显的利尿作用，醇浸剂给正常大鼠灌胃也有利尿作用。

（2）茯苓多糖能显著提高实验动物腹腔巨噬细胞吞噬能力，能激活 T 淋巴细胞和 B 淋巴细胞，并具有一定的增强免疫功能的作用。

（3）茯苓多糖腹腔注射能抑制沁鼠 S_{180} 实体瘤的生长；在深层培养的茯苓菌丝体的提取物中，发现存在对 S_{180} 有较强的抗肿瘤活性多糖，其中 H_{11} 对体内 S_{180} 瘤的抑制率为 94%。此外，茯苓聚糖复合物，也有明显的抑瘤作用，其抑瘤率为 57.8%，能延长荷瘤鼠的生存期，提高腹指数，并对肿瘤细胞有直接作用。

（4）茯苓浸剂对动物平滑肌有直接松弛作用，使收缩幅度减少，张力下降。对大鼠幽门结扎所致胃溃疡有抑制作用，并能降低胃液分泌及游离酸含量。茯苓对四氯化碳所致大鼠肝损伤有明显保护作用，使谷丙转氨酶活性明显降低，防止肝细胞坏死。

（5）茯苓水、乙醇、乙醚等提取物能使心肌收缩力增强，心率增快；乙醇提取物还具有使家兔血糖先升后降的作用。

（6）茯苓煎剂对金黄色葡萄球菌、结核杆菌、变形杆菌、大肠杆菌均有抑制作用；醇提取物可杀灭钩端螺旋体。[1]

二、猪苓

猪苓为多孔菌科植物猪苓的干燥菌核，化学成分主要含麦角甾醇、生物素、蛋白质、糖类等。从猪苓中提取出的主要有效成分是猪苓多糖（多溶性多聚糖聚6 - 支链 β - 1，3 - 葡萄聚糖），其药理作用为：

1. 利尿作用　猪苓煎剂相当于生药 0.25 ~ 0.5g/kg，静脉注射或肌内注射，对不麻醉犬具有比较明显的利尿作用，并能促进钠、氯、钾等电解质的排出，可能是抑制了肾小管重吸收功能的结果。

2. 抗肿瘤作用

（1）从猪苓菌核中分离得水溶性葡聚糖，药理试验证明能明显地抑制小鼠肉瘤 S_{180} 的生长，并证明最合适的剂量为 0.25 ~ 1mg/(kg·d)。

（2）对荷肝癌 H_{22} 小鼠肝脏糖代谢和肾上腺皮质功能的作用研究提示猪苓多糖有适应原作用，这可能是它抗肿瘤作用的一个药理基础。

（3）对实验性膀胱肿瘤的抑制作用　雌性大鼠给予致癌剂 BBN [N - 丁基 - N - (4 - 羟丁基) 亚硝胺] 溶液 0.25ml（90mg）灌胃，每周 2 次，12 周，每支总剂量 BBN 为 2.16g，同时以猪苓干粉 90g/kg 喂养。30 周后处死。结果表明：膀胱总发瘤率由病理对照组的 100% 降至 61.1%，减少 38.9%，每鼠肿瘤和瘤直径显著低于病理对照组，发癌率由病理对照组 77.8% 降至 11.1%，减少 66.7%，表明猪苓对 BBN 膀胱瘤的发生具有较显著的抑制作用，并无明显不良反应。

3. 对中毒性肝炎小鼠肝脏的保护作用　以四氯化碳和 D - 半乳

糖胺腹腔注射给予小鼠，诱发中毒性肝炎，在诱发前后腹腔注射猪苓多糖 100~200mg/kg，以间隔4h、8h、12h给药1次，均可明显阻止肝病变发生，使谷丙转氨酶活力下降，肝 5-核苷酸酶、酸性磷胺酶、6-磷酸葡萄糖磷酸酶活力回升。体外亦有类似作用，表明对肝脏有明显的保护作用。

4. 对免疫功能的影响

(1) 对小鼠血液 α-醋酸萘酯酶素（ANAE）阳性淋巴细胞的影响 小鼠每天腹腔注射猪苓多糖 2mg/0.2ml，连续7天。结果表明：猪苓多糖对小鼠血液 ANAE 阳性 T 淋巴细胞总数无影响，对颗粒型阳性 T 淋巴细胞有减少作用，而对分散型阳性 T 淋巴细胞有显著增殖现象。

(2) 猪苓多糖对免疫功能低下的体弱儿童的影响 猪苓多糖不但能提高 T 细胞免疫功能，对体液免疫有调节作用，并能使免疫功能低下的体弱儿童精力充沛，胃纳增加，体重上升。

(3) 猪苓多糖对小鼠免疫功能的增强作用 猪苓多糖能显著增强小鼠 T 细胞对凝聚素 A（ConA）的增殖反应以及 B 细胞对脂多糖（LPSK）的增殖反应，对小鼠全脾细胞有明显的促有丝分裂作用；对特异的体液和细胞免疫应答的检测表明：在 12.5mg/（kg·d）的剂量时，猪苓多糖能明显增强小鼠对绵羊红细胞（SRBC）的特异抗体分泌细胞数，能明显增强小鼠对异型脾细胞的迟发型超敏反应以及促进异型脾细胞激活的细胞毒 T 细胞（CTL）对靶细胞的杀伤。CTL 是机体免疫监视的重要效应细胞，在肿瘤免疫中具有关键作用。

5. 抗辐射作用 猪苓多糖具有防治小鼠急性放射病的明显效果，分别于照射前2h 和48h，腹腔注射于受致死剂量（800rad）全身照射的小鼠，可使存活率提高 30%~70%。照射后给药，不论口服或腹腔注射都有防护效价，预防比治疗效价高。猪苓多糖对受照小鼠的造血功能无保护作用，而对受照小鼠肾上腺皮质的应激功能确有明显提高。初步认为猪苓多糖的抗辐射作用可能是通过调节垂体-肾上腺系统的功能，使机体处于应激状态，从而增强了抗辐射损伤的能力。

6. 抗诱变作用 猪苓多糖对环磷酰胺（cy）所产生的微核有一定的抑制作用，能降低 cy 的致突变作用，并且抑制突变细胞的有丝分裂，减少微核的产生，起到稳定和促进 DNA 的修复，具有抗诱变作用。

7. **抗菌作用**　猪苓的醇提取液对金黄色葡萄球菌、大肠杆菌有抑制作用。[2]

三、泽泻

1. **利尿作用**　泽泻有明显的利尿作用，这与其含有大量的钾盐有关。而利尿作用的强弱则与采集季节、药用部位、炮制方法、给药途径及实验动物的种类有关。冬季采集的正品泽泻利尿作用最强，春季采集者则稍差。除盐泽泻外，其他炮制品都有一定利尿作用。健康人口服泽泻煎剂可以见到尿量、钠及尿素的排出增加，经家兔口服煎剂利尿效果极弱，但泽泻流浸膏腹腔注射则有较好的利尿作用。家兔耳静脉注射泽泻水制剂有利尿作用，而小鼠经口或皮下注射该制剂则没有利尿作用。

2. **降血脂及抗动脉粥样硬化作用**　泽泻能明显降低血清总胆固醇、甘油三酯和 LDL - ch，促进血清 HDL - ch 水平升高，明显抑制主动脉内膜斑块的生成，预先给药则显示预防作用。另外，泽泻提取物也有抗血小板聚集、抗血栓形成及增强纤溶酶活性等作用，因而能从降低血脂、抑制内皮细胞损伤、抗血栓等多方面抑制或减轻动脉粥样硬化的发生、发展。

3. **抗脂肪肝作用**　泽泻经甲醇、苯和丙酮提取的组分 T 对各种原因引起的动物脂肪肝均有良好效应，对低蛋白饮食、乙基硫氨酸所致脂肪肝均有不同程度的抑制作用，对 CCl_4 所致急性肝损害亦显示保护作用，能抑制肝内脂肪堆积，并能改善肝功能。亦发现泽泻对高脂饲料引起的大鼠脂肪肝有明显抑制作用。

4. **对心血管系统的作用**

（1）降血压作用　泽泻及其提取物有一定程度的降压作用。给犬或家兔静脉注射泽泻浸膏有轻度的降压作用，并持续 30min 左右。泽泻经甲醇、苯和丙酮提取的组分按 10mg/kg 给药，可使猫和兔的血压下降。泽泻丙酮提取物能抑制高浓度 KCl 引起的血管收缩。泽泻经研究表明具有 Ca^{2+} 拮抗作用，还有抑制交感神经元释放去甲肾上腺素的作用。

（2）对心脏的作用　离体兔心灌注实验表明，泽泻醇提取物的水溶性部分能显著增加冠脉流量，对心率无明显影响，对心肌收缩力呈轻度抑制作用。

5. 对免疫系统的影响及抗炎作用　泽泻煎剂以 10g/kg、20g/kg 给小鼠腹腔注射，连续 5 天，发现可抑制小鼠碳末廓清速率及 2，4－二硝基氯苯所致的接触性皮炎，而对血清抗体含量及大鼠肾上腺内抗坏血酸的含量无显著影响；而泽泻煎剂以 20g/kg 腹腔给药则能明显减轻二甲苯引起的小鼠耳郭肿胀，抑制大鼠棉球肉芽组织增生，提示泽泻有抗炎作用。上述结果表明，泽泻可能不影响机体的体液免疫功能，但可能降低细胞免疫功能。泽泻的多种活性成分具有增强网状内皮系统活性和抗补体活性，抑制脂多糖激活的巨噬细胞产生 NO 和抗过敏等多种免疫调节作用。

6. 抑制肾结石形成　泽泻能明显抑制乙醇和活性维生素 D_3 诱导的鼠草酸钙结石形成。泽泻水提取液在人工尿液中能有效抑制草酸钙结晶体的生长和自发结晶，并随着人工尿液的离子强度降低和 pH 升高，抑制活性逐渐增强。泽泻水提液具有排石和减少肾小管内草酸钙结晶形成的作用，明显降低肾钙含量和抑制大白鼠的实验性肾结石的形成，并随浓度增高，效果增加。泽泻乙酸乙酯浸膏是其抑制尿草酸钙结石形成的有效活性部位。

7. 腹膜孔调控作用　泽泻具有良好的腹膜孔调控作用。泽泻能使小鼠腹膜孔开放数目增加，分布密度增大，孔径扩大，使腹膜孔对腹水吸收作用加强，腹水经腹膜孔吸收进入脉管系，达到清除腹水的作用。

8. 抗肾炎活性　免疫复合物肾炎大鼠，连续口服福建产泽泻的甲醇热提取物表明泽泻对水代谢异常疾患的作用机制之一是与抗肾炎活性有关。

9. 降血糖作用　家兔皮下 6g/kg 注射泽泻浸膏发现有轻度降血糖作用，但皮下注射煎剂 5g/kg 则无此作用。泽泻水提取物 10g/kg 及 20g/kg 2 天可使正常小鼠血糖明显降低，20g/kg 治疗 7 天或预防给药 3 天，均可使四氧嘧啶小鼠血糖明显降低。

10. 减肥作用　泽泻具有一定的减肥作用。泽泻水煎剂 20g/kg 能降低谷氨酸钠肥胖大鼠的 Lee 指数、子宫及睾丸周围脂肪指数及血清甘油三酯含量。

11. 抑菌作用　泽泻对金黄色葡萄球菌、肺炎双球菌和结核杆菌都有抑制作用。

12. 抑制肿瘤转移作用　$10g/(kg \cdot d)$、$20g/(kg \cdot d)$ 连续给药 20 天可显著抑制 Lewis 肺癌的自发性转移，转移抑制率分别为 56.92% 和 88.82%，提示泽泻具有较强的抗恶性肿瘤转移作用。

13. 其他作用　泽泻煎剂能对抗乙酰胆碱所致离体兔肌的痉挛。由泽泻水溶部分分出的倍半萜对乙酰胆碱诱导的离体豚鼠膀胱平滑肌收缩有抑制作用。[3]

四、白术

1. 对消化系统的作用

(1) 保肝作用　白术煎剂口服对小白鼠因四氯化碳引起的肝损伤有保护作用，可减少肝细胞变性坏死，促进肝的增长，使升高的谷丙转氨酶下降，防止肝糖原的减少，促进脱氧核糖核酸的恢复。

(2) 利胆作用　白术乙酸乙酯提取物，大白鼠十二指肠给药，能明显增加胆汁分泌量。

(3) 对实验性胃溃疡的预防作用　白术对胃应激性溃疡有显著抑制作用。但对组织胺引起的溃疡作用较弱，对幽门结扎溃疡、幽门结扎 - 阿司匹林引起的溃疡则无作用。

(4) 对肠管运动的影响　白术煎剂能使兔离体肠管自发活动紧张性升高，收缩幅度加大（生白术较炒白术作用强），能明显拮抗乙酰胆碱（Ach）和 $BaCl_2$ 所致肠管痉挛。

2. 利尿作用　白术煎剂和流浸膏对大鼠（静脉注射）、兔（灌胃或腹腔注射）和狗（灌胃或静脉注射）均有显著而持久的利尿作用，且促进电解质，特别是钠的排泄。

3. 对免疫系统的作用　白术煎剂灌胃 1 个月，能促进小鼠体重增加和增强游泳耐力。

4. 抗肿瘤作用　体外实验表明，白术挥发油中之中性油对食管癌细胞有明显抑制作用。白术挥发油对小白鼠肉瘤 S_{180}、艾氏腹水癌及淋巴肉瘤腹水型均有抑制作用。

5. 对心血管系统的作用　白术有血管扩张作用。对心脏呈抑制作用，剂量过大时可致停搏。

6. 降血糖作用　白术浸膏皮下注射于兔，在 $2 \sim 5h$ 内获显著降血糖作用，可比给药前降低 40%。白术煎剂和浸膏给大鼠灌胃，亦证明有降血糖作用。

7. 抗血凝作用　白术煎剂灌胃 $1 \sim 4$ 周，能显著延长大鼠凝血酶原时间。其作用较双香豆素弱，但较 butadion 强。根的作用比茎强。

8. 抑菌作用　白术制剂在试管内，对革兰毛菌、堇色毛菌、同心性毛菌、絮状表皮癣菌、星形奴卡菌有抑制作用。制剂对金黄色葡萄球菌、溶血链球菌、绿色链球菌、肺炎球菌、脑膜炎球菌、白喉杆菌、枯草杆菌亦有抑制作用。

9. 其他作用　动物实验表明，白术挥发油小量有镇静作用。白术提取物抗痉挛作用非常强。对其他化学痉挛剂引起的小白鼠痉挛无抗痉挛作用。白术对呼吸有短暂兴奋作用。有人对白术提取物进行小白鼠镇痛实验，对大白鼠正常体温的作用和抗炎作用，结果与对照组相比无显著性差异。

10. 毒性及不良反应　白术煎剂小鼠腹腔注射急性 LD_{50} 为 13.3g/kg。多数动物于给药后呈暂时兴奋，后遂安静，但对外界刺激似敏感。此作用历时数小时。[4]

五、桂枝

1. 对中枢神经系统的作用

（1）镇静作用　桂皮醛 $250 \sim 500mg/kg$ 对小鼠有明显的镇静作用，表现为自发活动减少，对抗甲基丙胺所产生的过多活动、转棒试验产生的运动失调及延长环己巴比妥的麻醉时间等。脑电图测定进一步证明具有一定的镇静作用。在兔大脑皮层表面内埋入电极后，再由腹腔给予桂皮醛 $250 \sim 500mg/kg$，测定脑电图变化，发现低压快波有增加的倾向，对于由于声音刺激的惊醒波稍有延长。

（2）镇痛作用　小鼠鼠尾加压刺激法表明，桂皮醛无明显的镇痛作用，但对腹腔注射醋酸所致扭体反应，则有轻度的抑制作用。

（3）解热作用　桂枝煎剂、肉桂醛或肉桂酸钠，对小鼠正常体温以及用伤寒、副伤寒疫苗所致发热兔，均有降温、解热作用。

（4）抗惊厥作用　桂皮醛可延缓士的宁引起的强直性惊厥及死亡的时间，可减少菸碱引起的强直性惊厥及死亡的发生率。对戊四氮引起的惊厥则无效。

2. 抗炎作用和对免疫系统的影响　采用正交设计法对桂枝组方分析发现，在抑制炎性肿胀上，致炎后1h，桂枝汤的单味药中，以桂枝的作用最强，致炎后4h，仍以桂枝的作用最强，芍药同桂枝有协同作用。桂枝不仅对角叉菜胶性肿胀第2期有效，对初始期亦有一定作用，可能对影响炎症发生的多个环节起作用。其中它对前列腺素合成的作用，值得今后探讨。桂枝的挥发油部分由呼吸系统排出，对呼吸道炎症有消炎作用。有实验报道桂枝成分桂皮醛有组织胺释放作用，在给药后 20~60min 内可引起皮肤荨麻疹。桂皮醛可引起兔的白细胞增强。桂枝浸膏在肾炎研究中，对嗜异性抗体反应显示出抑制补体活性作用，认为有较强的抗过敏反应。

3. 止咳作用　桂皮油被吸收后，经肺排泄，可稀释其分泌液的黏稠度，出现祛痰、止咳作用。

4. 抗菌作用　桂枝乙醇浸液在体外对炭疽杆菌、金黄色葡萄球菌、白色葡萄球菌、柠檬色葡萄球菌、志贺痢疾杆菌、弗氏痢疾杆菌、异型痢疾杆菌、霍乱弧菌、肠炎沙门菌及致病性皮肤真菌均有抑制作用。

5. 对消化系统的影响　适量桂枝有芳香健胃作用，桂皮醛能使肠胃蠕动亢进，排除肠中腐败之气体，而不致引起下痢。桂皮酸对犬有利胆作用，对大鼠有轻泻作用。

6. 其他作用　桂枝能增加冠状动脉血流量，但桂枝对血管的作用可因作用部位不同而异，并与配伍药物有关。桂皮醛有抗肿瘤作用，$50\mu g/ml$ 给小鼠注射，对 SV_{40} 病毒引起的肿瘤的抑制率为100%。

7. 毒性及不良反应　桂枝醛对小鼠的 LD_{50}：静脉注射为 132mg/kg，腹腔注射为 60mg/kg，口服为 2225mg/kg。此外，桂枝对实验小鼠的毒性有显著的昼夜差异，白天的毒性和致死作用较夜间明显增强。[4]

第二节　五苓散的药理研究

（一）五苓散的利尿实验研究

日本学者丁宗铁为了研究五苓散的双向调节作用，曾经做过这样的实验：首先将小白鼠分为 3 大组，A 组为正常状态；B 组为水负荷状态，即将生理盐水注入小鼠腹腔；C 组为脱水状态，即口禁水的同时服泻下剂。然后选用五苓散、乙酰唑胺、速尿分别用于各组小鼠，即 Aa 组用五苓散，Ab 组用乙酰唑胺，Ac 组用速尿，B 组和 C 组依次类推。实验后得出结论如下：①五苓散对正常状态的小鼠几乎不显示利尿作用。②五苓散对水负荷状态的小鼠显示出较强的利尿作用。③五苓散对脱水状态的小鼠不但不显示利尿作用，反而显示抗利尿作用。④乙酰唑胺和速尿对以上 3 种状态的小鼠都显示很强的利尿作用，而且能使小鼠体内电解质丢失。⑤ 在小鼠水负荷状态下五苓散的利尿作用远比乙酰唑胺和速尿的利尿作用为弱，但是不伴有体内电解质的丢失。⑥ 将五苓散视为类似西药的利尿药是不恰当的。

五苓散对水液代谢有双向调节作用。五苓散由桂枝、白术、茯苓、猪苓、泽泻组成。按照《神农本草经》对药物的分类，除去猪苓属于中品药以外，其中 4 味药均被列为上品药，而上品药都没有毒性及不良反应，都具有延年益寿的功效。所谓延年益寿的作用机制之一，是指机体处于非生理状态时，不管是兴奋状态或抑制状态，不管是亢进状态抑或衰退状态，不管是阴证状态或阳证状态，等等，使用上品药则能通过双向调节作用，使机体向生理状态复归。正如五苓散的双向调节作用那样，遇到机体处于脱水状态，则显示抗利尿作用，遇到机体处于水肿状态，则显示利尿作用，最终使机体的水液代谢趋于协调平衡，这种双向调节作用也叫适应原样作用。

20 世纪 80 年代以来，随着免疫学、分子生物学和内分泌学的飞速发展，随着各种检测技术日新月异的进步，中药中的诸多具有药理作用的活性物质逐步被检测出来。这些活性物质大多是生物自身的构成成分，以分子或细胞的形式存在，而且难以人工合成。其中部分物质既是机体对内外环境应答的效应机制，也是机体维持内环境相对稳定的重要因素，能调节机体系统的异常状态，并使之恢复恒常状态。这些物质作为药物，由 oidham 于 1983 年命名为生物反应修筛剂（BRM）。现在已知，五苓散中大约有 800 余种具有活性的物质，尚不知哪些物质对机体的水液代谢具有双向调节作用，更不知哪些物质对机体的其他系统也有双向调节作用。总之，五苓散应算是一种生物反应修筛剂。[5]

周氏[6]等运用五苓散及各组分的煎制饮片，其中猪苓、白术和茯苓各 18g，泽泻 30g，桂枝 12g，浸泡 1h 后煎煮 30min，滤出药液，将药渣再加适量水煎煮 30min，滤出药液，合并 2 次药液，负压浓缩成浓度为 100% 的煎剂；另取上述单味药各 50g，分别按上述方法煎制，所得煎剂浓度亦均为 100%。①将 72 只小鼠随机分成 2 个剂量组，每组 36 只，每个时间点 6 只，分别以五苓散 0.5 ml 和 1.0ml 灌胃，并分别于给药后 0min、15min、30min、45min、60min，75min 取样。②五苓散及其组分对小鼠血浆 ANF 含量的影响：117 只小鼠随机分为 9 组，每组 13 只，Ⅰ组：不作任何处理；Ⅱ和Ⅲ组分别以蒸馏水和生理盐水灌胃，Ⅳ、Ⅴ、Ⅵ、Ⅶ、Ⅷ和Ⅸ组分别以五苓散、猪苓、白术、茯苓、泽泻和桂枝煎剂 0.5ml 灌胃，45min 后取样。最后得出结果：①小鼠五苓散灌胃后不同时间的血浆 ANF 含量显示五苓散煎剂灌胃后不同时间对小鼠血浆 ANF 浓度的影响不同，以 45min 时作用最明显，与 0min 比较差异有显著性意义（$P < 0.05$），但同一时间不同剂量间差别无显著性意义（$P > 0.05$）。②各煎剂对小鼠血浆 ANF 含量的影响结果：五苓散、泽泻和桂枝均有明显升高 ANF 的作用，而茯苓、猪苓和白术此作用不明显。

经动物实验证实五苓散具有明显升高心钠素作用，其中以桂枝最为明显，心钠素由（5.42 ± 0.96）ng/ml 升至（8.93 ± 1.47）ng/ml（$P < 0.01$）。张氏研究证实动物在给速尿 15min 后开始排尿，利尿集中在给药后 20～40min，平均每只尿量 25ml。而五苓散则在 30min 后开始排尿，利尿集中在给药后 30～100min，平均每只尿量 40ml。结

果显示：速尿利尿作用快而强，但维持时间短，集中排尿仅 20min 左右，而五苓散作用缓和维持时间长，排尿时间为 70min，平均排尿量大于速尿。并将五苓散作用于大鼠急性肾型高血压实验模型，血压可明显下降，降压作用温和，可持续时间较长，此与其利尿和扩张血管作用有关。现代研究表明，五苓散及方中各单味药皆有利尿作用，并可增加电解质的排出量。ANF 是近 10 余年来研究的比较清楚的一种小分子肽类激素，也是机体体液平衡的重要调节物质。目前主要用于充血性心力衰竭、恶性高血压、肾功能衰竭、代谢性碱中毒及各种伴有肾素、醛固酮和抗利尿激素（ADH）分泌过多的疾病以及水肿性疾病等。两者的作用有相似之处。表现在以下几个方面：①五苓散、泽泻和桂枝均有明显升高 ANF 的作用，且以桂枝最明显，这与以往的研究认为复方较单味药作用强，各种组分中以桂枝作用为强，泽泻、白术作用短暂，茯苓、猪苓二药作用小的报道一致，提示五苓散的利尿作用与 ANF 有密切关系。② ANF 除具有强大的利钠、利尿作用外，还能引起钾、钙、镁、氯离子和磷酸盐的排出增加，因此五苓散及其部分组分能增加尿中钠、钾、氯离子等电解质排出量，对纠正水盐代谢的紊乱和治疗肾功能不全、胸水、颅内高压、水肿等有一定的疗效。③有人发现 ANF 可通过抑制 ADH 的分泌，甚至直接抑制 ADH 促进集合管对水的重吸收达到利尿作用，而五苓散证 ADH 水平升高，所以五苓散使机体的 ANF 升高将会抑制 ADH 的分泌和（或）作用，故 ANF 很可能是五苓散对五苓散证效果明显的物质基础之一。④有人推测五苓散的利尿作用有可能是无机盐的作用，一般来说，中药煎剂的无机盐浓度与生理盐水相仿，本研究表明，生理盐水虽有升高血浆 ANF 的趋势，但其作用没有五苓散、泽泻和桂枝明显，所以可认为五苓散的利尿作用并非无机盐所致。

何氏[7]等探讨了五苓散对 SIADH 的作用，SIADH 是指 ADH 分泌异常增多症。患者有明显的低钠血症，但细胞外液容量基本正常。血浆 ADH 水平持续或间歇地升高，但与渗透压或容量刺激无关。SIADH 的发病机制是：由于某种病因使 ADH 分泌增多，使摄入的水在体内潴留，细胞外液 Na^+ 浓度降低。ADH 可减少"自由水"的生成和增加"自由水"的重吸收。同时，细胞外液的扩张使醛固酮分泌减少，远曲小管对钠的重吸收减少。结果利钠的同时，"自由水"被保留，发生严重的低钠血症而尿钠增高。所滞留的水 2/3 分布在细胞内液，1/3 分布在细胞外液，而仅 1/12 分布在血管内，故血容量变化不明显。SIADH 对于机体的影响是：轻度无明显影响，也无症状。当低钠血症比较明显而有较多的水从细胞外液进入细胞内时，就会引起临床症状。主要是脑细胞水肿引起的一系列神经症状，包括恶心、呕吐，甚至抽搐、昏迷等。下丘脑的口渴中枢与 ADH 释放呈正相关，围绕 ADH 可以设想太阳病蓄水证与 SIADH 之间的关系：ADH 升高引起口渴感增加，而其抗利尿作用又使小便不利。由于细胞外液正常，故患者并非真正缺水；太阳病蓄水证之口渴（由于 ADH 增加所致），故不如白虎汤等气分证的大渴欲饮水。对于烦躁不得眠等症状是由于低钠血症而引起的脑细胞水肿所致。同样，渴欲饮水而饮水即吐的"水逆证"也是由脑细胞水肿所致。在治疗上，太阳病蓄水证用五苓散。从五苓散的组方中可以看到，在仅仅的五味药中，光通利小便的就有三味药（猪苓、茯苓、泽泻），而白术的健脾燥湿利水，桂枝的通阳化气和使水行达表，也都是以驱"水"为中心的，这与现代医学对于 SIADH 的治疗是一致的：轻度者只需要限制水的摄入即可控制。出现抽搐、昏迷则需要抢救。首先用高效能利尿剂使钠水排出增加，从而减少细胞外液容量，然后用高渗盐水补充血清钠。而在原文 71 条中，仲景强调"欲得饮水者，少少与饮之，令胃气和则愈"是与对于 SIADH 轻症治疗原则之限制水的摄取是一致的。对于 SIADH 而言，其典型的病因是恶性肿瘤，特别是肺的燕麦细胞癌，可合并成分泌 ADH 或 ADH 样物质；中枢神经系统肿瘤、外伤、感染和蛛网膜下腔出血等能刺激内源性 ADH 的合成和释放；严重肺结核和肺炎有时可伴有 SIADH。此外，疼痛、恶心或情绪上的应激，糖皮质激素不足，以及吗啡、氯磺丙脲等药物也可使 ADH 释放增多，导致细胞外液量正常的低钠血症，而与渗透压和血容量的刺激无关。而中医学对于太阳病蓄水证认为是太阳病累及膀胱腑所致，它并不要求详究其发病的病因。这说明中西医在疾病的认识上是不同的。中医注重疾病的动态变化，注重证型；而证型比疾病更具有统观性，它是其他很多疾病演变过程中的具有共同特征的一种病理改变。中医的太阳病蓄水证尽管与 SIADH 在病因上有截然不同的认识，但是它们都同样揭示了病（证）的某些共性。由此可见，借助于现代医学的疾病认识论有助于说明中医具有的证型认识；同样的，通过借助于现代医学疾病认识论，也有助于中医证型的科学化。

（二）茵陈五苓散对实验性大鼠动脉粥样硬化的影响

动脉粥样硬化（AS）是严重危害人类健康的一类疾病，人类死亡的第一号杀手，防治 AS 成为医学界共同关注的重要课题。动脉粥样硬化属中医学"痰凝血瘀"范畴，其病位在心脉，发病多与心、肝、脾胃、肾等脏腑功能失调有关。茵陈五苓散系张仲景经典名方，多年来本课题组运用茵陈五苓散治疗高脂血症，获得良好的治疗效果，且用于心脑血管病的一二级预防。李氏[8]等研究采用茵陈五苓散治疗 AS 模型大鼠，以观察其对 AS 细胞凋亡的影响。实验将大鼠 70 只随机分为 4 组，正常组（10 只）：普通饲养，灌胃用生理盐水 1ml（100g/d）；模型组（20 只）：造模成功后生理盐水灌胃 1ml（100g/d）；茵陈五苓散组（简称 YCL 组，20 只）：造模成功后，灌胃给茵陈五苓散药液，药液用蒸馏水调成浓度为 0.5g/ml，灌胃的剂量为 31.25g/（kg·d）；胶股蓝总苷片组（简称 Met 组，20 只）：灌胃给胶股蓝总苷片药液，药液浓度为 10mg/ml，灌胃剂量为 100mg/（kg·d），用药连续 1 个月。造模成功后取材及动脉粥样硬化斑块分级。结果：①茵陈五苓散对 AS 大鼠血脂的影响：茵陈五苓散降血脂有较明显的疗效，优于胶股蓝总苷片组，在降低总胆固醇（TC）、甘油三酯（TG）、低密度脂蛋白（LDL）的同时，升高高密度脂蛋白（HDL），有明显的降脂作用（$P < 0.01$）。②茵陈五苓散对 AS 大鼠血液流变学的影响：模型组血液流变学指标均严重异常。药物干预结果，茵陈五苓散疗效明显优于胶股蓝总苷片组，提示茵陈五苓散能改善血液流变性，降低血液黏稠度。③茵陈五苓散对 AS 大鼠斑块分级的影响：YCL 组与 Met 组对斑块均有一定影响，但 YCL 组疗效明显优于 Met 组，差异具有显著性意义（$P < 0.05$），说明茵陈五苓散对斑块有一定的消退作用。④茵陈五苓散对 AS 大鼠超微结构的影响。茵陈五苓散组细胞超微结构趋于正常，胞浆内线粒体较丰实，结构清

晰，但仍可见凋亡细胞，模型组和胶股蓝总苷片组均见血管内皮细胞固缩，密度增高，细胞核扭曲裂解，形成凋亡小体，开始细胞凋亡，血管腔内有明显的纤维素样血栓形成，即粥样斑块形成，说明茵陈五苓散能改善细胞凋亡现象，维持细胞超微结构，消退斑块。⑤茵陈五苓散对 AS 大鼠组织学的影响：常规组织学检查茵陈五苓散组与正常组大鼠主动脉组织结构一致，内膜光滑，中膜 VSMC 呈梭形，排列有序，模型组明显斑块形成突出动脉腔内，Met 组见脂质条纹 VSMC 增生明显。说明茵陈五苓散能消退斑块，维持主动脉组织结构功能。⑥茵陈五苓散对 AS 大鼠细胞凋亡的影响：YCL 组、Met 组对细胞凋亡均有改善作用，但 YCL 组最优，说明茵陈五苓散可能是通过调整 VSMC 细胞凋亡而维持细胞超微结构，保护血管功能。

研究证实，脂质代谢的异常变化可作为"痰浊"辨证的客观指标，"痰浊"在 AS 中起着重要作用，AS 的血液高黏滞性，血液流变性及血小板功能的改变又与中医学血瘀证相一致，血液流变性及血小板功能的改变又是瘀血证微观辨证的重要指标。AS 为良性肿瘤，脂质代谢紊乱，细胞凋亡严重异常，且贯穿始终，因此细胞凋亡是动态检测 AS 演变的重要指标，通过对细胞凋亡的检查可以预测 AS 的进展。茵陈五苓散方中茵陈用量为五苓散的 2 倍，重在化瘀清利；五苓散重用泽泻、茯苓、猪苓利水湿，次用白术甘温健脾燥湿，桂枝辛温通阳化气行水。功效化瘀清利痰浊为主，温化为辅，主治血分，兼治气分，化痰降浊，活血祛瘀，抗 AS 效果显著。从整体水平看，茵陈五苓散能调整脂质代谢，使 TC、TG、LDL 水平下降，HDL 水平上升；改善血液流变性，降低全血黏度高切、中切、低切，血浆黏度、红细胞压积、血小板黏附性，使之恢复正常；从器官组织水平看，茵陈五苓散能维持主动脉组织结构、功能，血管内膜光滑、完整，VSMC 梭型排列有序。而模型组、胶股蓝总苷片组则见脂质条纹，中膜向内膜移行增生，形成突出斑块，使管腔变细，血管狭窄，血流变小，血管弹性降低。从细胞水平看，茵陈五苓散能维持细胞结构的完整性，电镜下见茵陈五苓散组与正常组一致，而模型组、西药组粥样斑块，细胞凋亡明显，细胞核固缩裂解，血管内膜有纤维素样血栓形成，推测茵陈五苓散可能是通过调整细胞凋亡来调整脂质代谢，抗 AS，从而实现细胞组织结构功能的稳定。

（三）茵陈五苓散对过敏性疾病的影响

茵陈五苓散属祛湿类方剂，用于湿热壅盛所致的多种证侯。临床变态反应性疾病可属于因风寒湿热侵袭所致痹证，常以祛风化湿，清热通络等法治疗。为了研究该方清热祛湿的作用机制，金亚宏[9]等作了抗过敏介质、抗过敏性休克及被动皮肤过敏试验。方法：①抗过敏介质试验——皮肤血管通透性试验：于大鼠背部皮内注射磷酸组织胺生理盐水溶液 0.1ml（内含组织胺 100μg），同时静脉注射 0.5% 曲利本兰，0.5ml/只，15～30min 后测定蓝斑直径大小。于注射组织胺前 1h 给大鼠口饲受试药物。实验分 2g/kg、1g/kg、0.5g/kg 3 个给药组，空白对照组给水。阳性对照组于注射组织胺前 2 天在下肢皮下注射醋酸氢化泼尼松（2.5mg/kg）0.5ml。实验结果表明茵陈五苓散具有较强的抗组织胺作用，对由组织胺引起的皮肤血管通透性增强有较强的抑制作用，且随剂量增加抑制作用增强。与空白对照组比较 $P < 0.05$；$P < 0.01$。②抗过敏性休克作用：于豚鼠致敏前，用硫化钡将豚鼠四肢脱毛。在豚鼠足静脉注射马血清 1ml（0.9% 生理盐水 1∶10 稀释），10 天后，静脉注射不稀释马血清 0.1ml 攻击，在抗原攻击前 1h 给豚鼠灌服茵陈五苓散。实验分组同前，泼尼松组在抗原攻击前 0.5h 于双侧下肢皮下各注射醋酸氢化泼尼松（10mg/kg）0.5ml。观察豚鼠状态及死亡情况，体征表现为：烦躁不安，乱咬东西，用前爪搔鼻，呼吸困难，发绀，抽搐，死亡等。按体征反应及死亡情况作体征积分。Ⅰ：无任何体征，Ⅱ：有 1～2 种体征，Ⅲ：有 3～5 种体征，Ⅳ：6 种以上体征或死亡。按体征积分统计实验结果。注射醋酸氢化泼尼松组豚鼠仅出现咳嗽、舔鼻、竖毛、软弱无力等一过性现象，仅少数动物死亡，表明其可明显对抗马血清引起的豚鼠过敏性休克。而茵陈五苓散各剂量组豚鼠则出现作呕、阵发性呼吸困难、惊厥、虚脱、甚至死亡。积分统计结果表明，该方对过敏性休克无明显对抗作用。③抗被动皮肤过敏实验：实验前以 5mg 天花粉溶于 1ml 氢氧化铝凝胶中。将上述天花粉氢氧化铝凝胶混悬液大鼠脚掌注射，每个脚掌注射 0.1ml，4 个脚掌共注射 0.4ml。14 天后，断头取血，

低速离心，分离血清，此血清置冰箱备用。另取健康大鼠，在大鼠背部中线两侧，距脊柱 1.5cm 处把毛剪光，每侧 2 点，每点间隔 1.5～2.0cm。取上述抗血清，经用生理盐水稀释不同倍数（稀释度为 1:10、1:20）。按不同浓度抗血清次序，皮下注射于剪毛的各点 0.1ml。48h 后进行抗原攻击，静脉注射天花粉 10mg/kg，天花粉用 1% 曲利本兰溶液配成 1mg/ml，即每 100g 体重注射天花粉曲利本兰溶液 1ml。20min 后断头处死，翻转背部皮肤，测定蓝斑直径进行比较。实验分组及给药量同抗过敏介质实验。于静脉注射天花粉前 1h 口服茵陈五苓散，前 0.5h 于大鼠下肢皮下注射醋酸氢化泼尼松。实验研究表明，该方具有明显的抗变态反应作用，对组织胺引起的皮肤血管通透性增强有较强的抑制作用，并对被动皮肤过敏反应有抑制作用。因此推测茵陈五苓散清热祛湿的作用机制之一是抗变态反应。研究表明，茵陈五苓散对过敏性休克无明显对抗作用。提示该方对轻、中度变态反应有一定的对抗作用。

（四）五苓散对小鼠胃排空及小肠推进功能的影响

李氏[10] 等研究五苓散用大分子色素葡聚糖蓝 2000 为标记物，该方剂对小鼠胃排空及小肠推进功能的影响进行了观察，其组成为泽泻 4.0g，猪苓 3.0g，茯苓 3.0g，苍术 3.0g，桂皮 1.5g，加去离子水配制成 14.5mg/ml 溶液。随机将小白鼠分为 2 组，每组 30 只，其中一组灌服五苓散，为 20ml/kg（即 290mg/kg），另组灌服同容积去离子水作为对照，15min 后二组均灌服 2% 葡聚糖蓝 2000 溶液 0.4ml，再经 30min 后分别行颈椎脱臼处死动物。自贲门至直肠末端取胃肠，自幽门括约肌处取胃沿大弯剪开，将胃内残留色素充分溶于 2.0ml 去离子水中，15000rpm 离心 3min，取上清滤液，以日立 200 - 20 型分光光度计 620nm 测滤液吸光度为胃内色素残留量，以对照组均值为 100% 求出五苓散组均值与其之比为相对胃内色素残留率。另分别量取自幽门括约肌至色素最前端及至盲肠距离，以两者之比为小肠推进比，两组胃内色素残留量及小肠推进比间分别作两样本均数差异的 t 检验。结果表明，小鼠经口给予五苓散后，相对胃内色素残留率明显小于对照组（$P < 0.01$），小肠推进比则明显增大（$P < 0.01$）。提示

五苓散有明显增进小鼠胃排空及小肠推进功能的作用，进而证实了该方剂用于胃潴留及改善胃腔胀满症状的作用与增加胃肠动力有关，关于其作用机制尚有待于进一步深入探讨。

（五）五苓散抗肝损害的作用

日本学者织田真智子[11]研究了五苓散对 CCl_4 致肝损害的作用，并设计四个实验，每个实验中设有对照组和实验不同剂量组。实验动物为 Wistar 雄性 8 周龄大鼠，五苓散粉末用时以自来水配制成混悬液，每日 1 次，灌胃给药。

实验 1 为短期给药实验。将大鼠分为对照组及五苓散 0.5g/kg、1.0g/kg、2.0g/kg 4 组，连续给药 7 天，1.0g/kg 剂量相当于人 10 倍量，对照组仅给水。第 7 日末次给药后 3h 时令动物吸入 CCl_4 20min，第 24h、48h 测定血清谷草转氨酶（AST）、谷丙转氨酶（ALT）值。吸入 CCl_4 第 24h 各组取 6 只，解剖取肝进行组织学检查。结果：五苓散 1.0g/kg 组吸入 CCl_4 24h 后 AST、ALT 明显抑制（$P < 0.01$），2.0g/kg 组仅 AST 值明显抑制（$P < 0.05$）。第 48h 仅 0.5g/kg 组 ALT 值明显抑制。肝组织学所见，对照组肝细胞内脂肪滴沉着，以静脉为中心的向心性坏死层扩展，而五苓散 1.0g/kg 组病变较轻。

实验 2 为短期给药后肝脏酶活性测定。给药剂量及时间同实验 1。末次给药后第 24h 取肝制备肝匀浆液，测定 G-6-磷酸酶、磷酸量、NADPH-细胞色素 C 还原酶、琥珀酸细胞色素 C 还原酶、5'-核苷酸酶活性，同时从肝匀浆液分离微粒体，测定 NADPH-细胞色素 C 还原酶与 G-6-磷酸酶。结果：五苓散 1.0g/kg 组肝匀浆 NADPH-细胞色素 C 还原酶活性升高，2.0g/kg 组 5'-核苷酸酶活性降低。

实验 3 为长期给药实验。设对照组与五苓散 1.0g/kg 组连续给药 10 周。按与实验 1 同样的方法吸入 CCl_4，测定 AST、ALT 值并进行肝组织学检查。结果：与五苓散短期给予实验的结果不同，给药组较对照组 AST、ALT 值呈升高倾向，吸入 CCl_4 24h 后血清 AST 值明显增加（$P < 0.05$）。对照组肝组织呈以静脉为中心的向心性坏死层扩展，给药组病变呈重度。

实验 4 为长期给药后肝脏酶活性的测定。给药剂量、时间同实验 3，按与实验 2 同样的方法测定各种酶活性。结果：五苓散组 NADPH - 细胞色素 C 还原酶活性显著升高，G - 6 - 磷酸酶活性降低，5′- 核苷酸酶活性降低。在微粒体部分，NADPH - 细胞色素 C 还原酶活性增强，G - 6 - 磷酸酶活性显著降低。

以上结果显示，对同一病态模型动物，五苓散药理作用可因给予时间长短而异，因此要充分考虑药物的给药时间。

周氏[12]等运用茵陈五苓散治疗大鼠酒精性肝损伤取得了较好的疗效。选用茵陈五苓散：茵陈、泽泻、猪苓、茯苓、白术、桂枝按原方比例配药，水煎，生药浓度为 2.6g/ml。将大鼠 50 只适应饲养 1 周后随机分为 5 组，每组 10 只。造模与给药方法：①正常组：固定室温，自然光照，自由饮水和摄食饲料，共 9 周。②模型组：除正常喂养外，前 5 周每日以 10ml/kg 白酒分 2 次灌胃。③预防 1 组：除正常喂养外，每日以 10ml/kg 白酒分 2 次灌胃，并于每次灌酒前 1h 灌药 5ml/kg。④预防 2 组：除正常喂养外，每日以 10ml/kg 白酒分 2 次灌胃，并于每次灌酒后 1h 灌药 5ml/kg。⑤治疗组：除正常喂养外，前 5 周每日以 10ml/kg 白酒分 2 次灌胃，以后 4 周每天按原时间两次灌药 5ml/kg。结果：①血清肝功能变化：血清 ALT 和 AST 水平模型组较正常组显著升高（$P < 0.01$）；与模型组相比血清 ALT 和 AST 在预防 1、2 组均显著下降（$P < 0.01$）；治疗组第 9 周与第 5 周相比，ALT 和 AST 显著下降（$P < 0.01$）。②病理学变化：正常组肝小叶结构清晰，细胞索排列整齐，肝窦正常，肝细胞多边形，分界清，细胞核圆而大，位于细胞中央，胞质丰富。模型组肝小叶界限不清，细胞索紊乱，大部分肝窦消失。肝细胞呈气球样变，胞质广泛出现大小不等的脂肪滴，细胞核被挤向细胞周边，部分细胞核体积缩小。可见点状或灶状坏死，以中央静脉区最为明显，并伴有大量炎性细胞浸润。预防 1、2 组与治疗组病理变化较模型组显著减轻，肝小叶结构基本清晰，细胞索、肝窦无明显异常。肝细胞无明显空泡，部分呈轻度浊肿，核结构较清晰，核质略少，偶见少量炎细胞浸润，未见细胞坏死。实验结果表明，茵陈五苓散具有显著的护肝作用，能有效地预防和治疗大鼠酒精性肝损伤，为临床防治酒精性肝损伤提供了相关的实

验依据，但其机制有待于进一步研究探讨。

参考文献

[1] 李洛恩，王冬毅．茯苓的药理及临床新用．基层中药杂志，1997，11 (3)：55

[2] 王林丽，吴寒寅，罗桂芳．猪苓的药理作用及临床应用．中国药业，2000，9 (10)：58

[3] 徐晖．泽泻药理作用研究进展．湖南中医杂志，2004，20 (3)：77

[4] 阴健，郭力弓．中药现代研究与临床应用．北京：学苑出版社，1993．241～538

[5] 朱海峰，朱同宣，朱冬霞．五苓散的双向调节作用．时珍国医国药，1998，9 (6)：542

[6] 周联，陈芝喜，陈津岩．五苓散及其组分对正常小鼠血浆心钠素含量的影响．中国中西医结合杂志，1995，15 (1)：36

[7] 何军锋，李绍芝．从抗利尿激素分泌异常增多看太阳病蓄水证．中医函授通讯，2000，19 (4)：14～15

[8] 李聚生，王东生，陈方平，等．茵陈五苓散对动脉粥样硬化大鼠细胞凋亡的影响．湖南中医学院学报，2005，12，25 (6)：16

[9] 金亚宏，曹秀芳，李兰芳，等．茵陈五苓散抗变态反应作用研究．中国实验方剂学杂志．1999，5 (2)：49

[10] 李岩，麻树人，田代真一．五苓散对小鼠胃排空及小肠推进功能的影响．中华消化杂志，1997，17 (1)：9

[11] 〔日〕织田真智子．五苓散对 CCl_4 致肝损害的作用．国外医学中医中药分册，2000，22 (1)：36

[12] 周焕，蔡军红，陈少玲．茵陈五苓散对大鼠酒精性肝损伤防治作用的研究．中华现代中医学杂志，2005，1 (1)：12